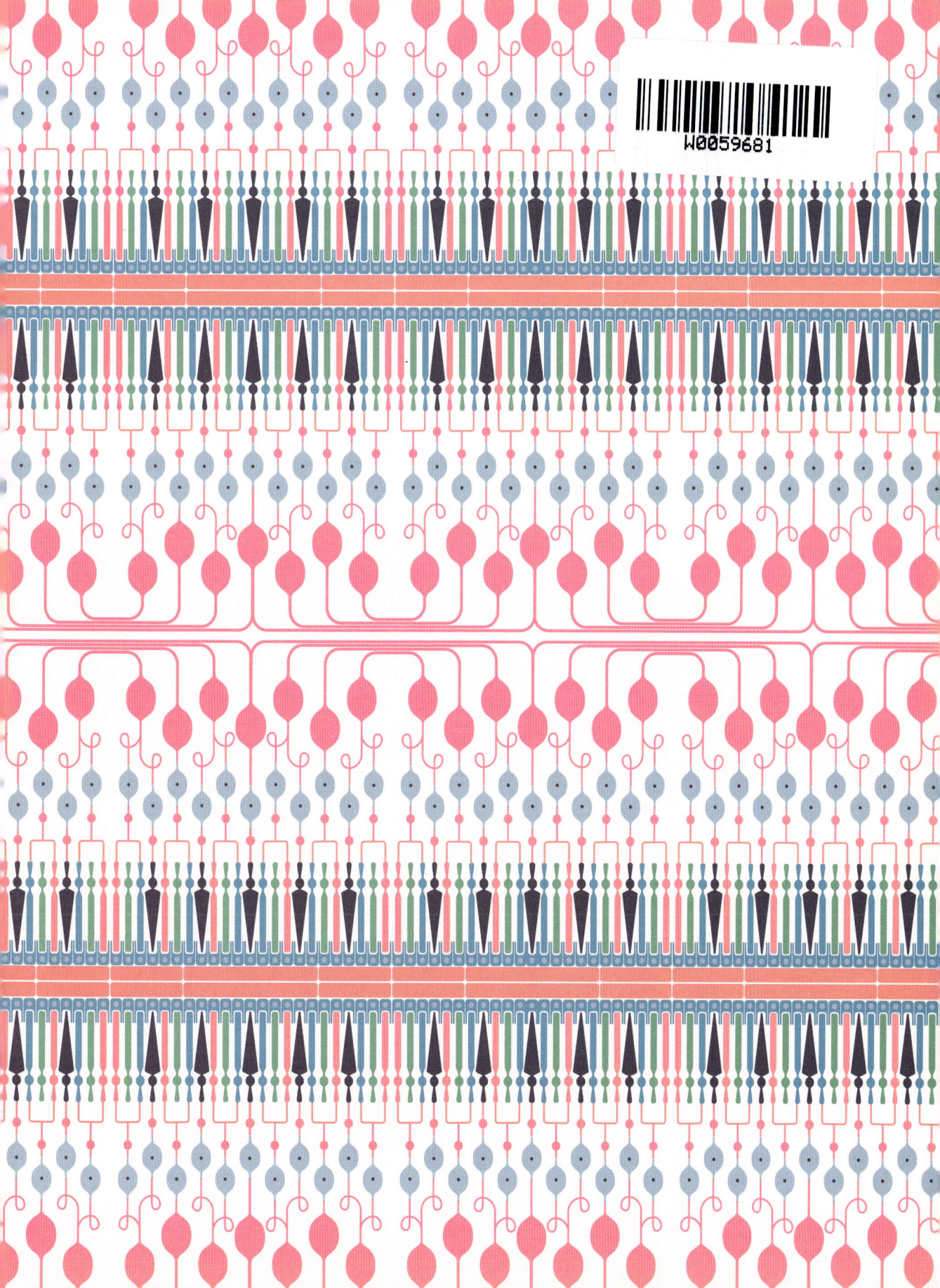

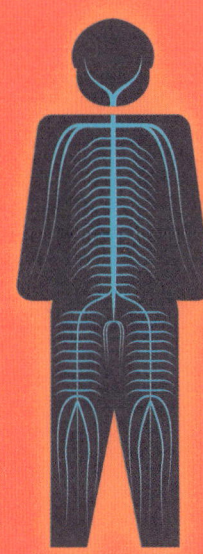

DER KOORDINIERTE KÖRPER

DER DENKENDE KÖRPER

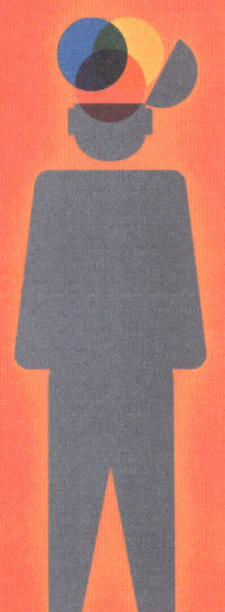

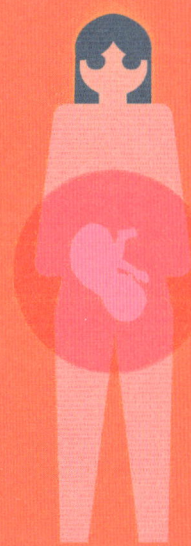

DER HERANWACH-SENDE KÖRPER

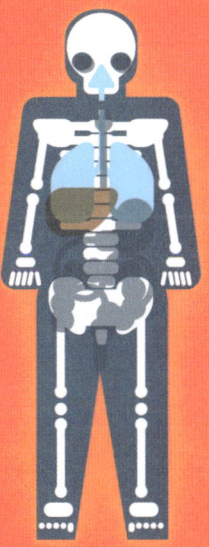

DER MEDIZINISCHE KÖRPER

NIEMAND IST IRGENDWER.
JEDER IST DEFINITIV JEMAND.

Das größte Gut des Menschen funktioniert am besten, wenn es nicht nur von seinem Eigentümer, sondern auch von der engsten Familie und den besten Freunden geliebt und gepflegt wird. Wer will also nicht alles – oder mehr – über den eigenen Körper erfahren?

Infografiken stellen Information und Wissen anschaulich dar. Formen und Farben sind dabei wichtiger als Wörter und Texte. Die Information wird intuitiv erfasst und schnell verarbeitet. Infografiken gehen über Sprachliches hinaus und lassen sich leichter ins Gedächtnis rufen. Sie können von allen und jedem verstanden werden. Statistiken und trockene Daten machen plötzlich Spaß und die neuen Erkenntnisse bleiben im Gedächtnis haften.

Die Kombination der beiden Themen – der menschliche Körper und Infografiken – erschien daher eine exzellente Idee. Doch wie? Viele Bücher über den Körper arbeiten die Körpersysteme ab: Knochen, Muskeln, Herz und Blut, Verdauung, Gehirn, Nerven usw. Dieses Buch sollte anders sein. In der Renaissance, der Geburtsstunde des modernen Wissens, wurde der Körper auf zwei Arten untersucht: anatomisch – körperliche Struktur, Material und Aufbau –, wofür besonders Andreas Vesalius' bedeutendes Werk *De Humani Corporis Fabrica* (1543) verantwortlich war; und physiologisch – chemische Abläufe und Funktionen –, ein Konzept, das in Jean Fernels 1567 erschienener *Physiologia* eingeführt wurde. Beide Ansätze sind bis heute das Fundament von Humanbiologie und -medizin – und Kapitel 1 und 2 dieses Buches. Ein Nachzügler ist Teil 3: der genetische Körper. Dieser existiert erst seit Mitte des 20. Jahrhunderts und wurde stark durch eine der größten wissenschaftlichen Entdeckungen – die DNA – durch James Watson und Francis Crick (1953) geprägt.

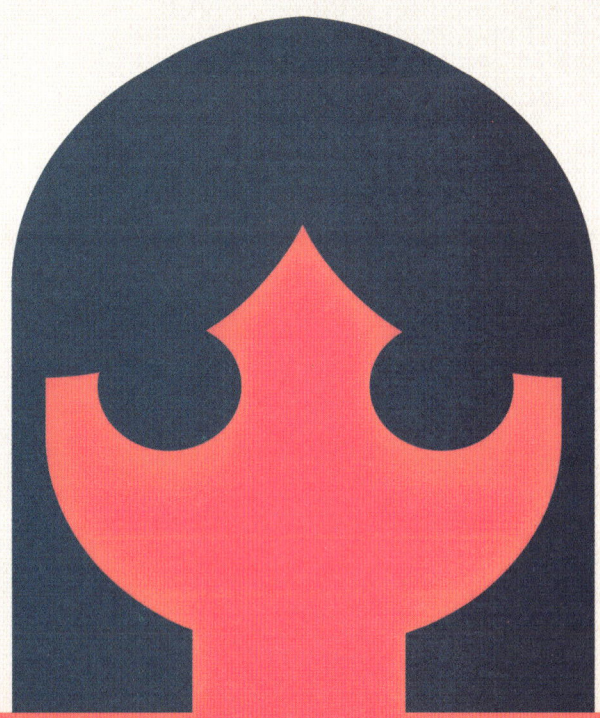

Der menschliche Körper lernt und macht seine Erfahrungen mittels seiner Sinne und der in Kapitel 4 dargestellten Abläufe. Alle beteiligten Elemente – Zellen, Gewebe und Organe – sind perfekt koordiniert und Teil eines Ganzen (Kapitel 5). Über dem gesamten lebenden Organismus ist das Kontrollsystem, die Drehscheibe, die alles verbindet und Sitz von Vorstellungskraft, Wahrnehmungen und Bewusstsein ist – das Gehirn (Kapitel 6). Bis dahin geht es nur um Erwachsene. Doch jeder Körper hat auch eine Geschichte, die mit einer stecknadelgroßen Eizelle beginnt. Diese nimmt milliardenfach an Größe und Komplexität zu. Kapitel 7 zeichnet diesen Aspekt des Lebenszyklus nach. Und wenn etwas schief läuft, muss die Medizin nachhelfen (Kapitel 8).

Kein Buch über den Körper ist zu 100 % verständlich. Doch die richtige Auswahl an faszinierenden, überraschenden, individuellen, lokalen und globalen Informationen kann zusammen mit grafischen Mitteln – Fluss-diagramm, (Kuchen-, Balken-, Säulen-)Diagramm, Plänen, Schritt-für-Schritt-Abbildungen, Zeitstrahlen, Symbolen, Isotypen und Bildzeichen – helfen. Die notwendigen Informationen verdanken wir denjenigen, die solch enorme Mengen an Daten, nackten Tatsachen und ungefilterten Informationen zusammentragen, ordnen und analysieren. Unsere Aufgabe bestand darin, diese Informationen so zu interpretieren und darzustellen, dass der Leser sie interessant findet. Hoffentlich werden auch Sie dadurch Ihr größtes Gut etwas mehr verstehen und schätzen.

DER PHYSISCHE KÖRPER

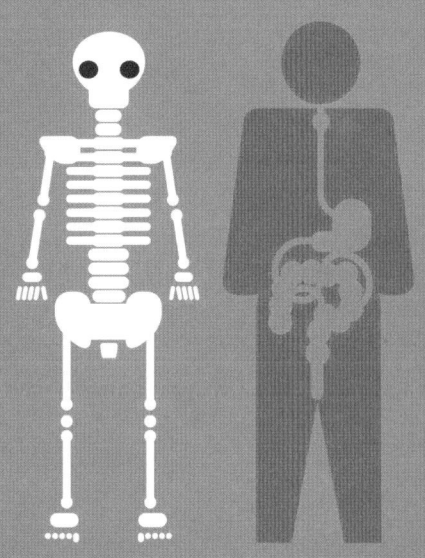

DER EIN-MEILEN-KÖRPER

Der typische menschliche Körper ist ein äußerst komplexes Zusammenspiel Dutzender Organe. Er besteht aus Hunderten von Gewebearten, und diese wiederum aus Milliarden von mikroskopischen Zellen. Um diese Komplexität und die vielen unterschiedlichen Größen anschaulicher zu machen, kann man ihn einfach vergrößern, sagen wir auf eine Meile (1,6 km). Zweimal so groß wie der höchste Wolkenkratzer der Welt. Bei diesem Maßstab erscheinen die Menschen selbst wie kleine Ameisen, die rein-, raus-, rauf- und runterkrabbeln – doch sehen Sie selbst!

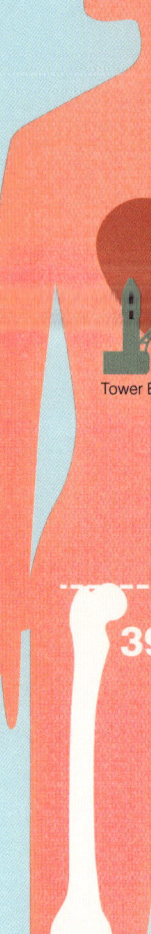

1 MEILE

115 m

Tower Bridge (London)

2,8 m

KLEINSTER KNOCHEN
Steigbügel (Stapes) im Ohr

LÄNGSTER KNOCHEN
Oberschenkelknochen (Femur)

390 m

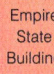

Empire State Building

7 mm

KLEINSTE ZELLEN
Rotes Blutkörperchen (Erythroyzt)

HAUTDICKE
Eine typische Haut ist 2 m dick, was der durchschnittlichen Höhe einer Tür entspricht.

2

DNA
Bei diesem Maßstab würde die gesamte DNA der Zellkerne eines einzigen Menschen, wenn man sie von einem Ende zum anderen spannt, über 2 km messen.

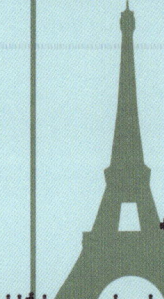

1 Meile = 1,6 km / 1.600 m

Der Eiffelturm (Paris)

Ovum (Eizelle) **11** cm

2

Weißes Blutkörperchen (Makrophage)

WIMPER   Länge einer mittelgroßen menschlichen Hand

5 mm

TYPISCHER ZELLKERN

DNA im Zellkern
2 μm (Mikrometer) Durchmesser

$\frac{1}{30}$ der Breite eines menschlichen Haars

$\frac{1}{60}$ der Dicke dieser Seite

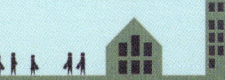

IMMER GRÖSSER

Die Größe des menschlichen Körpers ist wohl am leichtesten zu messen. Dabei wächst die durchschnittliche Körpergröße seit mindestens zwei Jahrhunderten weltweit stetig an. Das liegt – neben der geringeren Anzahl an Krankheiten – hauptsächlich an der besseren Ernährung, vor allem in der Kindheit. Diese Tendenz ist vor allem in fortschrittlicheren, reicheren Ländern zu beobachten. Sehr stark ausgeprägt ist dies in den Niederlanden, wo die Durchschnittsgröße für Männer 184 cm, für Frauen 170 cm beträgt – rund 19 cm mehr als vor 150 Jahren. In Nordamerika hat die Körpergröße seit Mitte des 20. Jahrhunderts nur leicht zugenommen. Weltweit werden seit mehreren Jahrzehnten die Menschen eher größer. Wenn sich Ernährung und Gesundheitszustand in den ärmeren Ländern verbessern, wird der Durchschnitt dort relativ schnell ansteigen, in den reicheren Ländern scheint er dagegen langsam die Höchstgrenze zu erreichen.

Frühere menschliche Spezies

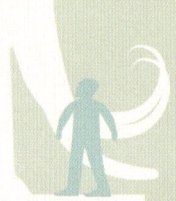

Vor 600.000–250.000 Jahren
Homo heidelbergensis (Europa, Afrika)

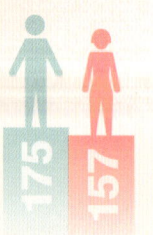

175 · 157

Vor 200.000–50.000 Jahren
Homo neanderthalensis (Europa, Asien)

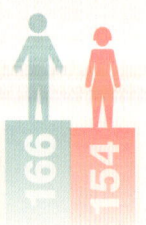

166 · 154

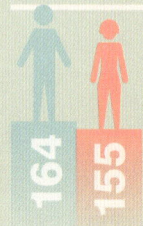

164 · 155

Vor 3.200 Jahren
(Antikes Griechenland)

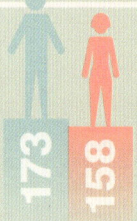

173 · 158

Mitte des 10. Jahrhunderts
(Europa)

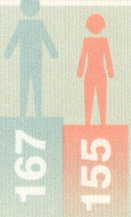

167 · 155

Mitte des 17. Jahrhunderts
(Europa)

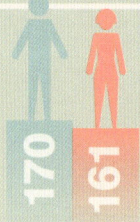

170 · 161

Mitte des 18. Jahrhunderts
(Europa)

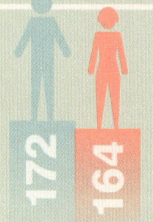

172 · 164

Mitte des 19. Jahrhunderts
(Europa, Nordamerika)

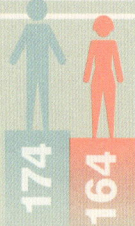

174 · 164

Mitte des 20. Jahrhunderts
(Westliche Hemisphäre)

INTERESSANTE DURCHSCHNITTSGRÖSSEN

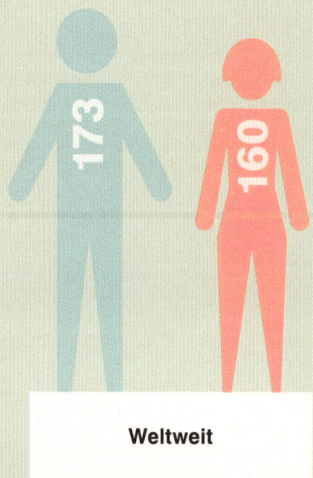

173 · 160

Weltweit

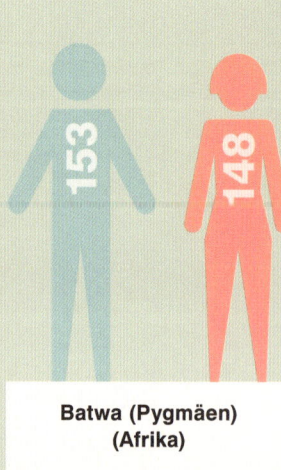

153 · 148

Batwa (Pygmäen) (Afrika)

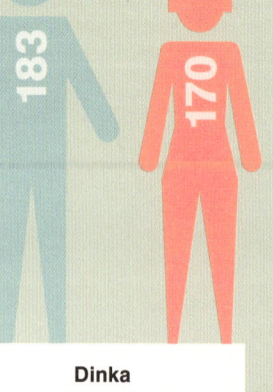

183 · 170

Dinka (Afrika)

REGIONALE DURCHSCHNITTSWERTE

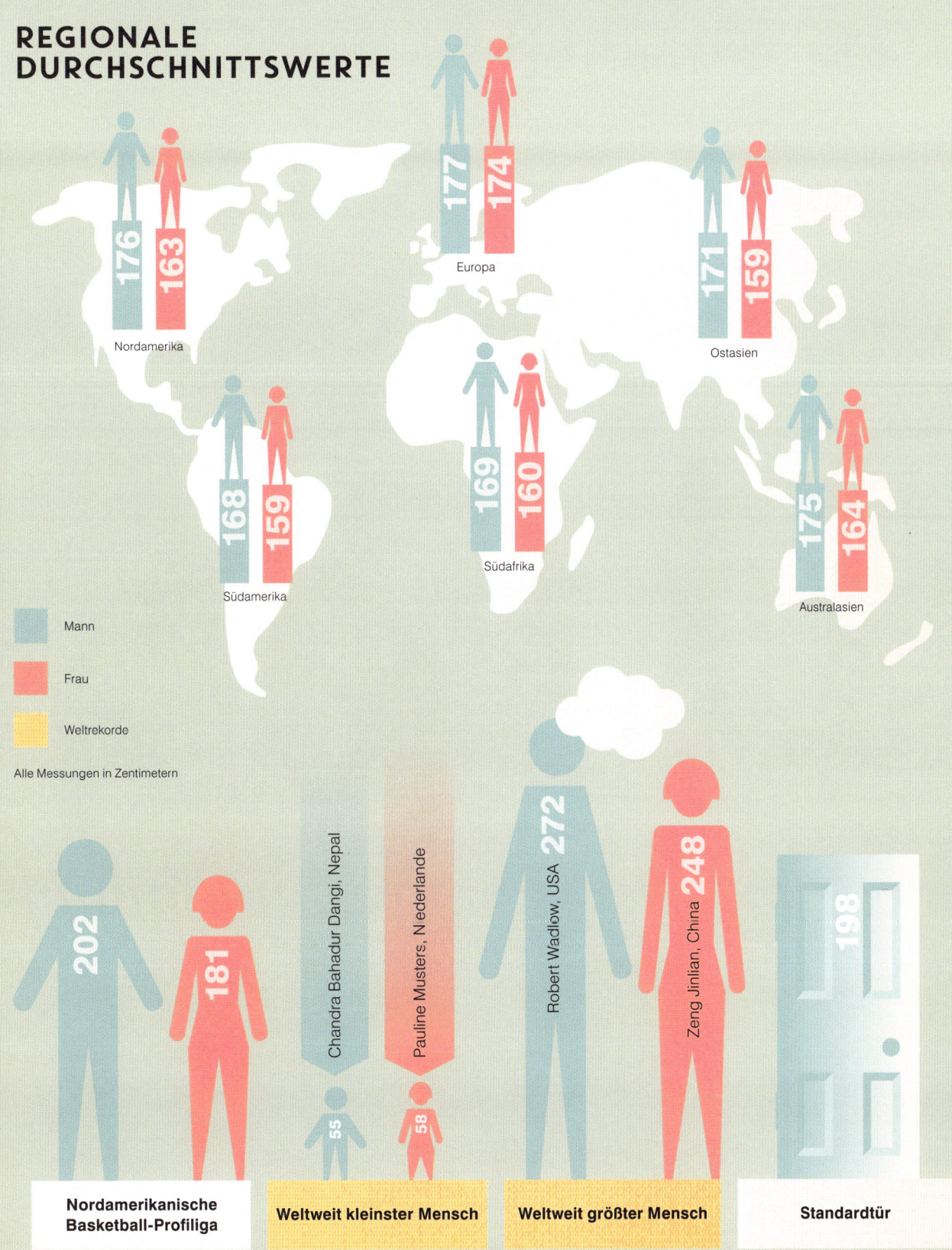

Nordamerika — 176 / 163

Europa — 177 / 174

Ostasien — 171 / 159

Südamerika — 168 / 159

Südafrika — 169 / 160

Australasien — 175 / 164

Mann

Frau

Weltrekorde

Alle Messungen in Zentimetern

202 / 181 — **Nordamerikanische Basketball-Profiliga**

Chandra Bahadur Dangi, Nepal — 55

Pauline Musters, Niederlande — 58

Weltweit kleinster Mensch

Robert Wadlow, USA — 272

Zeng Jinlian, China — 248

Weltweit größter Mensch

198 — **Standardtür**

KÖRPERFORMEN

Jedes menschliche Skelett hat (außer bei ungewöhnlicher Entwicklung oder operativer Entfernung) 206 Knochen. Größe und Form der Knochen unterscheiden sich aber je nach Besitzer, was zu unterschiedlichen Grundkörperformen – grobknochig, schlank, langbeinig, untersetzt, gedrungen, hochgewachsen, feingliedrig – und zu vielen anderen metaphorischen Begriffen führt.

Sobald der Körper ausgewachsen ist, bestimmt die erwachsene Skelettform die Körpermaße wie die Gesamtgröße und die Proportionen der Gliedmaßen. Aber auch die Schichten, die das Skelett umgeben, tragen viel zum Körperumriss bei. Dabei handelt es sich um verschiedene – tiefe bis oberflächliche – Muskelgruppen und darüber die äußerste Schicht, die Haut mit seinem viel diskutierten subkutanen Fettgewebe.

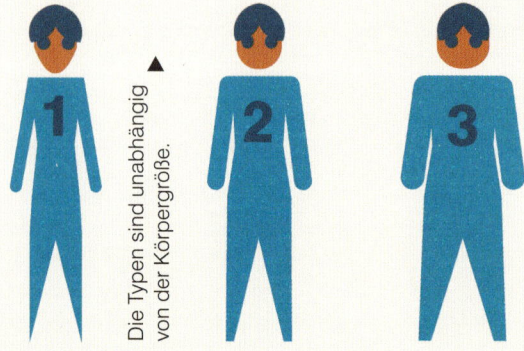

Die Typen sind unabhängig von der Körpergröße.

ALLGEMEINE SKELETT-TYPEN

1 Ektomorph: Schlank, mit feingliedrigem Knochenbau, ‚grazil‘, Tendenz zur Magerkeit

2 Mesomorph: Durchschnittlich

3 Endomorph: Breit, schwerer Knochenbau, ‚robust‘, Tendenz zur Beleibtheit

Die meisten Menschen sind eine Kombination aus zwei Typen.

In den 40er Jahren versuchte der amerikanische Psychologe William Sheldon Körperform und -größe mit Charakter, Temperament, Intelligenz und Gemütszuständen in Beziehung zu setzen: Personen mit ektomorphem Körperbau seien introvertiert, ängstlich, schüchtern und zurückhaltend; Personen mit endomorphem Körperbau offen, expressiv, redselig und locker. Die Theorie wurde jedoch verworfen.

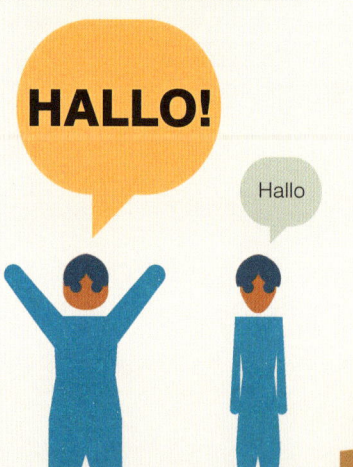

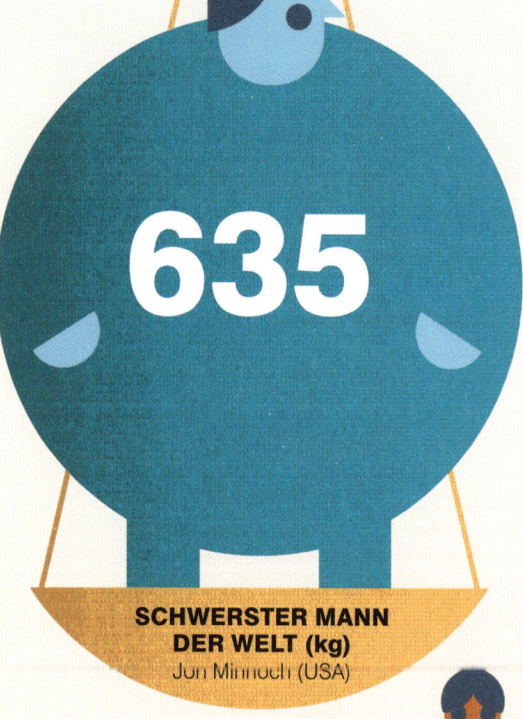

635

SCHWERSTER MANN DER WELT (kg)
Jon Minnoch (USA)

Mann

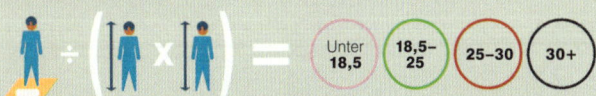

Muskel	15	45
Knochen	25	
Andere	15	
Fett		

Frau

12	35
25	
28	

Muskel
Knochen
Andere
Fett

544

SCHWERSTE FRAU DER WELT (kg)
Carol Yager (USA)

FRUCHT- UND NUSSKÖRPER

Fruchtige oder nussige Körperformen lassen sich leichter im Gedächtnis behalten als komplizierte Formeln. Dies zeigt, wo sich die Extrapfunde angesammelt haben. Fett im Bauchraum (Apfel) birgt im Allgemeinen mehr Gesundheitsrisiken als an Oberschenkeln und Gesäß (Birne).

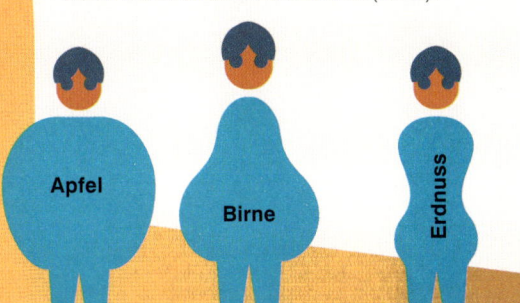

Apfel   Birne   Erdnuss

BMI: Body-Mass-Index (Körpermasseindex)

Mit dem BMI werden Körpermasse (Gewicht), Größe und Folgen für die Gesundheit in Beziehung gesetzt. Er lässt sich bei Frauen und Männern sowie bei den meisten Körperformen (von schmal bis breit) anwenden.

$$\text{Person} \div \left(\text{Größe} \times \text{Größe} \right) = \boxed{\text{Unter } 18,5} \; \boxed{18,5{-}25} \; \boxed{25{-}30} \; \boxed{30+}$$

M ÷ H² oder Körpermasse (Gewicht) in Kilogramm, geteilt durch Körpergröße hoch zwei in Metern

WHtR: Waist-to-Height-Ratio (Taille-zu-Größe-Verhältnis)

Mit der WHtR-Berechnung lässt sich schnell bestimmen, wie das Körperfett verteilt ist.

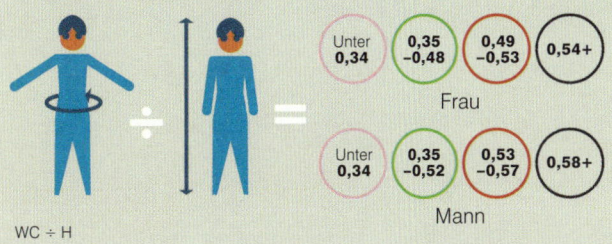

	Unter 0,34	0,35–0,48	0,49–0,53	0,54+

Frau

	Unter 0,34	0,35–0,52	0,53–0,57	0,58+

Mann

WC ÷ H

ABSI: A-Body-Shape-Index (Körperform-Index)

Als Weiterentwicklung des BMI schließt der ABSI den Taillenumfang (TU) mit ein. Da er auch die Fettverteilung berücksichtigt, gilt er als präziseres Instrument zur Vorhersage von Gesundheitsrisiken. Die mathematische Berechnung ist aber komplizierter.

$$\text{Person} \div \left(BMI^{2/3} \times \left(\text{Größe} \times \text{Größe} \right) \right) = 0,0808$$

TU ÷ (BMI²ᐟ³ x H²) oder BMI als ²/₃-Potenz multipliziert mit der Körpergröße in Metern und geteilt durch den Taillenumfang in Metern. Diese Berechnung umfasst auch Alter und Geschlecht (Mann/Frau).

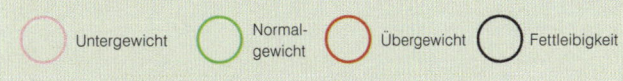

○ Untergewicht	○ Normal-gewicht	○ Übergewicht	○ Fettleibigkeit

PROPORTIONEN

Seit der Antike haben Maler und Bildhauer Proportionen und Harmonie der menschlichen Formen gefeiert. Natürlich treten Körper in den unterschiedlichsten Formen und Größen auf, aber auf die meisten lassen sich dieselben Relationen anwenden. Der (auch als Proportio divina oder phi Φ bekannte) berühmte Goldene Schnitt (1:1,618) ist in der Natur allgegenwärtig und wird in der Kunst oft benutzt, um Größen und Formen in angenehmen, ausgewogenen Verhältnissen abzubilden. Auch im menschlichen Körper ist er vorhanden.

1 **1,618**

Kopfeinheiten ('Gesichtsachtel')
Kopf/Gesicht vom Kinn zum Scheitel führt als achter Teil der gesamten Körpergröße zu diesen typischen Proportionen:

Der goldene Körper
Goldener Schnitt. Für zwei Strecken a und b
a:b = (a+b):a = 1,618

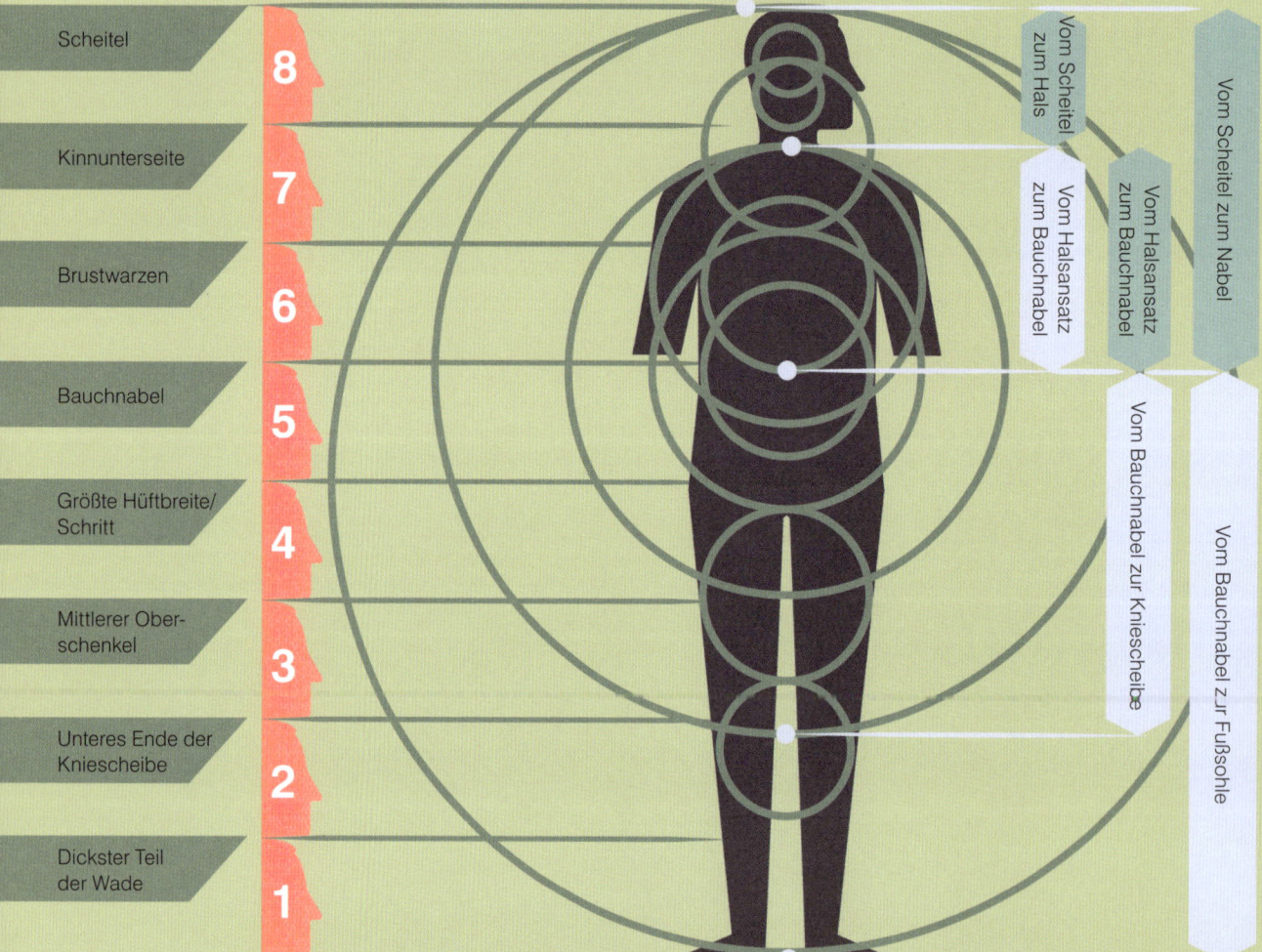

Scheitel — 8
Kinnunterseite — 7
Brustwarzen — 6
Bauchnabel — 5
Größte Hüftbreite/Schritt — 4
Mittlerer Oberschenkel — 3
Unteres Ende der Kniescheibe — 2
Dickster Teil der Wade — 1

Vom Scheitel zum Hals
Vom Halsansatz zum Bauchnabel
Vom Halsansatz zum Bauchnabel
Vom Scheitel zum Nabel
Vom Bauchnabel zur Kniescheibe
Vom Bauchnabel zur Fußsohle

KÖRPERBASIERTE MASSEINHEITEN

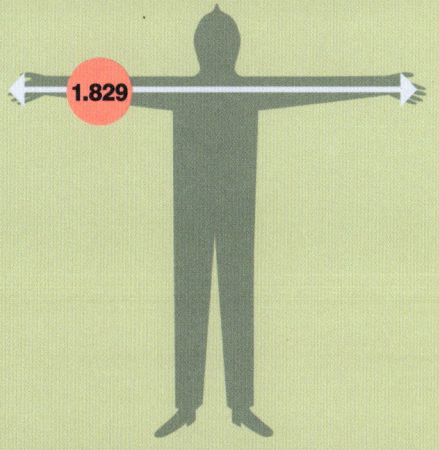

1.829

Armspannweite: Von Fingerspitze zu Fingerspitze, die Arme ausgestreckt
Herkunft: Mittelalterliches Großbritannien

Fuß: Hintere Ferse bis zur Spitze des großen Zehs
Herkunft: Mittelalterliches Frankreich

304,8

Handfläche: Fläche der vier Finger
Herkunft: Altes Ägypten

76,2

18

Digitus: Fingerbreite
Herkunft: Altes Ägypten

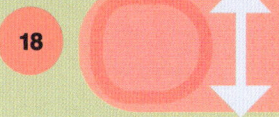

24,5

Zoll: Vom Daumenendgelenk zur Daumenspitze
Herkunft: Mittelalterliches Großbritannien

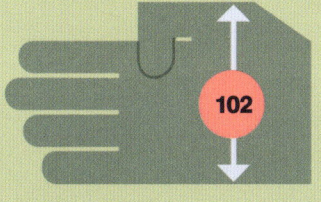

102

Hand: Handbreite mit rechtwinkligem Daumen
Herkunft: Altes Ägypten

457

Elle: Vom Ellbogen zur Spitze des Mittelfingers
Herkunft: Altes Ägypten, Antikes Rom

914,4

Yard: Von der Achsel zur Spitze des Mittelfingers
Herkunft: Mittelalterliches Großbritannien

Heutige Entsprechung in mm

GESCHNITTEN UND GEWÜRFELT

So wie für die Orientierung im Freien Längen-, Breiten- und Höhengrade vonnöten sind, braucht man auch für das Auffinden der Körperteile dreidimensionale Basis-Koordinaten: oben–unten, seitlich–seitlich, vorne–hinten. Die heute zur Verfügung stehende Fülle an Scantechniken zeigt uns das Körperinnere wie nie zuvor – ohne, dass dazu ein Skalpell nötig wäre. Hier die nötigen Richtungsbezeichnungen des Körpers.

TRANSVERAL-EBENE
Waagrecht von oben nach unten

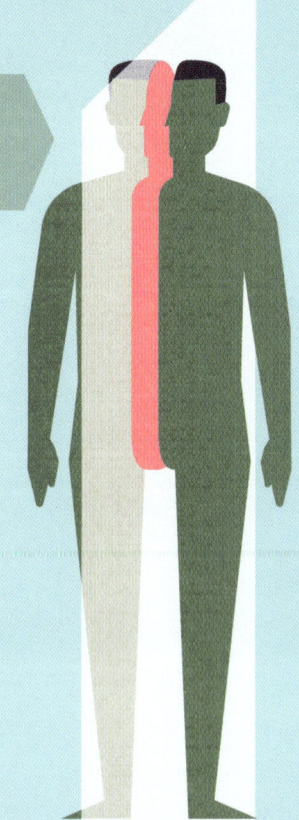

KÖRPEREBENEN

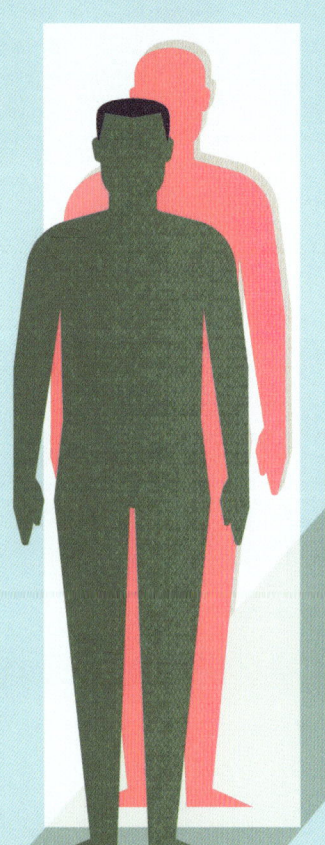

KORONAL-EBENE
Von vorne nach hinten

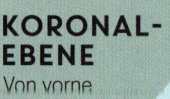

SAGITTALEBENE
Von einer Seite zur anderen

ROTATIONSACHSEN

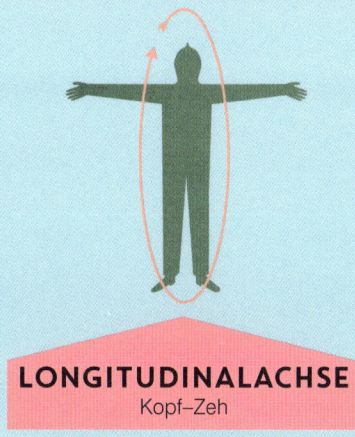
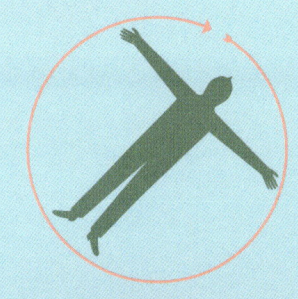
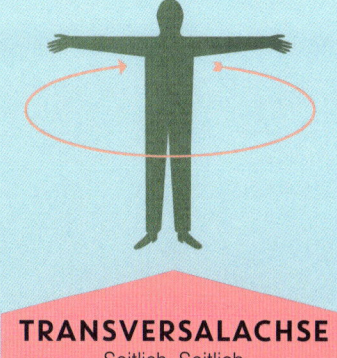

LONGITUDINALACHSE
Kopf–Zeh

FRONTALACHSE
Vorne–Hinten

TRANSVERSALACHSE
Seitlich–Seitlich

BLICKWINKEL

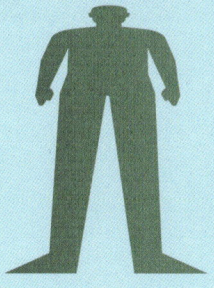
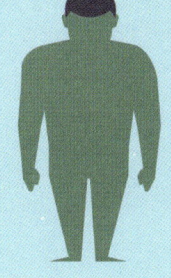
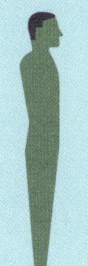
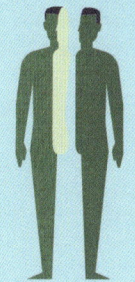

UNTERSICHT
Von unten

AUFSICHT
Von oben

SEITLICHE SICHT
Seitlich weg von der
Körpermitte

MITTELSICHT
Seitlich zur Körpermitte hin

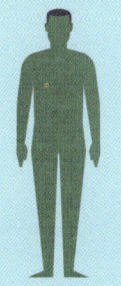
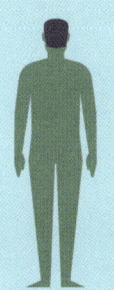
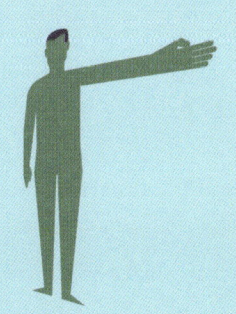
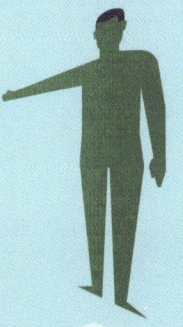

FRONTALANSICHT
Von vorne

RÜCKANSICHT
Von hinten

FERNSICHT
Von der Extremität hin zur
Körpermitte

NAHSICHT
Von der Körpermitte zur
Extremität

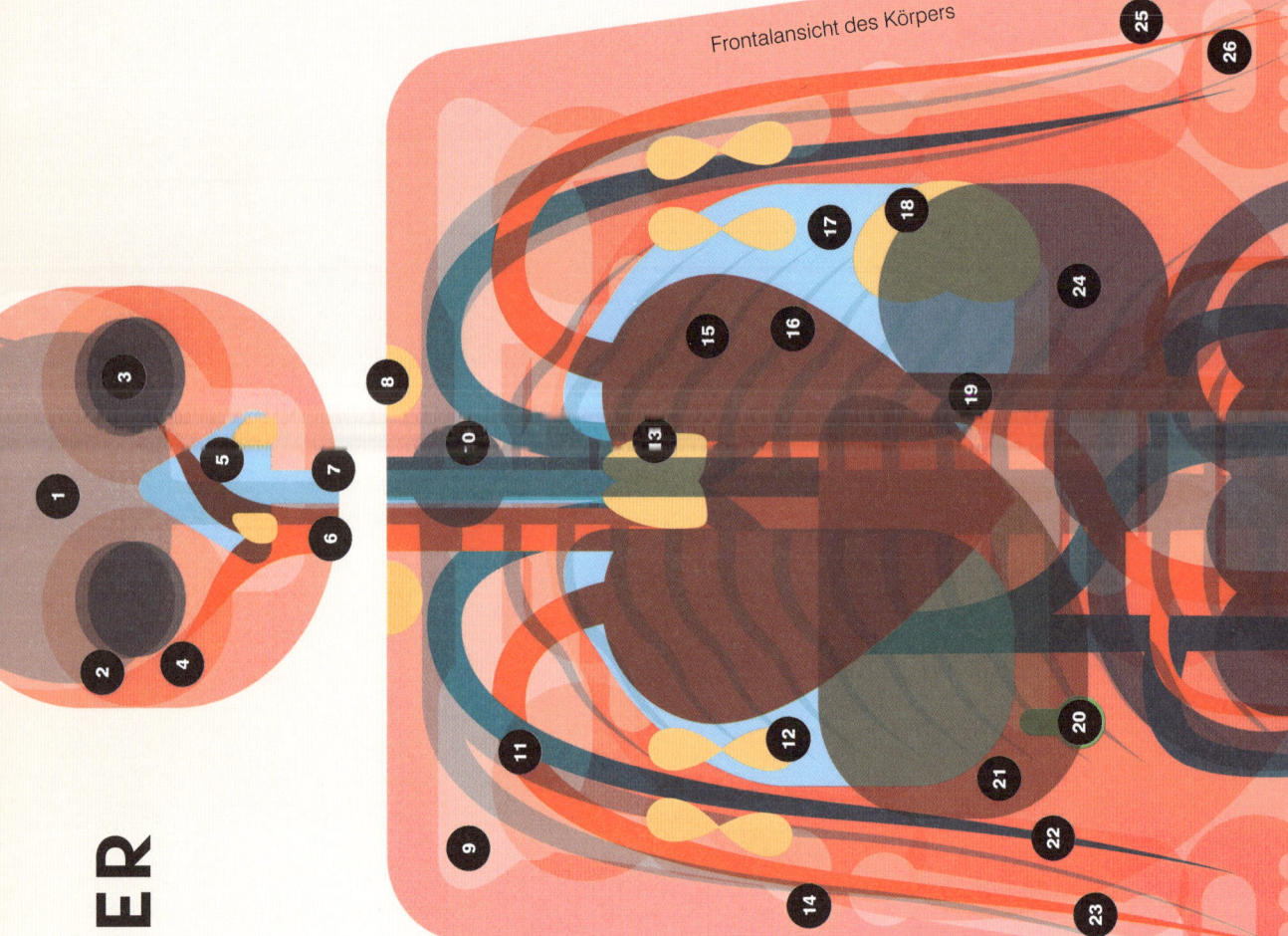

Frontalansicht des Körpers

TRANSPARENTER KÖRPER

Aufgrund fortschrittlicher Bildtechnik können wir in den Körper hinein- und sogar durch ihn hindurchsehen und alle Ecken beleuchten, ohne dass man dazu ein Skalpell bräuchte. Im Folgenden sind die wichtigsten Organe und Regionen aufgeführt. Diese nützlichen Referenzpunkte werden alle später im Buch erklärt.

1   Stirnbein
2   Augenringmuskel
3   Augenhöhle
4   Jochbeinmuskel
5   Nasenhöhle
6   Halsschlagader
7   Drosselvene
8   Halslymphknoten
9   Schulterblatt
10 Schilddrüse
11 Achselarterie und -vere
12 Brustlymphknoten
13 Thymus
14 Oberarmknochen
15 Herz
16 Rippen
17 Linke Lunge
18 Linke Niere
19 Aorta
20 Gallenblase
21 Leber
22 Speichenvene

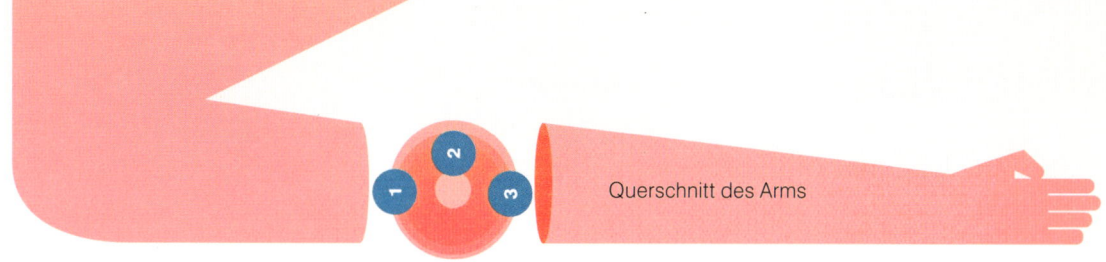

Querschnitt des Arms

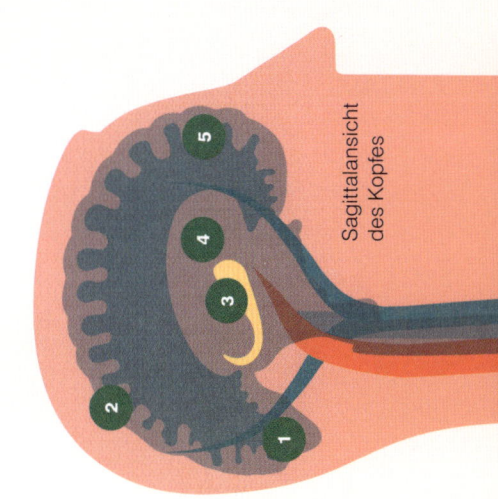

Sagittalansicht des Kopfes

23 Ellenarterie
24 Magen
25 Speiche und Elle
26 Handwurzelknochen
27 Mittelhandknochen
28 Dünndarm
29 Dickdarm
30 Hüftarterie
31 Hüftvene
32 Wurmfortsatz
33 Leistenlymphknoten

34 Mastdarm
35 Oberschenkelknochen
36 Kniescheibe
37 Oberschenkelarterie und -vene
38 Schien- und Wadenbein
39 Vordere Schienbeinarterie und -vene
40 Hintere Schienbeinarterie und -vene
41 Fußwurzelknochen
42 Mittelfußknochen

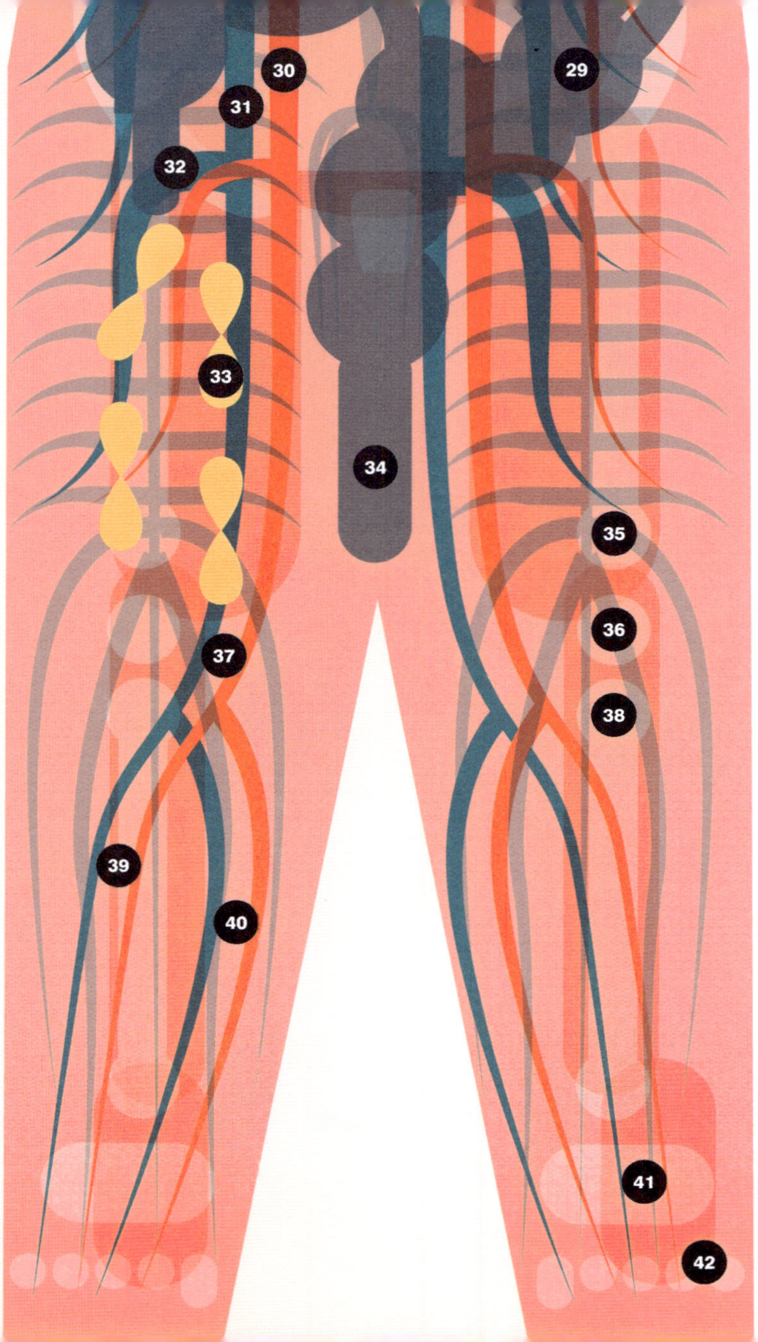

1 Trizeps
2 Oberarmknochen
3 Bizeps

1 Hinterhauptlappen
2 Hirnrinde
3 Hirnkammer
4 Hirnbalken
5 Stirnlappen

KÖRPERSYSTEME

Ein Körpersystem ist eine Gruppe von Organen, Geweben und Zellen, die alle ein (oder zwei) Hauptfunktionen haben. Diese sorgen dafür, dass der menschliche Körper am Leben bleibt und gut funktioniert.

Harnsystem
• Nieren • Harnleiter
• Harnblase • Harnröhre

Filtern der Abfallstoffe aus dem Blut und Regulierung der Körperflüssigkeiten

Herz-Kreislauf-System
• Herz • Blut • Blutgefäße

Versorgung mit Sauerstoff und Nährstoffen. Abtransport von Kohlendioxid und Abfallstoffen, Temperaturregulierung

Muskelsystem
640 Skelettmuskeln,

die auf die Kontraktion der Muskeln spezialisiert sind

Bewegung des Körpers, der inneren Substanzen und Schutz

Die äußere Körperhülle
• Haut • Haare • Nägel
• Schweiß und andere feuchtigkeitsableitende Drüsen

Für Schutz, Temperaturregulierung, Abfallbeseitigung und Sinneswahrnehmung

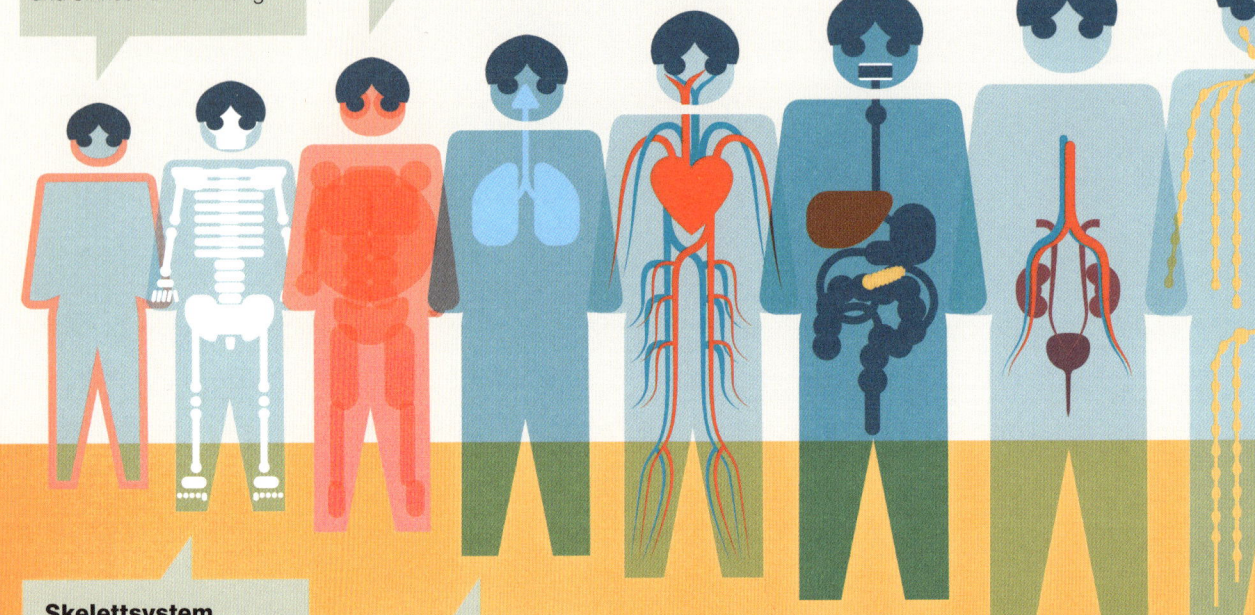

Skelettsystem
206 Knochen (gewöhnlich mit Gelenken)

Stütze, Schutz, Bewegung und Herstellung von Blutzellen

Atmungssystem
• Nase • Hals • Luftröhre
• Atemwege • Lungen

Aufnahme von Sauerstoff, Beseitigung von Kohlendioxid, Stimmbildung

Verdauungssystem
• Mund • Zähne • Speicheldrüse • Speiseröhre •
Magen • Gedärme • Leber
• Bauchspeicheldrüse

Physikalische und chemische Verdauung und Aufnahme von Nährstoffen

Lymphsystem
• Lymphknoten • Lymphgefäße • weiße Blutkörperchen

Abführen von Körperflüssigkeiten, Verteilung der Nährstoffe, Abtransport von Abfallprodukten, Reparieren und Verteidigen des Körpers

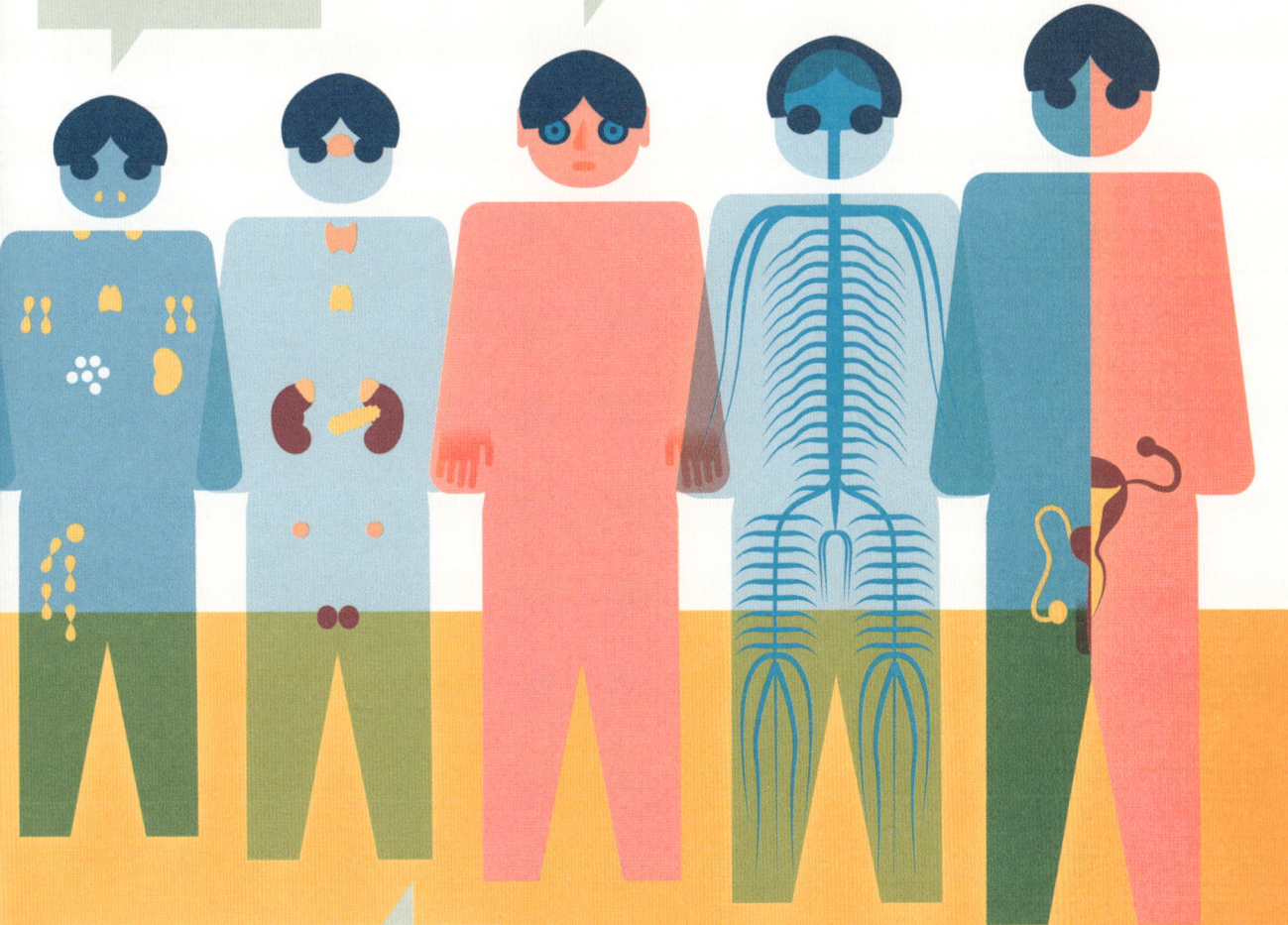

Immunsystem
- Weiße Blutkörperchen
- Milz • Lymphknoten
- andere Drüsen

Verteidigung des Körpers gegen Keime und andere Eindringlinge, gegen Krebs und andere Krankheiten

Sinnessystem
- Augen • Ohren • Nase • Zunge
- Haut • innere Sinnesorgane

Informationen über die Umgebung (Sehen, Hören, Schmecken), Körperhaltung und Bewegung, innere Zustände wie Muskelanspannungen, Position der Gelenke, Temperatur usw.

Fortpflanzungssystem
Frau: Eierstöcke • Eileiter • Gebärmutter
• Scheide • dazugehörende Leiter und Drüsen

Mann: Hoden • Penis • dazugehörende Leiter und Drüsen

Erzeugung von Nachkommen. Das einzige System, in dem sich Männer und Frauen unterscheiden und das nicht zum Überleben notwendig ist

Hormonsystem
Endokrine oder Hormondrüsen wie Hypophyse, Schilddrüse, Nebennieren

Herstellung von chemischen Hormonsubstanzen zur Kommunikation und Koordination von Wachstum, Verdauung, Flüssigkeitsstand, Angstreaktionen und vielen anderen Vorgängen

Nervensystem
- Gehirn • Wirbelsäule • Nerven

Sammeln und Verarbeiten von Informationen, Gedanken, Entscheidungen, Erinnerungen und Gefühlen, Steuerung der Muskeln und Drüsen

DIE TEILE MACHEN EIN GANZES

Der menschliche Körper lässt sich in verschiedene Kategorien einteilen. In Sachen Funktion oder Rolle gibt es Systeme, Organe, Gewebe, Zellen und deren biochemische Prozesse oder Physiologie. Anatomisch oder strukturell sind erneut Organe und Gewebe zu nennen, die längsten sind Haut (mit Unterhaut-Fett-schicht) und Leber. Ein weiterer anatomischer Zugang ist die Lage: Kopf, Oberkörper mit Brust oder Brustkorb oben und Bauch unten sowie die Gliedmaßen mit ihren verschiedenen Teilen.

	KÖRPERMASSE %	MASSE EINES 75 KG SCHWEREN KÖRPERS IN GRAMM
Muskeln	40	30.000
Haut	15	11.200
Knochen	14	10.500
Leber	2	1.550
Gehirn	2	1.400
Dickdarm	1,5	1.100
Dünndarm	1,2	900
Rechte Lunge	0,6	450
Linke Lunge	0,5	400
Herz	0,5	350
Milz	0,18	140
Linke Niere	0,18	140
Rechte Niere	0,17	130
Bauchspeicheldrüse	0,13	100
Harnblase	0,1	75
Schilddrüse	0,05	35
Gebärmutter (Frau)	0,08	60
Prostata (Mann)	0,03	20
Hoden (Mann)	0,03	20

%
40
15
14
2
2
1,5
1,2

KÖRPER-ABMES-SUNGEN

Traditionelle Maßeinheiten für Kleidungsstücke in GB (Zoll).

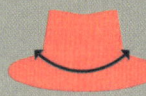

Hut
Umfang an der breitesten Stelle (direkt über den Augenbrauen) geteilt durch 3,15.

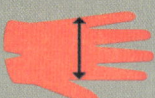

Handschuh
An der breitesten Stelle (Handknöchel).

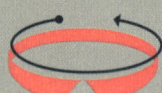

Kragen
An der stärksten Stelle des Halses plus ½ Zoll.

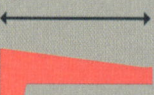

Ärmel
Vom mittleren hinteren Hals zur Schulter und von der Schulter zu den Handwurzelknochen.

TREND ZUM GROSSEN FUSS

In entwickelten Gebieten wie Nordamerika und Europa lässt sich – besonders bei Frauen – in letzter Zeit ein Trend zu größeren Füßen beobachten (s. die hier gezeigten durchschnittlichen weiblichen Schuhgrößen). Dies hängt teils mit der größeren Körpergröße zusammen – aber nicht nur.

1960

GB 4 **Europa** 37 **USA** 6½

1970

GB 5 **Europa** 38 **USA** 7½

2010

GB 6,5 **Europa** 39½ **USA** 8½

Probieren Sie es selbst zum Vergleich!

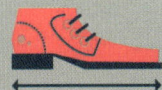

Schuh
Nach King Edwards II. (1284–1327) Schuhgröße 12 (12 Zoll) wurde pro Größe ein Gerstenkorn (¹/₃ Zoll) hinzugefügt oder weggenommen.

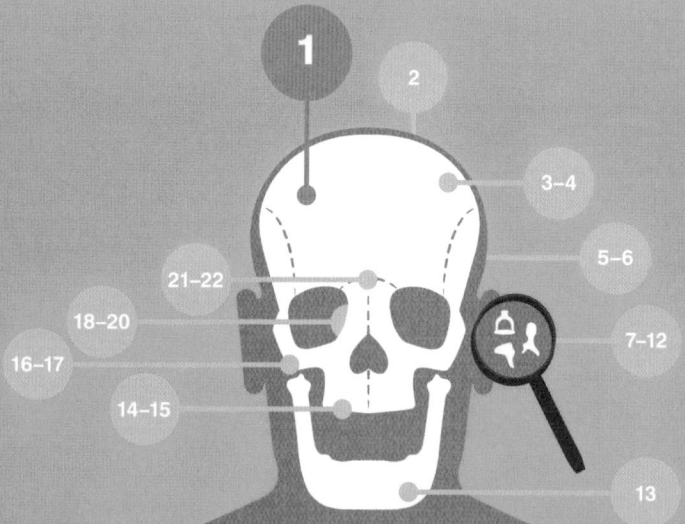
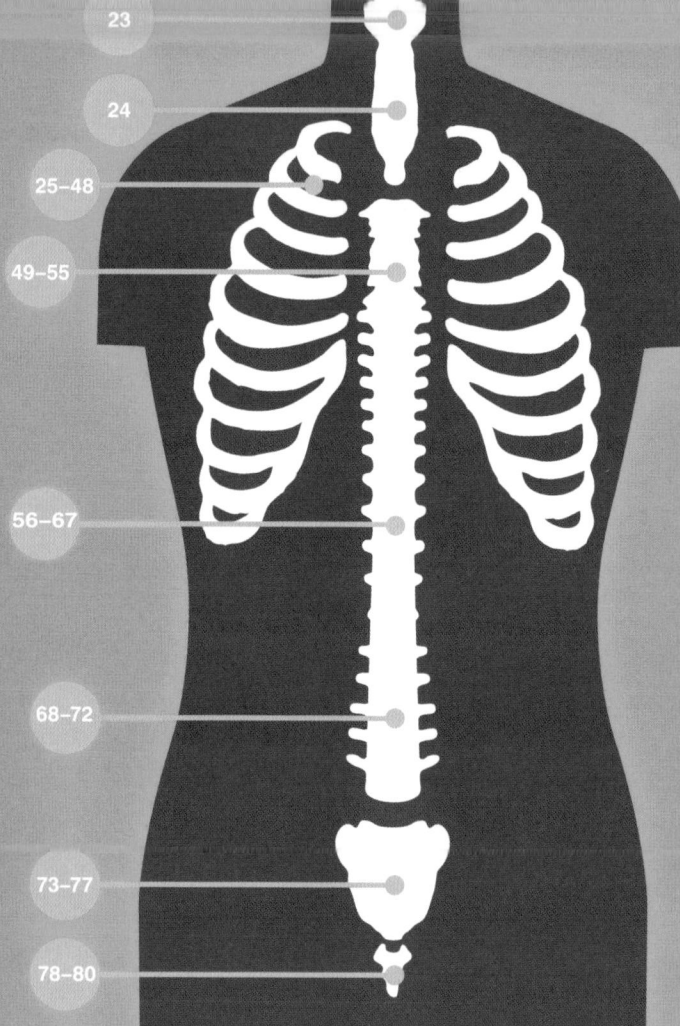

206

Knochen
(normalerweise)

BLANKE
KNOCHEN

Während der frühen Entwicklung im Mutterleib formen sich die Knochen zunächst aus Knorpelgewebe. Mit der Zeit findet dann die Ossifikation statt, d. h. Knochenmaterial wird eingeschleust. Die Anzahl der Knochen erreicht in der Kindheit über 300. Diese Zahl wird wieder geringer, da manche Knochen – besonders im Schädel – beim Heranreifen verschmelzen.

Es gibt aber auch genetische und entwicklungsbedingte Abweichungen. Jeder 120. Mensch hat zwei zusätzliche Rippen und damit 13 statt 12 Rippenpaare. Jedes 25. Skelett hat einen zu den gewöhnlich fünf Lendenwirbeln hinzukommenden sechsten Lendenwirbel. Dieser wurde jedoch vom Kreuzbein ‚ausgeliehen', das jetzt nur noch aus vier statt fünf verschmolzenen Wirbeln besteht. Bei ca. jedem 100. Mensch gibt es zudem Abweichungen hinsichtlich der Anzahl der Finger oder Fingerknochen. Außerdem haben manche zusätzliche Knochen im Handgelenk, Knöchel ...

80 AXIALES
SKELETT

Aufgebaut aus vier Teilen
Schädel, Gesicht, Wirbelsäule und Brustkorb

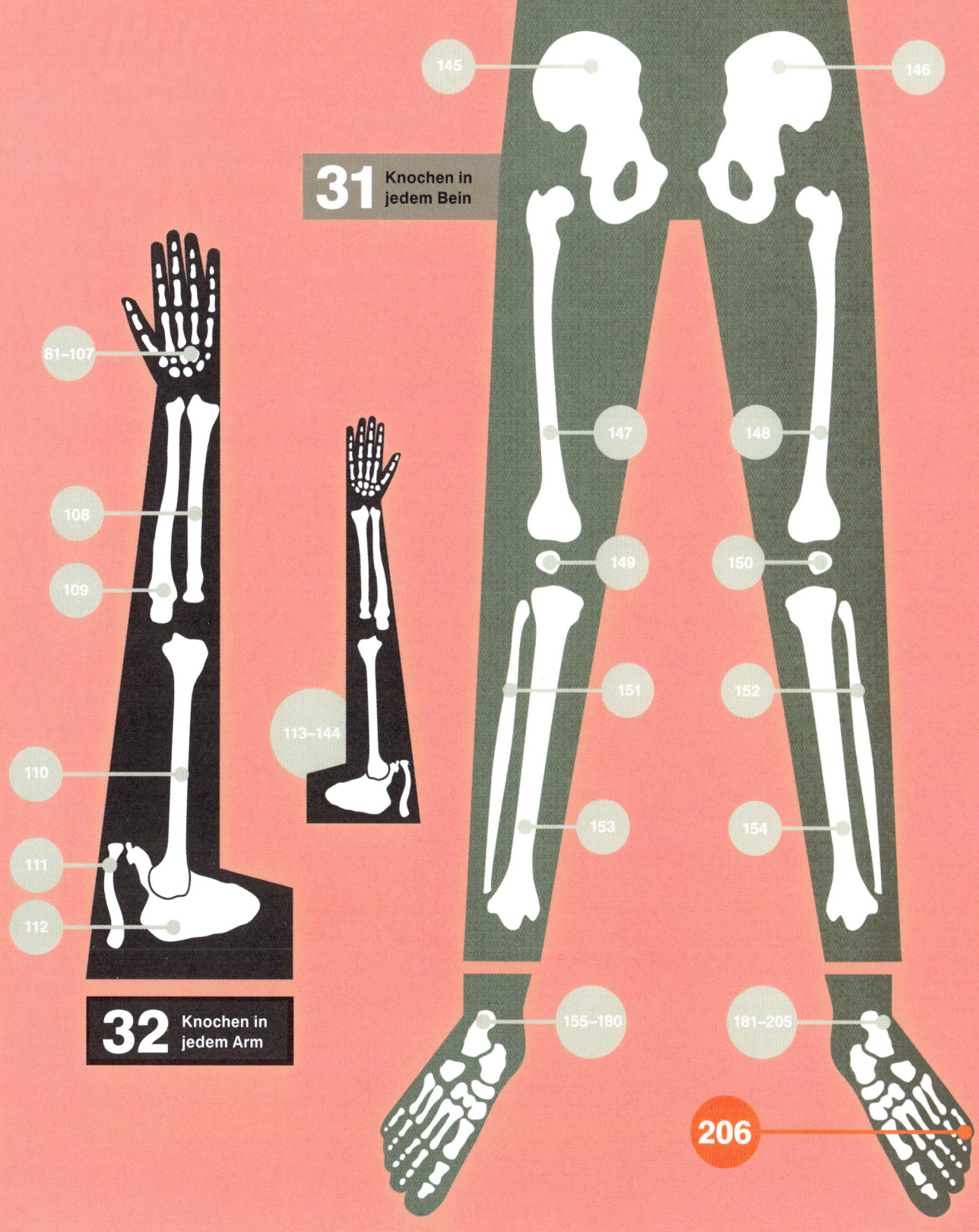

31 Knochen in jedem Bein

81–107

108

109

113–144

110

111

112

32 Knochen in jedem Arm

145

146

147

148

149

150

151

152

153

154

155–180

181–205

206

126 APPENDIKULÄRES SKELETT

Aufgebaut aus zwei Teilen
Arme und Beine

DIE BEDEUTUNG DER ZÄHNE

Kein Körperteil ist so hart wie der Zahnschmelz. Unter diesem befindet sich das – ebenfalls sehr strapazierfähige – Zahnbein. Jeder Zahn ist im Zahnbett verankert – dem ‚lebendigen Kleister' aus Wurzelzement, einem weiteren robusten und resistenten Material. Mit diesem Paket – oder 32 Paketen, wenn alle Zähne des Erwachsenen entwickelt sind und nicht ausfallen – kann der Mensch ein Leben lang beißen, kauen, knirschen, nagen, aber auch lächeln.

ERWACHSENENGEBISS

32:
- 8 Schneidezähne
- 4 Eckzähne
- 8 Vormahlzähne
- 12 Mahlzähne

MILCHGEBISS

20:
- 8 Schneidezähne
- 4 Eckzähne
- 0 Vormahlzähne
- 8 Mahlzähne

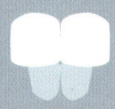

6–10
Erster Schneidezahn
(Unterkiefer)

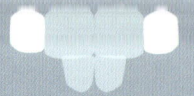

8–12
Erster Schneidezahn
(Oberkiefer)

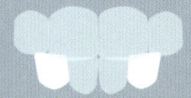

9–13
Zweiter Schneidezahn

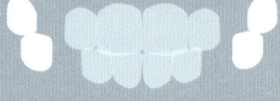

10–15
Zweiter Schneidezahn

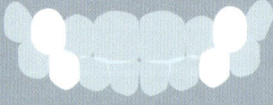

12–20
Erste Mahlzähne

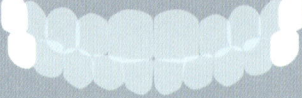

16–25
Eckzähne

OBER-ZÄHNE

Erster Schneidezahn	7–8
Zweiter Schneidezahn	8–9
Eckzahn	11–12
Erster Vormahlzahn	10–11
Zweiter Vormahlzahn	11–12
Erster Mahlzahn	6–7
Zweiter Mahlzahn	12–13
Dritter Mahlzahn	17–21

Durchbruch der Zähne in Jahren

UNTER-ZÄHNE

Dritter Mahlzahn	17–21
Zweiter Mahlzahn	11–13
Erster Mahlzahn	6–7
Zweiter Vormahlzahn	11–12
Erster Vormahlzahn	10–11
Eckzahn	9–10
Zweiter Schneidezahn	7–8
Erster Schneidezahn	6–7

24–36
Zweite Mahlzähne

Durchbruch der Zähne in Monaten

WIE VIELE WURZELN?

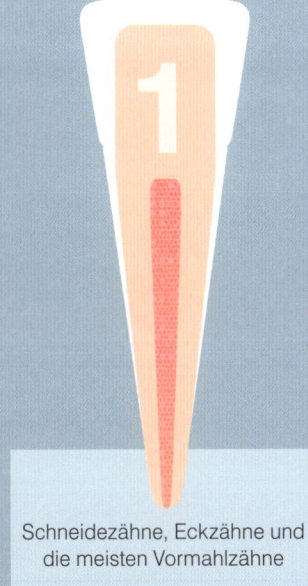

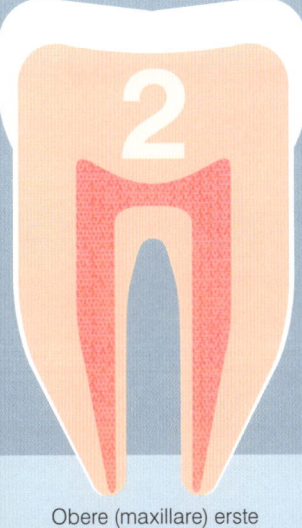

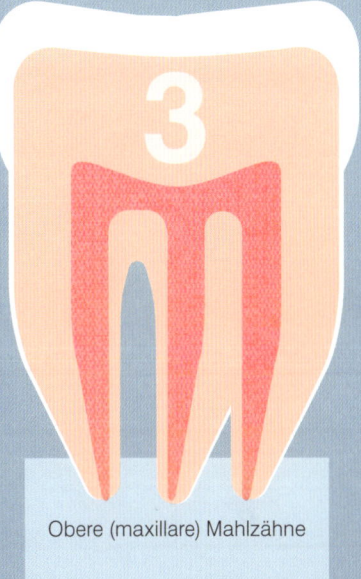

Schneidezähne, Eckzähne und die meisten Vormahlzähne

Obere (maxillare) erste Vormahlzähne, untere (mandibulare) Mahlzähne

Obere (maxillare) Mahlzähne

Weisheitszähne

Die Weisheitszähne sind unsere dritten Mahlzähne (je einer auf den hinteren Seiten der beiden Kiefer). Normalerweise brechen sie durch, wenn der junge Mensch das ‚weise' Alter von 17–21 Jahren erreicht. Dies muss aber nicht so sein. Möglicherweise entwickeln sie sich nicht, oder sie wachsen, brechen aber nicht oder nicht normal durch oder wachsen ‚seitlich' und pressen gegen die anliegenden Zähne.

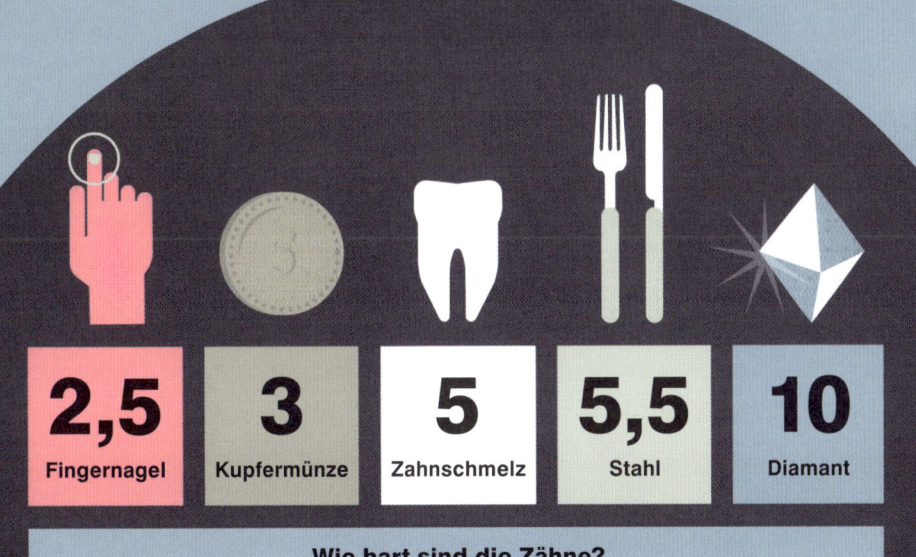

2,5	3	5	5,5	10
Fingernagel	Kupfermünze	Zahnschmelz	Stahl	Diamant

Wie hart sind die Zähne?

Der Härtegrad lässt sich auf viele Arten bestimmen. Beliebt ist die bei Mineralien verwendete – improvisiert wirkende – Härteskala nach Mohs, die auf dem Grundsatz beruht: „Was ritzt was?" und 10 Standardmesswerte aufweist.

IN DIE LÄNGE GEZOGEN

Etwa ein Sechstel des Körpergewichts besteht aus schlauchförmigen Organen. Blut-, Lymph-, Verdauungs- und Harnsystem sind im Grunde Netze aus mit Flüssigkeit gefüllten Schläuchen, Rohren und Röhrchen mit einem Durchmesser von einem Daumen bis zu einem Zehntel eines Kopfhaares. Diese unzähligen Gefäße werden so komplex und eng umeinandergelegt, gefaltet und gerollt, dass sie in den menschlichen Körper passen. Aufgerollt und aneinandergereiht würde deren immense Länge sofort ins Auge fallen.

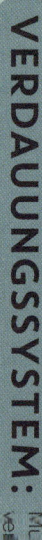

VERDAUUNGSSYSTEM: Mund + Hals + Speiseröhre + Magen + Dünndarm + Dickdarm + quer- verlaufender + absteigender Grimmdarm + Sigmadarm + Mastdarm + After

9,5 m

9,5 m

HARNSYSTEM

Nierenröhrchen (Filtereinheiten)

50 km

Grand Canyon   29 km   **Madrid**   **Paris**

GESAMTLÄNGE ALLER

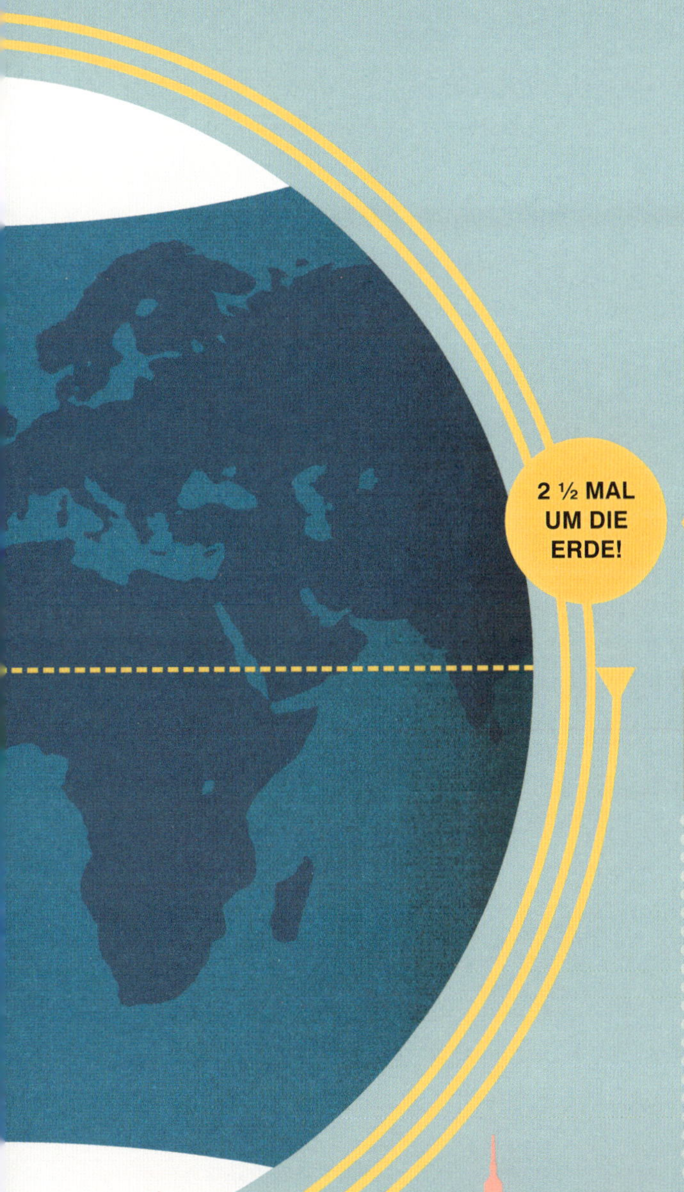

HERZ-KREISLAUF-SYSTEM

Kapillaren	**50.000**
Arteriolen und Venolen	**49.000**
Mittlere und lange Arterien und Venen	**1.000**

+

100.000 km

2 ½ MAL UM DIE ERDE!

LYMPHSYSTEM

Durchschnittliche Anzahl der Lymphknoten pro Körperregion:
Bauchgegend **260**   Hals **150**   Leiste **40**   Achsel **40**

400–700

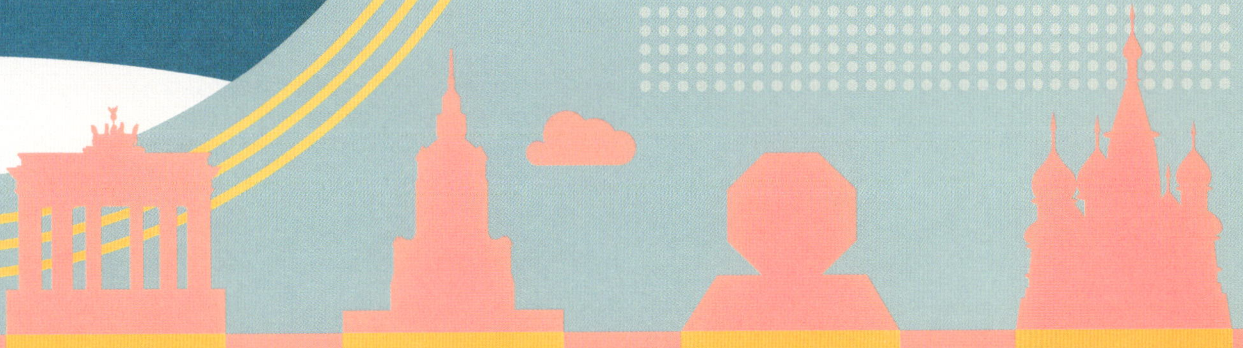

Berlin

Warschau

Minsk

Moskau

LYMPHKNOTEN UND -GEFÄSSE (KM)

4.000

MUSKEL-REKORDE

Extraokuläre Muskeln
An den Seiten und der Rückseite des Augapfels.
Drehen und schwenken den Augapfel.

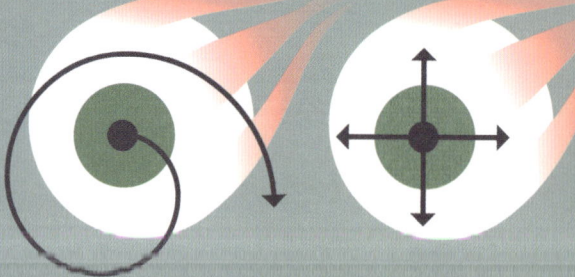

LÄNGSTER MUSKEL

Schneidermuskel
Zieht über die Vorderseite des Oberschenkels.
Dreht und hebt den Oberschenkel an.

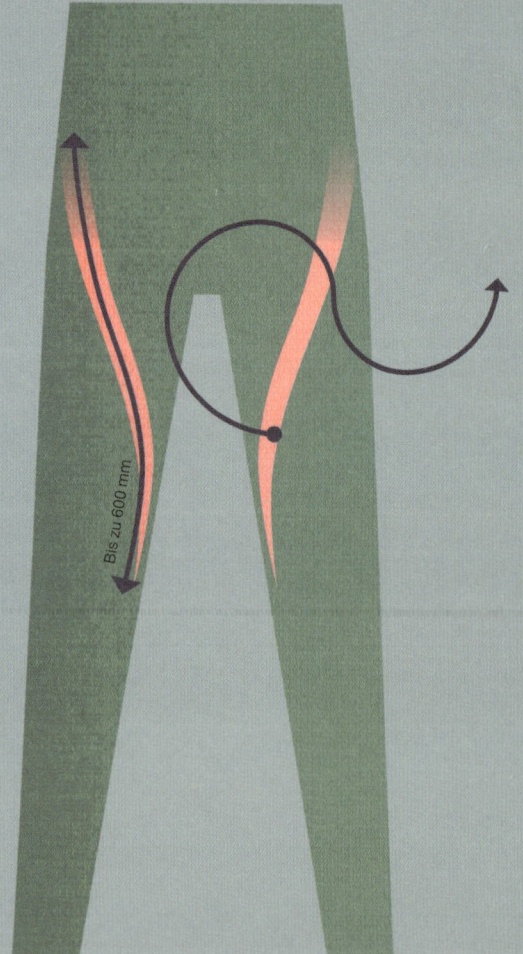

Bis zu 600 mm

DIE WICHTIGS-TEN MUSKELN

Etwa zwei Fünftel des Körpergewichts besteht aus Muskeln. Es gibt über 640 Muskeln, die – vom Hinterhaupts-Stirnmuskel bis zu den intrinsischen Fußsohlenmuskeln – alle Körperteile umfassen. Ein Merkmal der Muskeln ist, dass sie meist lange und komplizierte Namen haben. Dies mag damit zusammenhängen, dass sie je nach anatomischen Konventionen auf der Vorder- (anterior, ventral) oder Rückseite (posterior, dorsal) usw. liegen. Manchmal gibt ihnen auch der Knochen, an dem sie ansetzen, bzw. der Nerv, an dem sie entlanglaufen, den Namen. Vielleicht auch das nächste wichtige Organ. Oder die Bewegungsart: Flexoren beugen und Extensoren strecken. Ein anderer Aspekt ist die Form des Muskels: Der Deltamuskel an der Schulter ist fast dreieckig (wie ein Flussdelta oder der griechische Buchstabe Delta). Bei manchen Muskeln führen all diese Faktoren leider zu langen Namen.

BIEGSAMSTER MUSKEL

Oberer Zungenmuskel
Oberseite der Zunge (eigentlich ein Komplex aus 12 Muskeln). Trägt zur großen Beweglichkeit der Zunge bei.

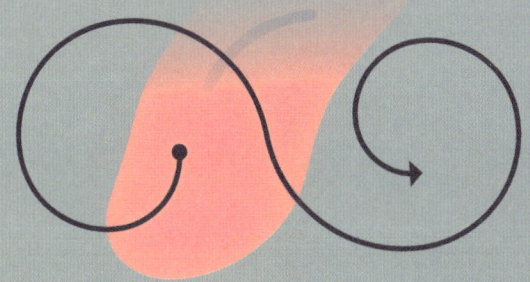

STÄRKSTER MUSKEL NACH GRÖSSE

Kaumuskel
Seitliches Gesicht und Kopf. Beißen und Kauen.

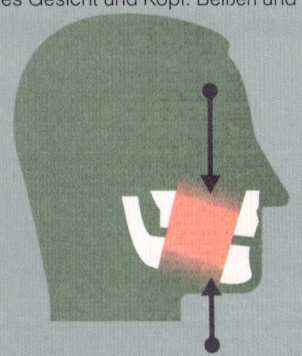

LÄNGSTER MUSKELNAME

levator labii superioris alaeque nasi

| Heber | der Oberlippe | und des Nasenflügels |

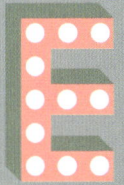 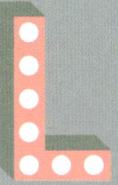 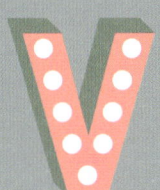 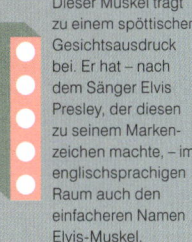 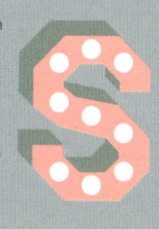

Dieser Muskel trägt zu einem spöttischen Gesichtsausdruck bei. Er hat – nach dem Sänger Elvis Presley, der diesen zu seinem Markenzeichen machte, – im englischsprachigen Raum auch den einfacheren Namen Elvis-Muskel.

KLEINSTER MUSKEL

Steigbügelmuskel
Im Innenohr. Dämpft Schwingungen bei zu viel Lärm.

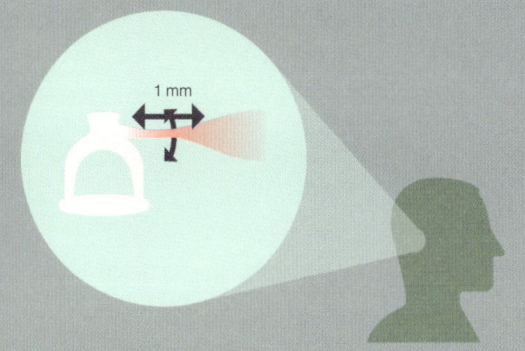

WUCHTIGSTER MUSKEL

Großer Gesäßmuskel
Größter Teil des Gesäßes. Zieht die Oberschenkel beim Laufen, Springen und Rennen nach hinten.

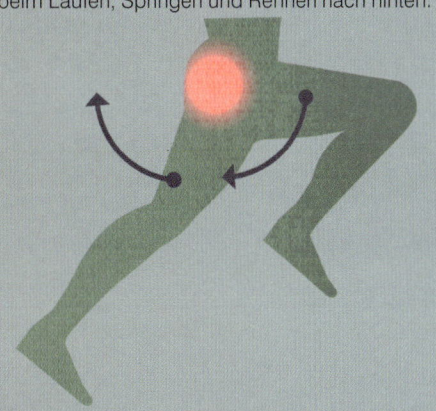

ZUGKRAFT

Muskeln sind regelrechte Kraftpakete, doch die maßvolle Verwendung der menschlichen Kraft, Stärke und Leistungsfähigkeit ist voller Probleme. Eine einzige Kontraktion hängt von ihrer allgemeinen Fitness (besonders vom regelmäßigen und gesunden Gebrauch, oder nicht), der Kontraktionsgeschwindigkeit, der Anzahl der beteiligten Muskelfasern (und damit von der Kontrolle über die Nervensignale), und davon, ob der Muskel teilweise angespannt oder vollkommen entspannt ist, ob er gerade angezogen wurde und daher müde ist, u. v. m. ab.

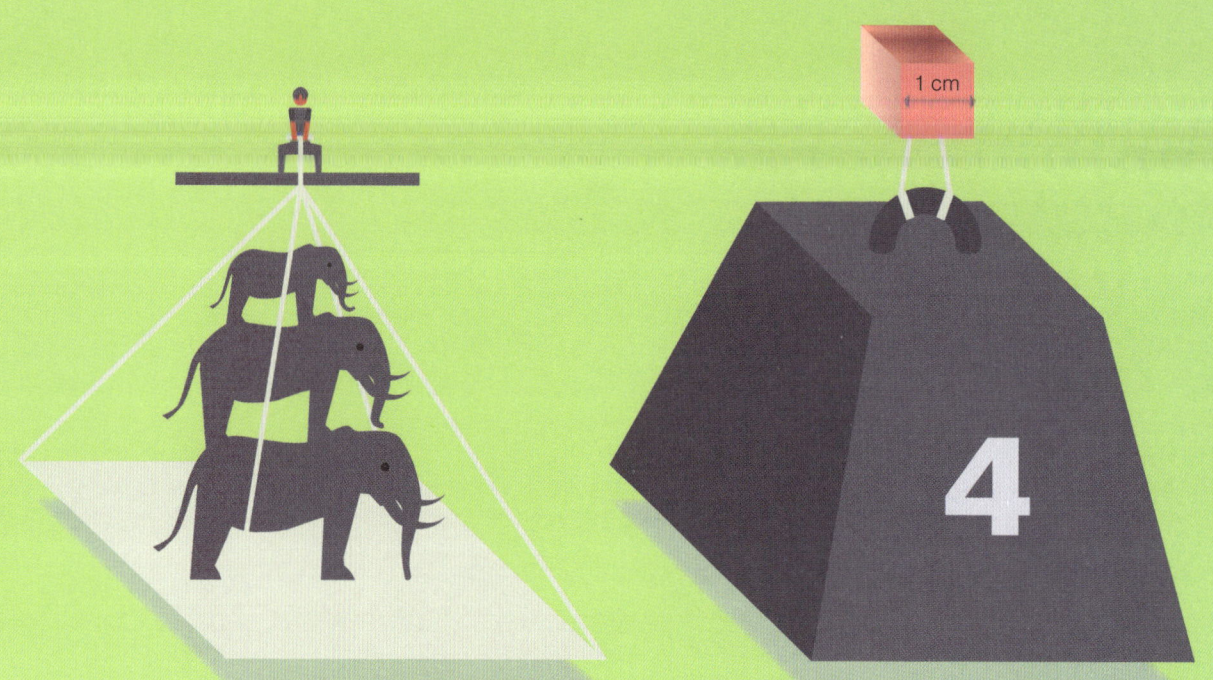

Nun alle zusammen
Schätzungen zufolge könnte der menschliche Körper, wenn er seine gesamte Zugkraft bündeln würde, 20 Tonnen anheben, was etwa dem Gewicht von drei afrikanischen Elefanten entspricht.

Grundkraft
Ein Muskel mit einer Querschnittsfläche von einem Quadratzentimeter übt eine maximale Kraft von 40 Newton aus – genug, um ein Gewicht von 4 Kilogramm anzuheben.

ZUM VERGLEICH
Leistungsabgabe, W (Watt, Maus) oder kW (1.000 Watt, andere) / Leistungsgewicht, W/kg (Watt pro Kilogramm)

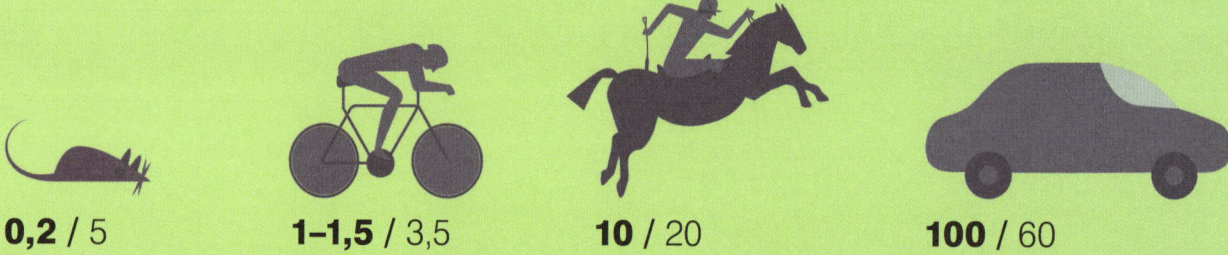

0,2 / 5   **1–1,5** / 3,5   **10** / 20   **100** / 60

IM INNEREN DES INNEREN DES INNEREN DES INNEREN EINES MUSKELS

Muskel z. B. Bizeps (Oberarm)
Länge bei Entspannung: 250 mm
Maximaler Durchmesser bei Anspannung: 65 cm²

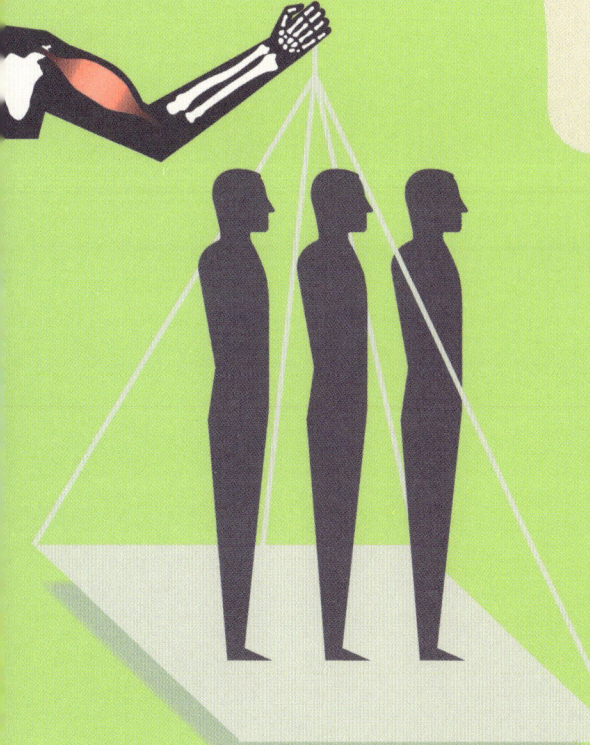

In der Theorie
Ein trainierter Bizeps mit einer maximalen Querschnittsfläche von 65 Quadratzentimetern könnte theoretisch 260 Kilogramm anheben – das Gewicht von drei oder vier Personen.

600.000 / 1.400

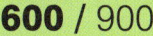

600 / 900

Faszikel

50–100 mm

5–10 mm

Muskelfasern

5–50 mm

0,01–0,1 mm

Muskelfibrille

1–5 mm

0,001–0,01 mm

Myosinfilament

1–3 µm

0,010–0,015 µm

Aktinfilament

0,005–0,007 µm

0,5–2 µm

RUTSCHIG, ODER WAS?

Koeffizient für kinetische Reibung, geschmierte[1], anliegende Materialien

0,003 Knorpel + Gelenkflüssigkeit

0,005 Schlittschuhkufe + Eis

0,02 Eis + Eis

0,02 RAM + RAM[2]

0,04 PTFE + PTFE[3]

0,05 Ski + Schnee

0,2 Stahl + Messing

0,5 Stahl + Aluminium

0,8 Radiergummi + Beton

1 Gleitwiderstand bei Bewegung

2 Bor–Aluminium–Magnesium, einer der gleitfähigsten vom Menschen hergestellten Feststoffe

3 Polytetrafluorethylen, oft unter dem Handelsnamen Teflon bekannt

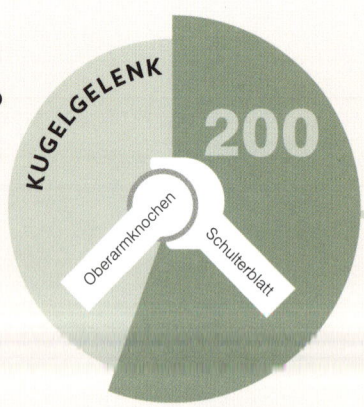

KUGELGELENK
200
Oberarmknochen
Schulterblatt

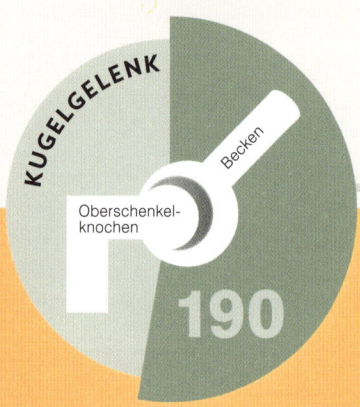

KUGELGELENK
190
Becken
Oberschenkel-knochen

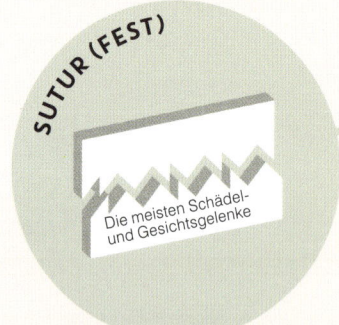

SUTUR (FEST)
Die meisten Schädel- und Gesichtsgelenke

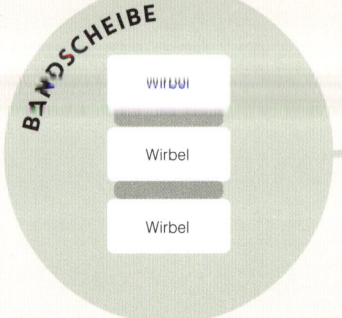

BANDSCHEIBE
Wirbel
Wirbel
Wirbel

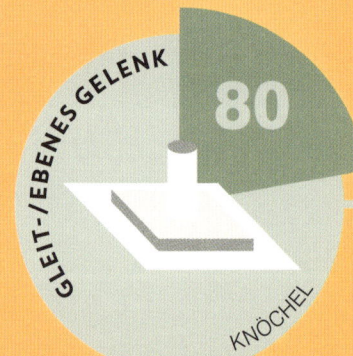

GLEIT-/EBENES GELENK
80
KNÖCHEL

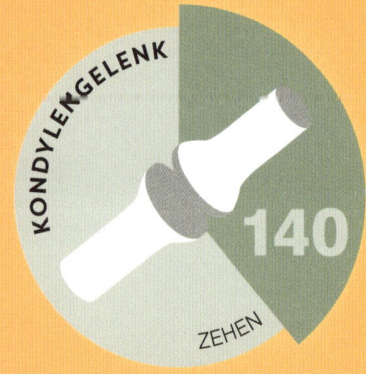

KONDYLENGELENK
140
ZEHEN

GELENKE VERBINDEN

Das menschliche Skelett hat, je nach Definition, zwischen 170 und 400 Gelenke. Bei drei miteinander verbundenen Knochen können nämlich ein, zwei oder drei Gelenke gezählt werden. Diese stark strapazierten Körperteile arbeiten so lange so gut, da die Knochenenden mit gepolsterter, gleitender Knorpelmasse überzogen und mit Gelenk-flüssigkeit geschmiert sind. Zudem ist das Gelenk von einer harten taschenförmigen Kapsel umschlossen, die Knochen mit dehnbaren Bändern verbunden. So ist Bewegung möglich, ohne dass sich etwas auskugelt, wenn die Knochenenden getrennt werden – ein Schmerz, den man nicht so schnell vergisst.

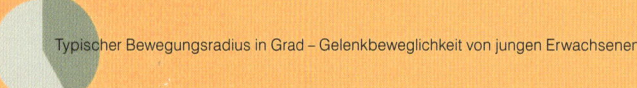

Typischer Bewegungsradius in Grad – Gelenkbeweglichkeit von jungen Erwachsenen

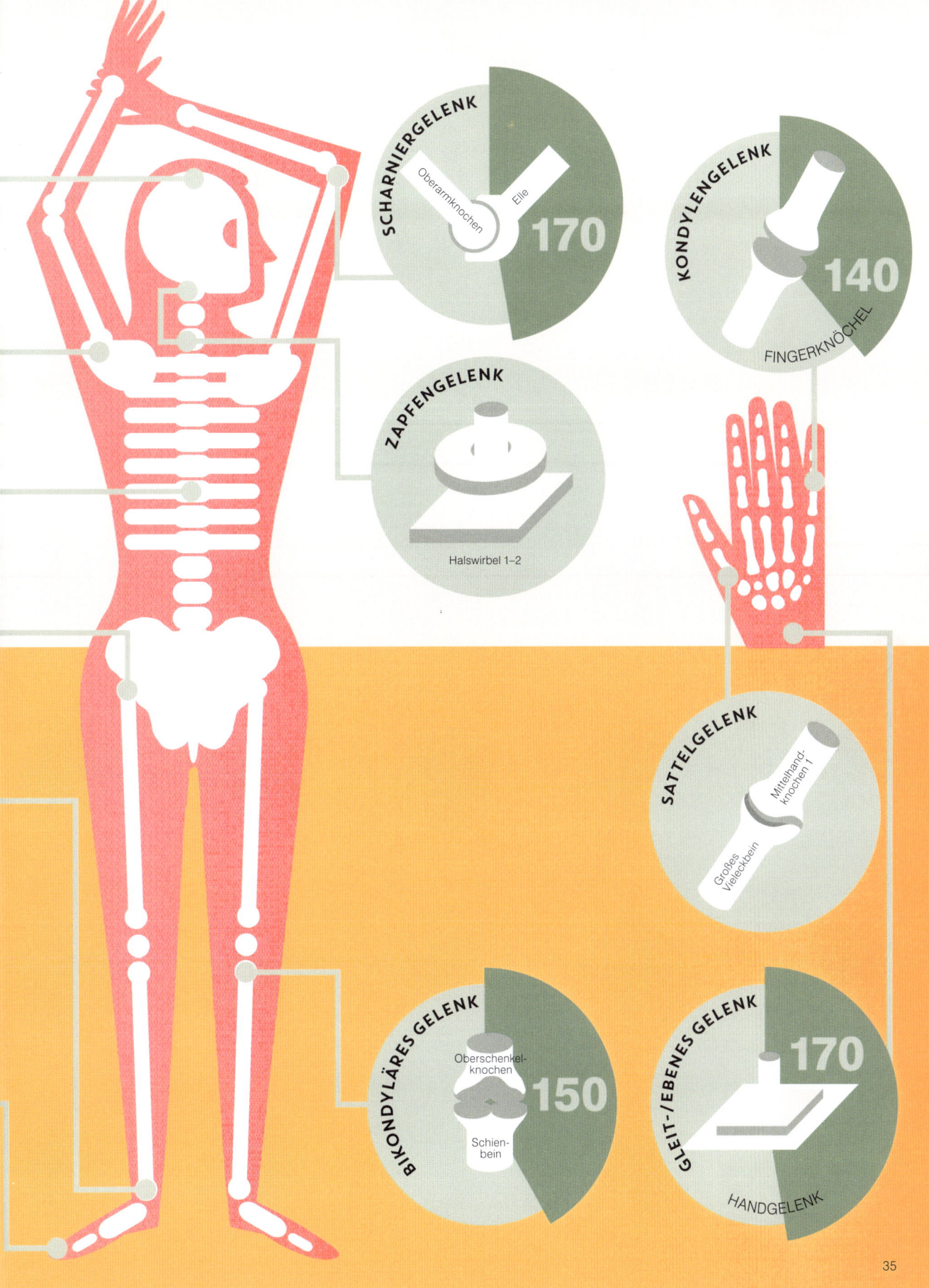

SCHARNIERGELENK

Oberarmknochen

Elle

170

KONDYLENGELENK

140

FINGERKNÖCHEL

ZAPFENGELENK

Halswirbel 1–2

SATTELGELENK

Mittelhand-knochen 1

Großes Vieleckbein

BIKONDYLÄRES GELENK

Oberschenkel-knochen

Schien-bein

150

GLEIT-/EBENES GELENK

170

HANDGELENK

ATEM DES LEBENS

Atmen Sie tief ein. Noch tiefer. Und noch ein bisschen, machen Sie weiter ...
Auch der tiefste Atemzug füllt die Lungen nicht ganz aus. Das Ziel der Körperatmung
ist (im Gegensatz zur Zellatmung), frische Luft in die Lungen zu saugen. Von dort aus
gelangt der Sauerstoff ins Blut und zum nächsten, dem Herz-Kreislauf-System, wo er in den
ganzen Körper verteilt wird. Ein weiteres Ziel der Atmung ist, das (bei der Zellatmung entstehende)
Abfallprodukt Kohlendioxid auszustoßen, das, wenn es 10–20 % über dem Normalwert liegt,
zu Keuchen, Schwindel oder sogar Bewusstlosigkeit führen kann. Ein dritter nützlicher Effekt des
Atmens ist das Sprechen und andere Verwendungen der Stimme. So atmen Atemwege, Lungen
und Brustmuskeln weiter ein und aus, ca. 8–10 Millionen Mal pro Jahr.

810 m

Menge der im Lauf des Lebens eingeatmeten Luft (Liter)

280.000.000

Bei kräftigem Schnäuzen verlässt die Luft die Nase bei einer
Geschwindigkeit von 20 m pro Sekunde oder 72 km/h.

GASE IN %

78 Stickstoff

Sauerstoff **21**

Andere unter **1**

Kohlendioxid **0,3**

Wasserdampf in der Atmosphäre
(schwankt)

400–600
Millionen Alveoli (Lungenbläschen)
2.500
km Bronchien, Bronchiolen
1.000
km Kapillaren (kleine Blutgefäße)

ANZAHL DER ATEMZÜGE IM RUHEZUSTAND

10–25
70 Jahre +

12–18
Erwachsener

16–25
10 Jahre

20–25
5 Jahre

30–45
1 Jahr

30–60
Neugeborenes

20–30
Mittelintensiver Sport

50–60
Extremsport

Atemzüge (Ein- + Ausatmen) pro Minute
Lungenvolumen in Ruhe 6–8 l/Minute
Maximales Lungenvolumen 200–250 l/Minute

GASE AUS %

Stickstoff **79**

16 Sauerstoff

4 Kohlendioxid

1 Andere unter

Wasserdampf in der Atmosphäre (schwankt)

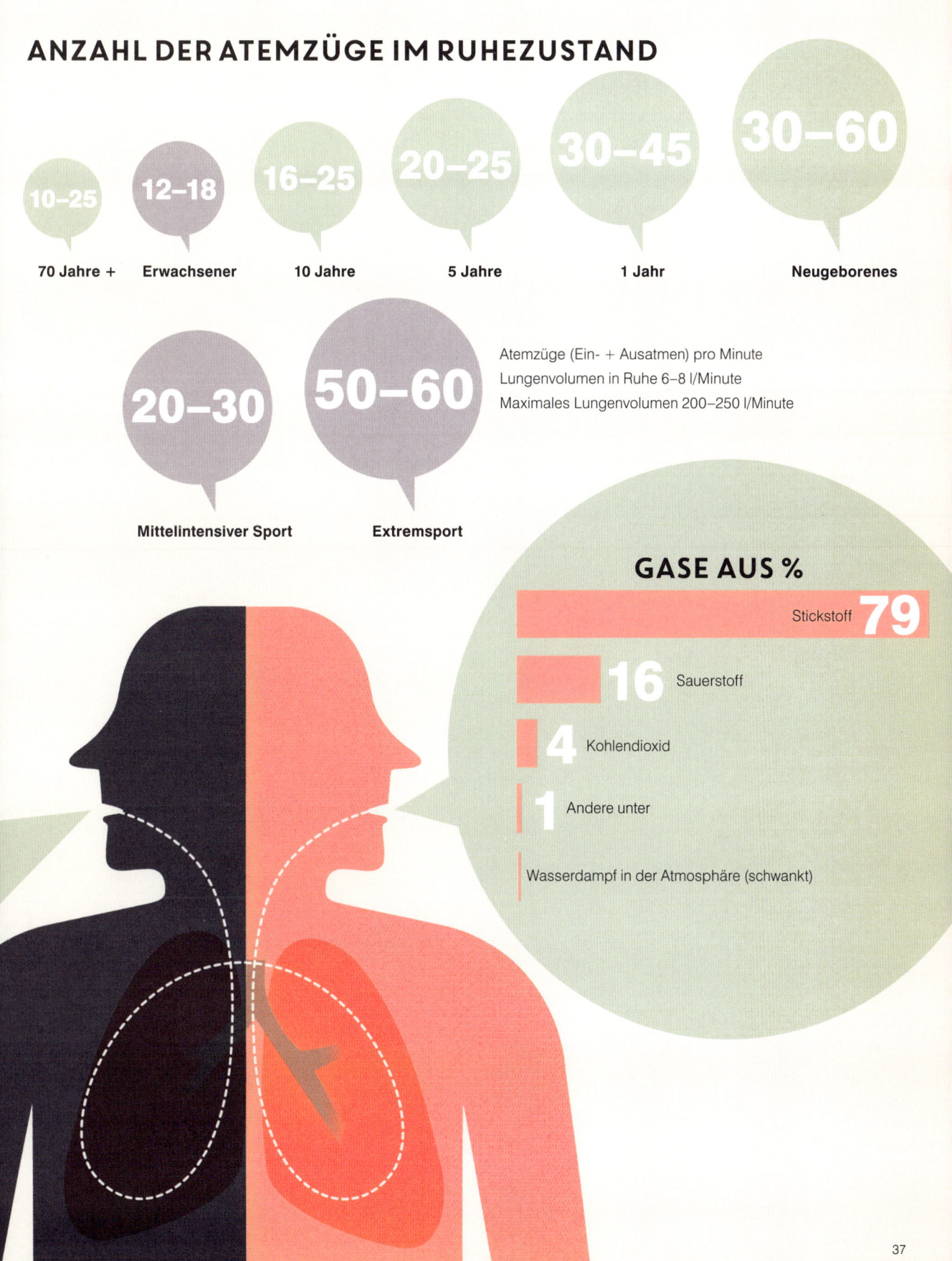

LEBENDIGE SCHLÄGE

Das Herz – ein augenscheinlich einfacher doppelseitig-pumpender Muskelsack – schlägt im Lauf des Lebens 3.000 Millionen Mal oder mehr. Hört es auf zu schlagen, so ist auch das Leben zu Ende (außer der Notarzt hilft). Das Herz und sein Blutsystem sind äußerst komplex. Aufgrund seiner eigenen natürlichen Herzschrittmacher hat das Herz – auch ohne den Körper – eine angeborene Kontraktionsrate von 60–100 Schlägen pro Minute. Beeinflussungen durch den Körper – meist Signale des Vagusnervs vom Gehirn und Hormone wie Adrenalin (Epinephrin) – verändern Geschwindigkeit, Volumen und Kraft des einzelnen Herzschlags, um den vielen Bedürfnissen des Körpers gerecht zu werden.

Herzschläge in Ruhelage mit Altersangabe (Schlag/Minute)

120 Neugeborenes	**90** 1 Jahr	**80** 10 Jahre
60-80 Erwachsener	**40-60** Sportler	**58-80** 70+ Jahre

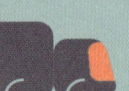

Energie
Jeden Tag produzieren die Herzmuskeln so viel Bewegungsenergie, wie ein LKW für 30 km benötigt.

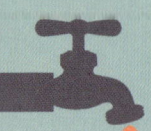

In Ruhelage
Ein Herz würde 30 Minuten brauchen, um eine Badewanne mit Blut zu füllen, und 5 Jahre für ein olympisches Schwimmbad.

Halsschlagader
Hals

Puls
Ein Schwall an Hochdruckblut wird bei jedem Herzschlag in die Arterien gepumpt.

Bei Arterien, die direkt unter der Haut auf hartem Gewebe liegen, wie bei der Speichenarterie am Handgelenk (direkt da, wo der Daumen beginnt), lässt sich dies leicht spüren.

Oberarmarterie
im Ellbogen

Speichenarterie
Handgelenk

Oberschenkelarterie
Leiste

Kniekehlenarterie
Rückseite des Knies

Fußrückenarterie
Oberseite des Fußes

Hintere Schienbeinarterie
Knöchel

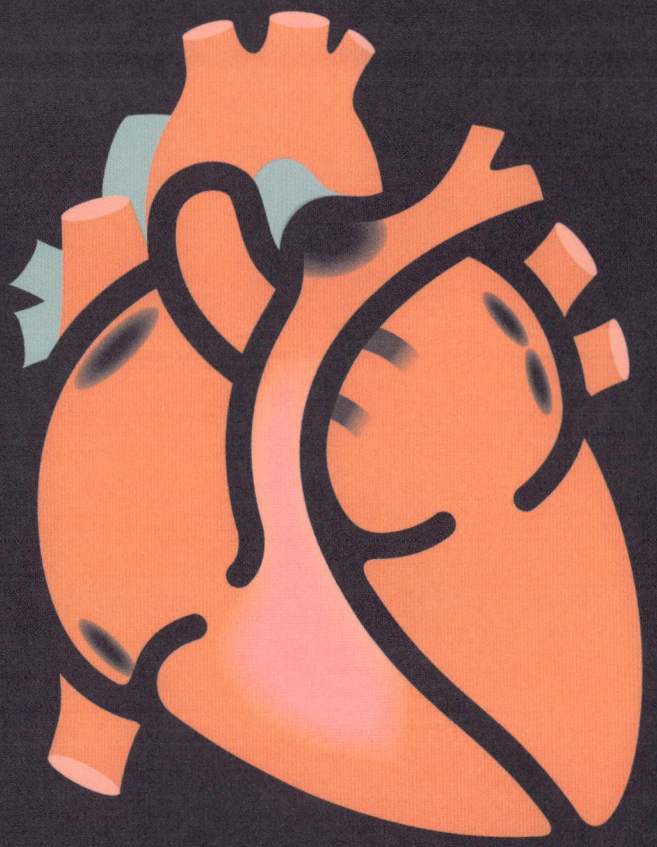

DAS MENSCHLICHE HERZ
Die Größe entspricht in etwa der
geballten Faust seines Trägers.

350

Durchschnittliche Masse in Gramm

UNTER DRUCK

Beinahe jeder Körperteil* – auch die einzelne Zelle – hängt vom Blutfluss ab, der Sauerstoff und Nährstoffe bringt, Kohlendioxid und andere Abfallstoffe abführt. Der Fluss entsteht durch den Herzschlag, und zwar in zwei Hauptphasen: Bei der Diastole entspannen die Muskelwände des Herzens und es wird größer, sobald das Blut bei geringerem Druck von den Venen – breite, schlaffe, dünnwandige Schläuche, durch die das Blut von den Kapillaren zurück zum Herz fließt, – einträpfelt. Nur eine halbe Sekunde später folgt die Systole: Die Herzmuskeln spannen sich an, pressen das Blut unter hohem Druck vom Herz in die dickwandigen, muskulösen Arterien, die dann zu Kapillaren werden. Der Druck, der hier auf jedes Körpersystem ausgeübt wird, ist sehr hoch, und die Blutgefäße schwellen in Wellen an, die sich dann über das gesamte Netz verteilen.

(*Unter den wenigen Körperteilen, die nicht direkt vom Blut versorgt werden, befinden sich Augenhornhaut und –linse. Wäre dies anders, wäre unsere Sicht auf die Welt von einem roten Schleier verdunkelt.)

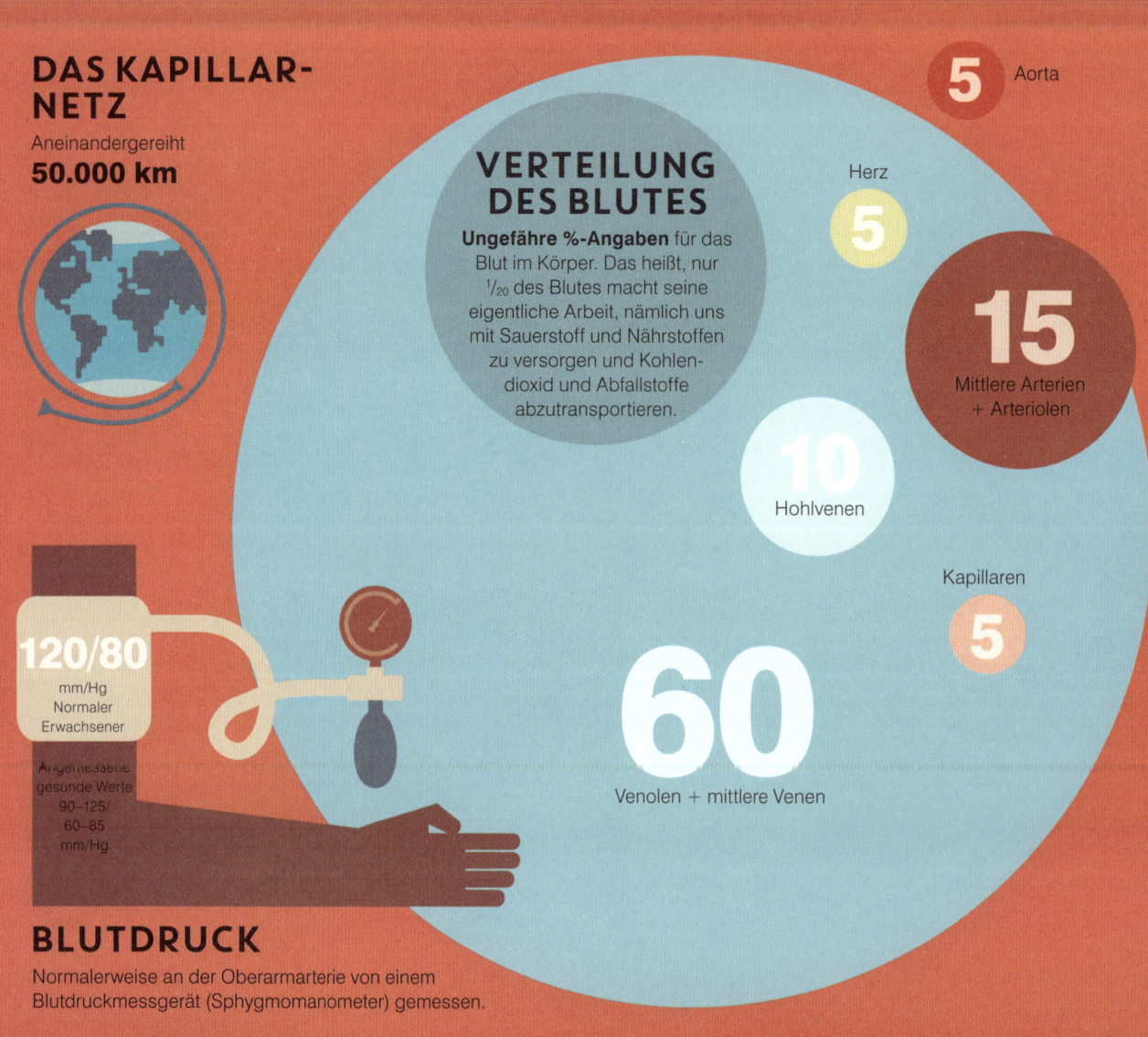

DAS KAPILLAR-NETZ

Aneinandergereiht
50.000 km

VERTEILUNG DES BLUTES

Ungefähre %-Angaben für das Blut im Körper. Das heißt, nur $\frac{1}{20}$ des Blutes macht seine eigentliche Arbeit, nämlich uns mit Sauerstoff und Nährstoffen zu versorgen und Kohlendioxid und Abfallstoffe abzutransportieren.

5 Aorta

Herz
5

15 Mittlere Arterien + Arteriolen

10 Hohlvenen

Kapillaren
5

60 Venolen + mittlere Venen

120/80
mm/Hg
Normaler
Erwachsener

Angemessene
gesunde Werte
90–125/
60–85
mm/Hg

BLUTDRUCK

Normalerweise an der Oberarmarterie von einem Blutdruckmessgerät (Sphygmomanometer) gemessen.

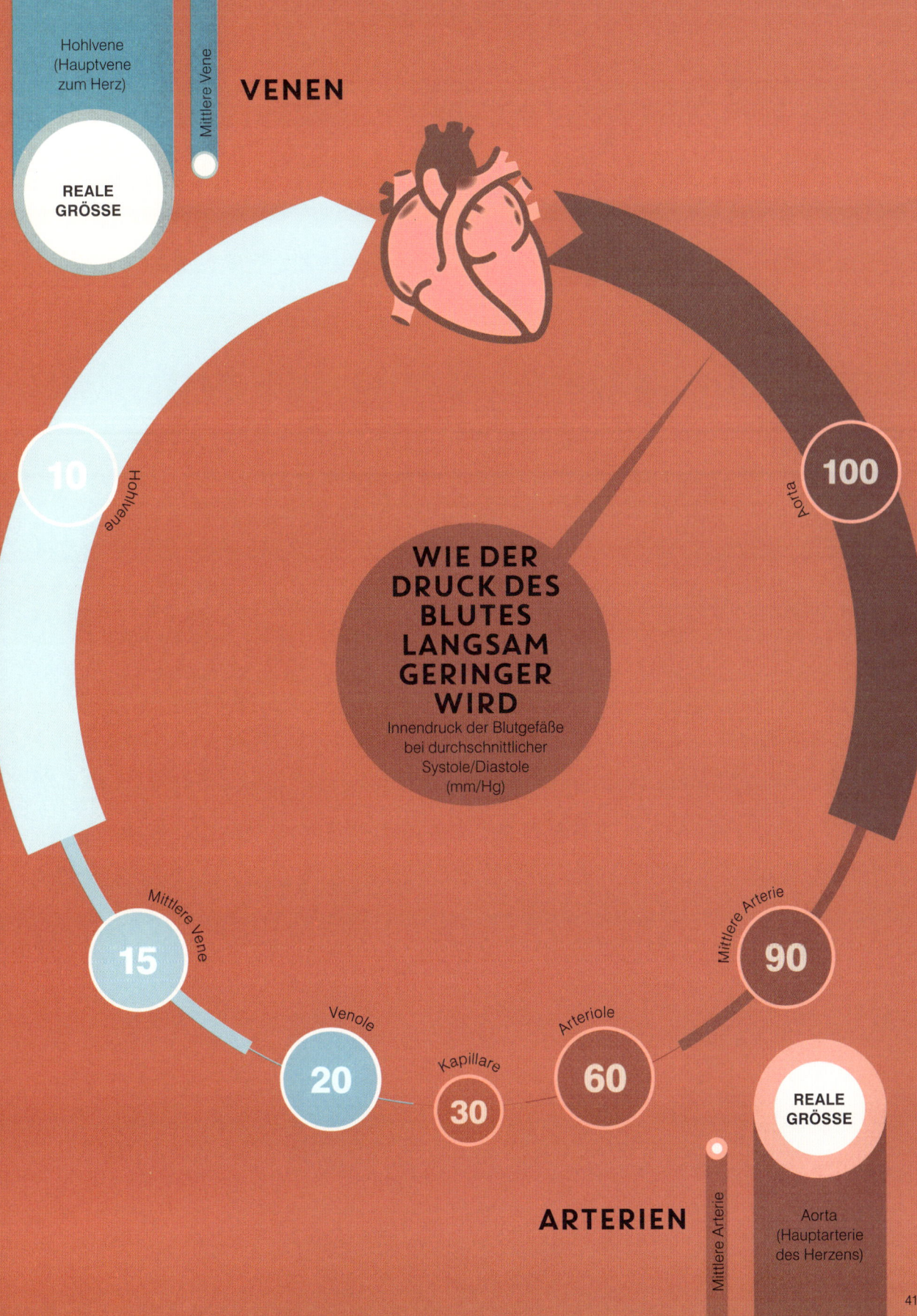

VENEN

Hohlvene
(Hauptvene
zum Herz)

Mittlere Vene

REALE
GRÖSSE

10

Hohlvene

WIE DER
DRUCK DES
BLUTES
LANGSAM
GERINGER
WIRD

Innendruck der Blutgefäße
bei durchschnittlicher
Systole/Diastole
(mm/Hg)

Aorta

100

Mittlere Vene

15

Venole

20

Kapillare

30

Arteriole

60

Mittlere Arterie

90

REALE
GRÖSSE

ARTERIEN

Mittlere Arterie

Aorta
(Hauptarterie
des Herzens)

WIE WIRD MAN EIN CHAMPION?

Das Rezept für einen Champion ist komplex, da hier viele Faktoren eine Rolle spielen: Trainingsmöglichkeiten, Qualität von Trainern, Ernährungsberatern, Physiologen und anderen Experten, Ausrüstung, Trainingsort und andere Einflüsse. Enorm viel hängt auch vom Kopf ab: Selbstmotivation, großer Fleiß und der Wille zu gewinnen. Unterstützung durch Freunde und Familie spielen hier eine große Rolle. Am wichtigsten ist aber vielleicht, mit welchen Genen man ausgestattet ist. So ist man besser für den einen oder den anderen Sport gerüstet.

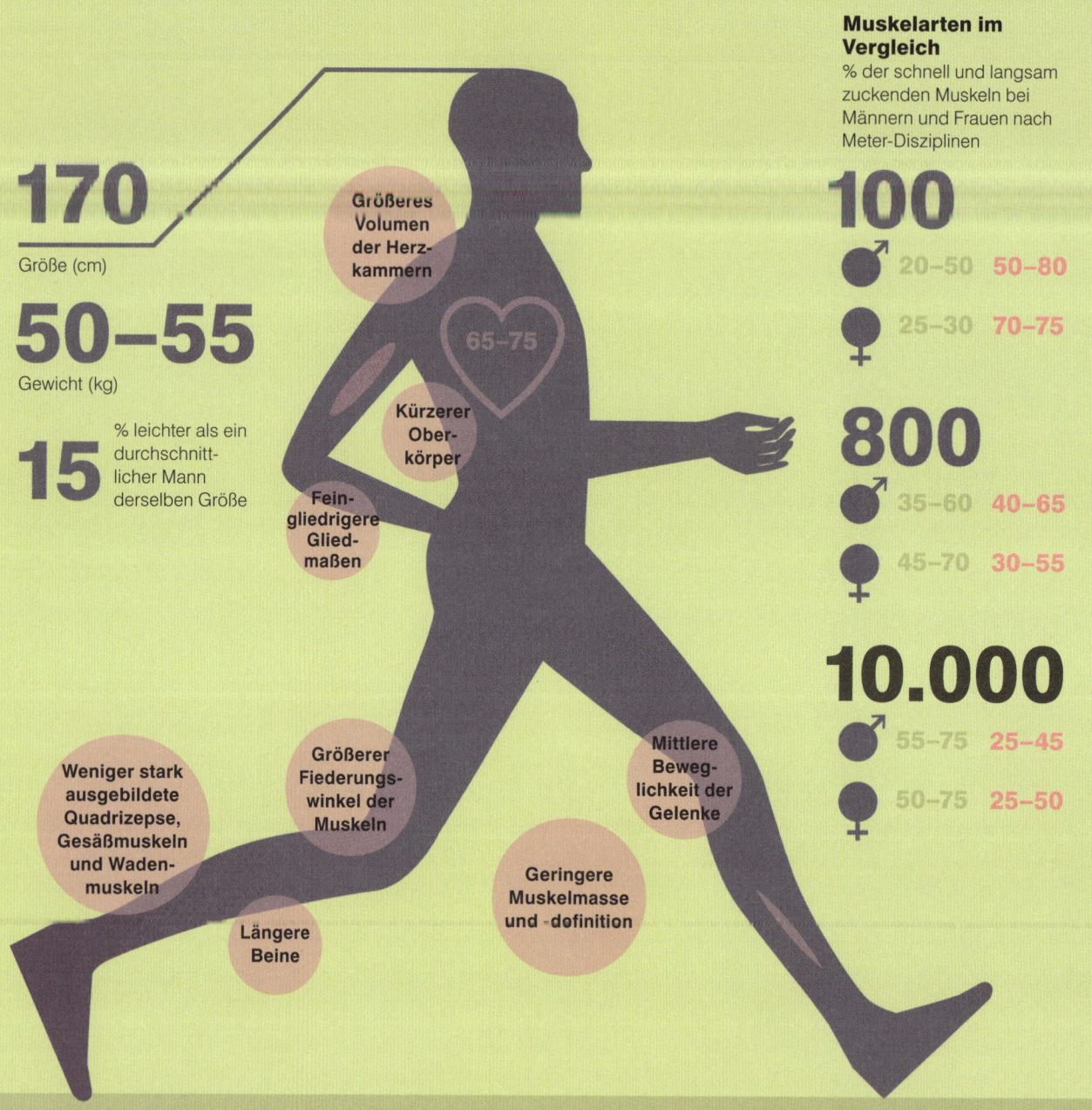

170
Größe (cm)

50–55
Gewicht (kg)

15 % leichter als ein durchschnittlicher Mann derselben Größe

Größeres Volumen der Herzkammern

65–75

Kürzerer Oberkörper

Feingliedrigere Gliedmaßen

Weniger stark ausgebildete Quadrizepse, Gesäßmuskeln und Wadenmuskeln

Größerer Fiederungswinkel der Muskeln

Längere Beine

Geringere Muskelmasse und -definition

Mittlere Beweglichkeit der Gelenke

Muskelarten im Vergleich
% der schnell und langsam zuckenden Muskeln bei Männern und Frauen nach Meter-Disziplinen

100

	langsam	schnell
♂	20–50	50–80
♀	25–30	70–75

800

♂	35–60	40–65
♀	45–70	30–55

10.000

♂	55–75	25–45
♀	50–75	25–50

Herzfrequenz während der Disziplin (% des Maximalwertes)

LANGSTRECKENLÄUFER
Sehr schlank (fast kein Fett)

MUSKELZUCKEN

Die Muskeln des Menschen haben meist zwei Arten von Muskelfasern. **Langsam zuckende Fasern** (Typ I) kontrahieren langsam, erzeugen weniger Kraft, können aber länger beansprucht werden, bis sie ermüden. **Schnell zuckende Fasern** (Typ II) kontrahieren schnell, erwirken kurze Kraft- oder Schnelligkeitsstöße, ermüden aber auch schnell. Unterschiedliche Trainingsarten steigern Wachstum und Kraft der Muskelfasern, ändern ihre Wirkung auf die Bewegung. Weniger intensives Training fördert die Entwicklung der langsam, mehr Intensität die der schnell zuckenden Fasern. Das Gleichgewicht zwischen beiden ist genetisch bedingt. Eine ‚starke' Version des ACTN3-Gens erhöht den Anteil an schnell zuckenden Fasern.

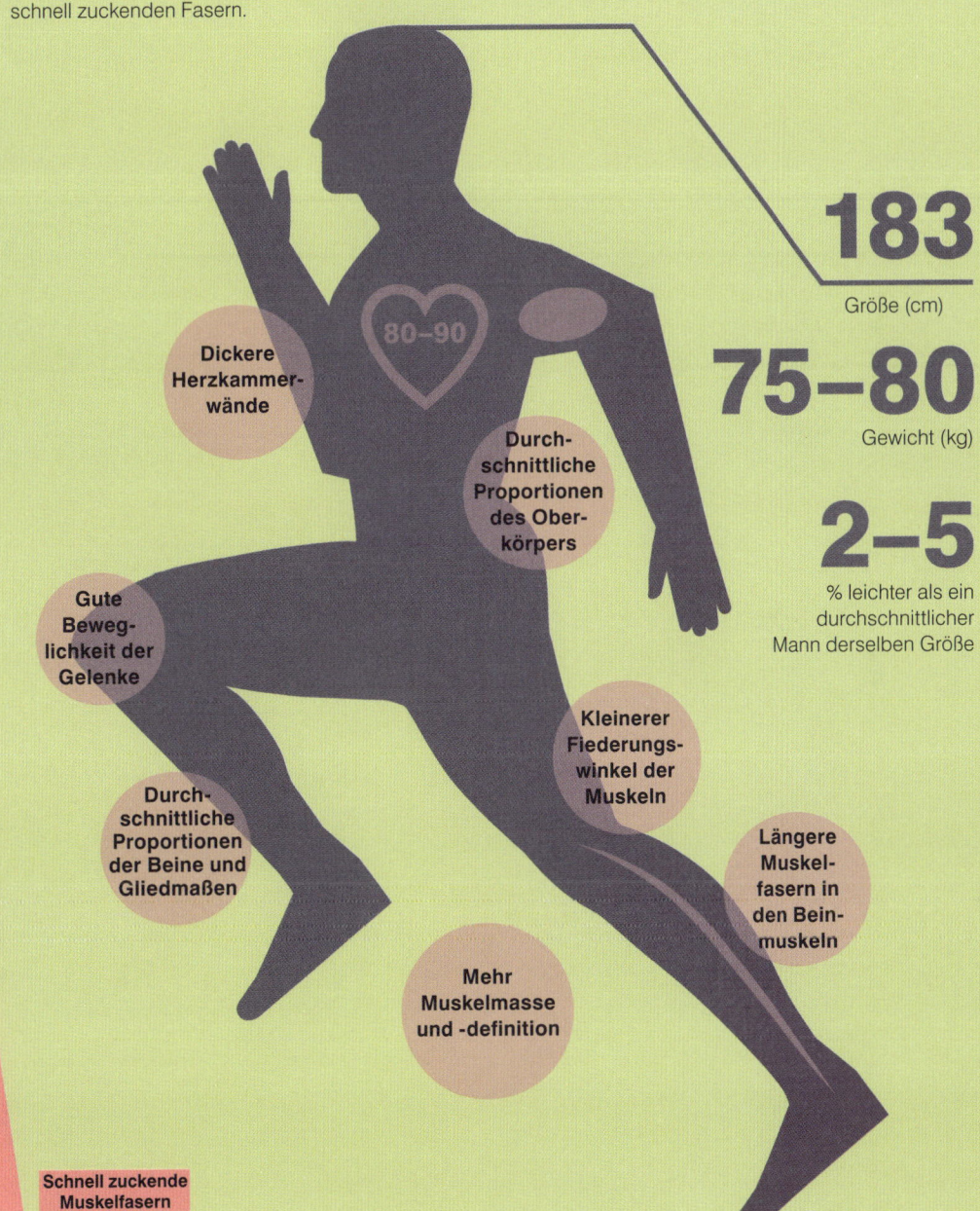

183

Größe (cm)

75–80

Gewicht (kg)

2–5

% leichter als ein durchschnittlicher Mann derselben Größe

Dickere Herzkammerwände

80–90

Durchschnittliche Proportionen des Oberkörpers

Gute Beweglichkeit der Gelenke

Kleinerer Fiederungswinkel der Muskeln

Längere Muskelfasern in den Beinmuskeln

Durchschnittliche Proportionen der Beine und Gliedmaßen

Mehr Muskelmasse und -definition

Langsam zuckende Muskelfasern

Schnell zuckende Muskelfasern

KURZSTRECKENLÄUFER

Schlank (wenig Fett)

SCHNELLER, HÖHER, STÄRKER

1924 wurde *Citius, Altius, Fortius* (‚Schneller, Höher, Stärker') zum Motto der – 1896 ins Leben gerufenen – modernen Olympischen Spiele. Dies zeigt, wie seit dem antiken Griechenland körperliche Athletik und andere Fähigkeiten bis an die Spitze getrieben werden und weltweite Anerkennung erlangen. Die 20+ Sportarten sind ein weltweiter Maßstab für die physische Kraft des Körpers. Seitdem wurden die olympischen Erfolge in Sachen Schnelligkeit, Höhe und Kraft immer größer. Dabei spielen viele Faktoren eine Rolle: Ernährung, Hygiene, der allgemeine Gesundheitszustand sowie Spezialfähigkeiten, Training, Betreuung und Ausrüstung haben sich stetig verbessert. Die späten 30er und frühen 40er Jahre wurden vom Krieg unterbrochen, in den 50er bis 60er Jahren gab es viele ernstzunehmende Vorwürfe wegen Steroiden und anderer Dopingmittel. Zudem gibt es auch bei Sporttechniken öfter Quantensprünge, wie den ‚Fosbury-Flop' (Hochsprung), der 1968 erstmals bei einer Olympiade zum Einsatz kam. Die Olympischen Spiele bleiben der Standard, mit dem gemessen wird, was der Körper – an seine Grenzen getrieben – leisten kann.

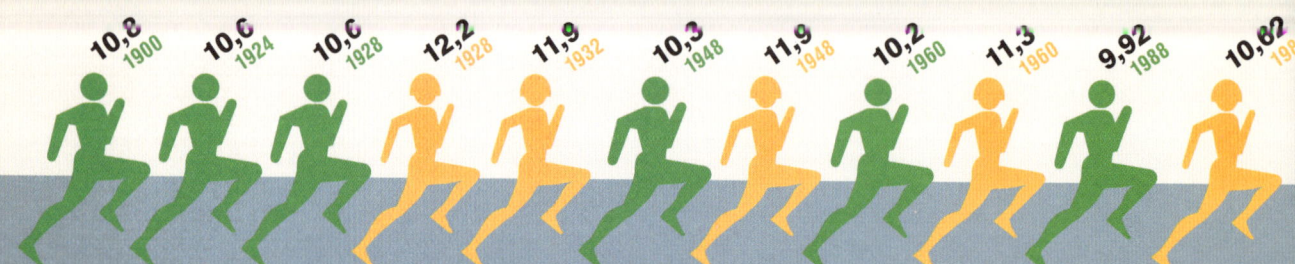

10,8 1900 **10,6** 1924 **10,6** 1928 **12,2** 1928 **11,9** 1932 **10,3** 1948 **11,9** 1948 **10,2** 1960 **11,3** 1960 **9,92** 1988 **10,62** 198

OLYMPISCHE 100 METER   Auswahl an verbesserten Zeiten (Sekunden)

OLYMPISCHER HOCHSPRUNG

Männer

Frauen

Auswahl an verbesserten Höhen (Meter)

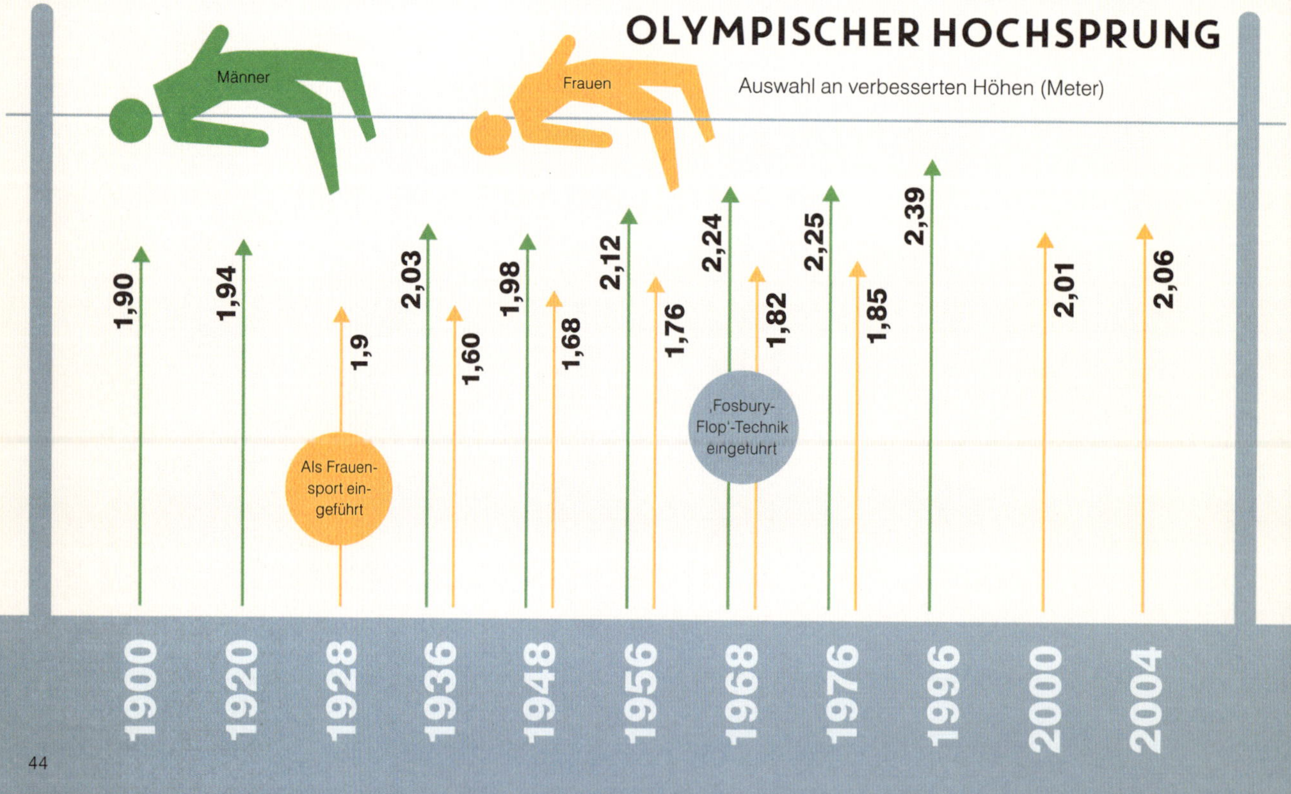

1,90   1,94   1,9   2,03   1,60   1,98   1,68   2,12   1,76   2,24   1,82   2,25   1,85   2,39   2,01   2,06

Als Frauen-sport ein-geführt

‚Fosbury-Flop'-Technik eingeführt

1900   1920   1928   1936   1948   1956   1968   1976   1996   2000   2004

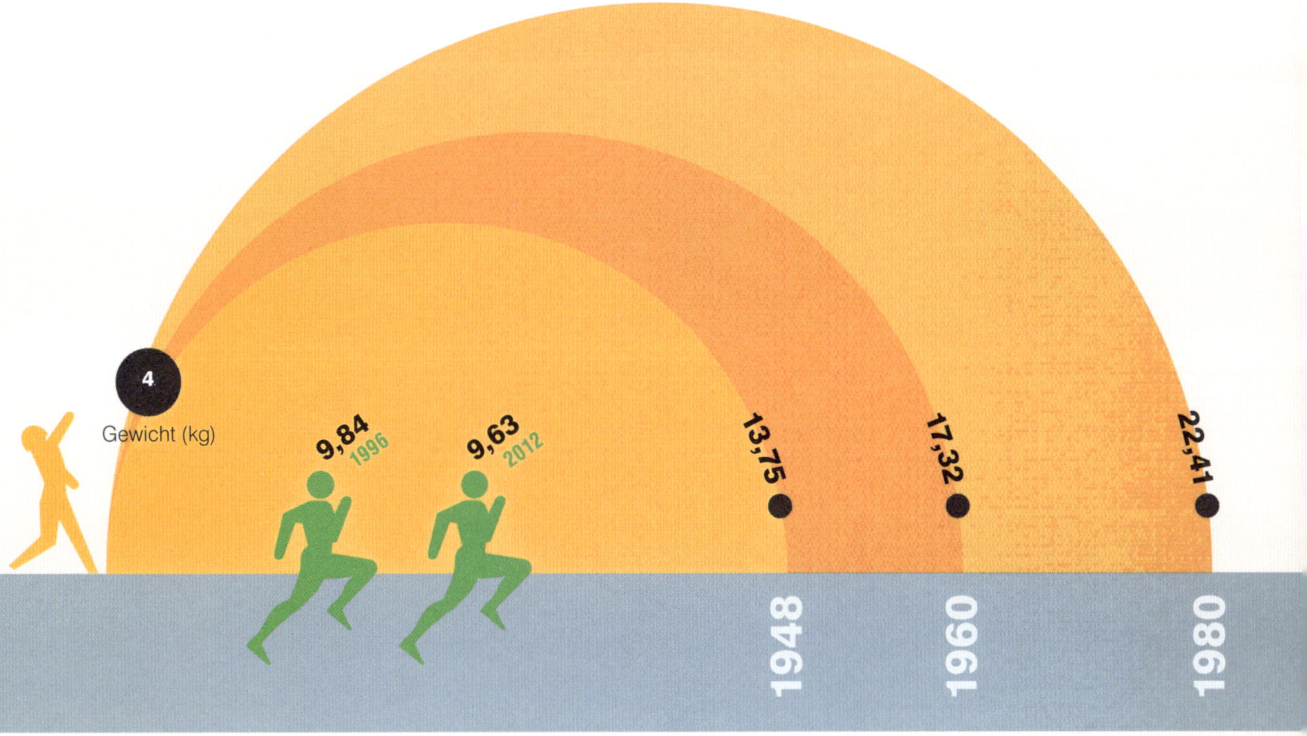

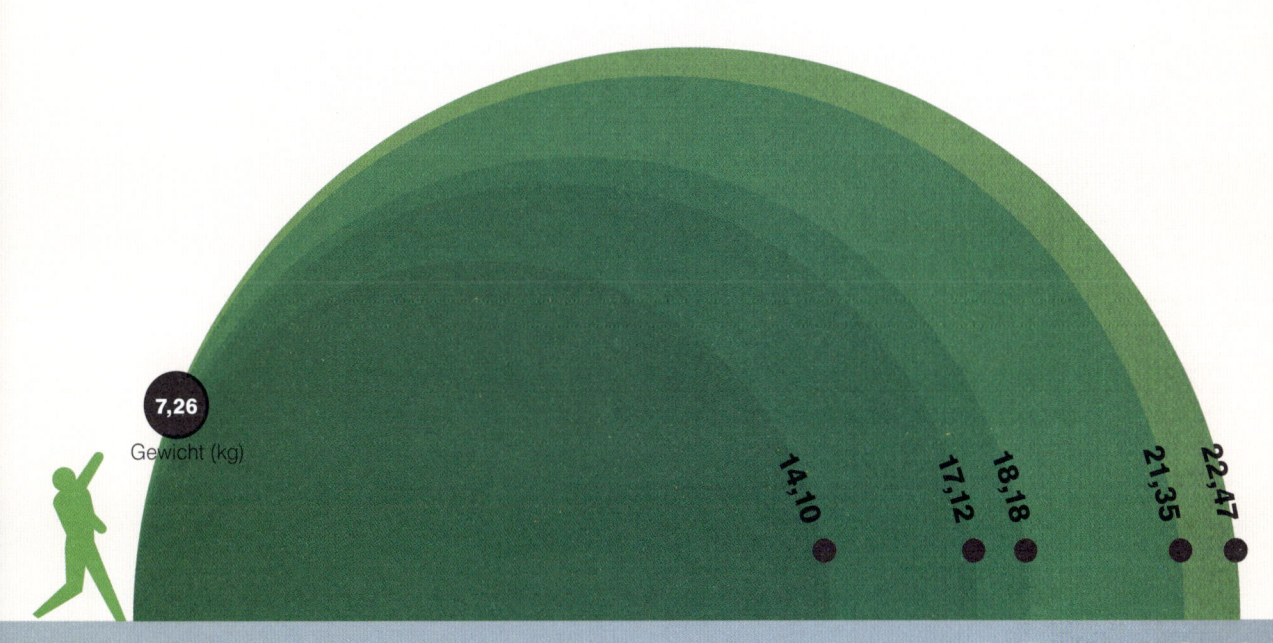

4 Gewicht (kg)

9,84 *1996*

9,63 *2012*

13,75 ● 1948

17,32 ● 1960

22,41 ● 1980

7,26 Gewicht (kg)

14,10 ● 1900

17,12 ● 1948

18,18 ● 1960

21,35 ● 1980

22,47 ● 1998

OLYMPISCHES KUGELSTOSSEN

Auswahl an verbesserten Weiten (Meter)

DER CHEMISCHE KÖRPER

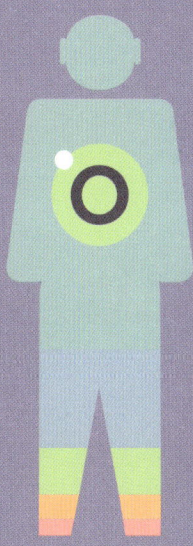

DIE CHEMIEFABRIK

Alles besteht aus Atomen. Der menschliche Körper stellt da keine Ausnahme dar und weist, bezogen auf seine Proportionen, eine sehr hohe Anzahl verschiedener reiner chemischer Substanzen auf. Wie kann man diese darstellen? Eine Möglichkeit sind Listen nach Masseanteil (Gewicht). Dies begünstigt schwere Elemente wie Eisen, dessen Atome fast 56 Mal schwerer sind als beim leichtesten Element Wasserstoff. Eine andere Möglichkeit ist das Auflisten nach Atomanzahl. Da Wasser (H_2O) etwa 60 % des Körpers ausmacht, bevorzugt dies die Elemente Wasser- und Sauerstoff. Nach der Masse macht Wasserstoff 9–10 % des Körpers aus, nach Atomanzahl jedoch 65–70 %.

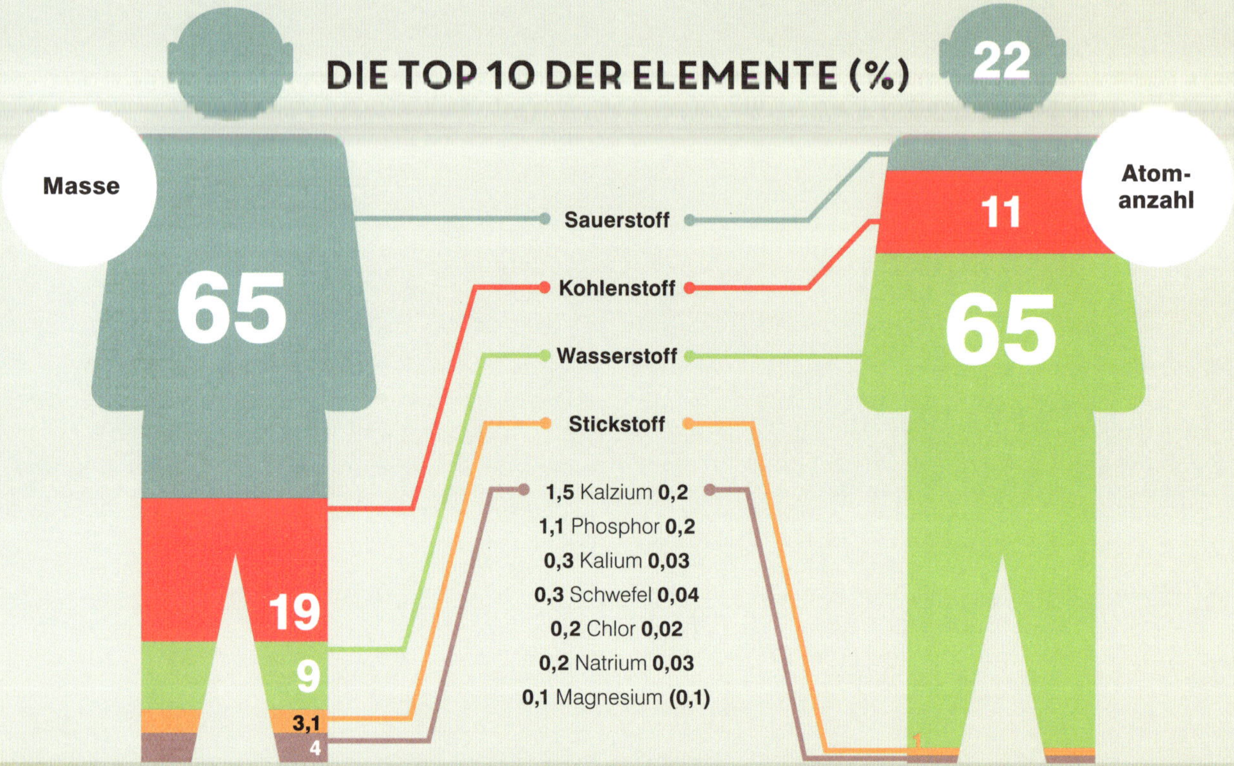

DIE TOP 10 DER ELEMENTE (%)

Masse 65 · 19 · 9 · 3,1 · 4

Atomanzahl 22 · 11 · 65

Sauerstoff

Kohlenstoff

Wasserstoff

Stickstoff

	Masse	Atomanzahl
Kalzium	1,5	0,2
Phosphor	1,1	0,2
Kalium	0,3	0,03
Schwefel	0,3	0,04
Chlor	0,2	0,02
Natrium	0,2	0,03
Magnesium	0,1	(0,1)

EIN 70 KG SCHWERER KÖRPER HAT GENUG …

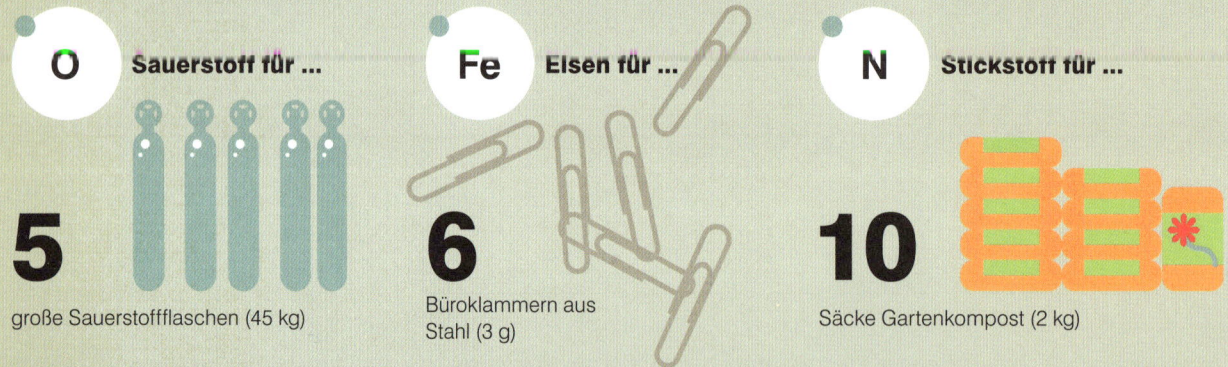

O Sauerstoff für …

5 große Sauerstoffflaschen (45 kg)

Fe Eisen für …

6 Büroklammern aus Stahl (3 g)

N Stickstoff für …

10 Säcke Gartenkompost (2 kg)

SPURENELEMENTE MIT WENIGER ALS 0,1 %

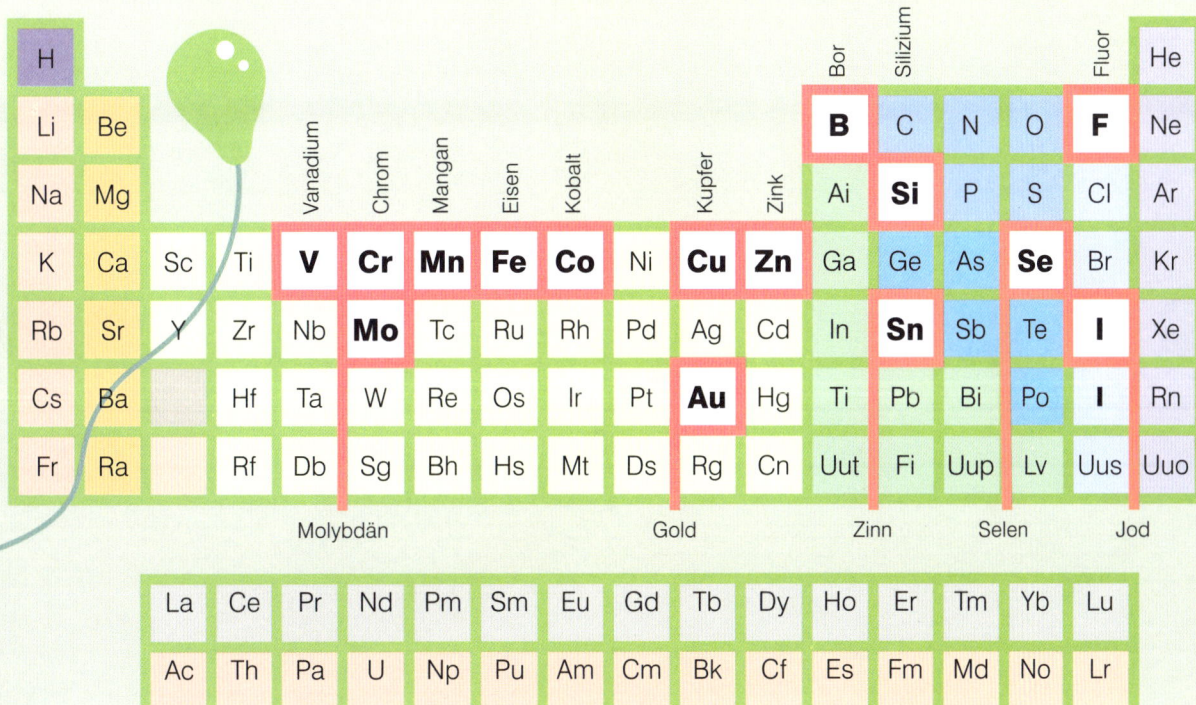

Reich durch Mineralstoffe?

Würde man dem Körper alle Elemente entziehen und auf den internationalen Handelsmärkten verkaufen, beliefe sich der Gewinn auf

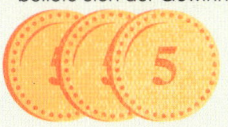 **€3.500**

Da ist Gold in ihren Körpern!

Der Mensch enthält etwa 0,2 mg Gold, was einem 0,2 mm großen Würfel entspricht.

0,000.2 g

H Wasserstoff für ...

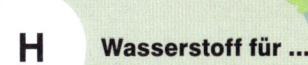

5.000

Helium-Luftballons (6 kg)

C Kohlenstoff für...

10.000

Bleistiftminen (13 kg)

P Phosphor für ...

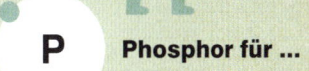

20.000

Streichholzköpfe (800 g)

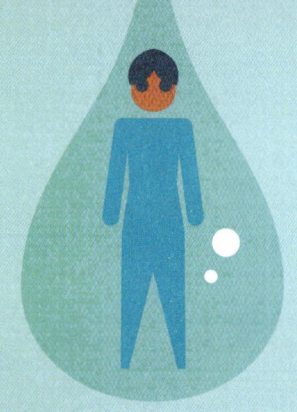

DER FEUCHTE KÖRPER

Der menschliche Körper besteht größtenteils aus Wasser. Der Anteil liegt grob bei zwei Dritteln. Unter bestimmten Bedingungen und Umständen ändert sich dies. So reduziert ein höherer Körperfettanteil den Prozentsatz, enthält Fettgewebe doch viel weniger Wasser als andere Körpergewebe, sogar weniger als Knochen. Doch auch so verfügt der Körper noch über sehr viel Wasser: bei einer 70 kg schweren Person über 45 Liter - genug für eine kurze Dusche. Mit dem Wasser von drei Körpern könnte man eine Badewanne füllen. Im Körper lässt sich das Wasser jedoch nicht halten. Es muss fließen und – hauptsächlich über den Urin – die potenziell schädlichen gelösten Abfallprodukte ausspülen. Dafür werden täglich etwa drei Liter benötigt. Bei Hitze, körperlicher Aktivität und dem Konsum von Substanzen wie Alkohol ist es allerdings mehr.

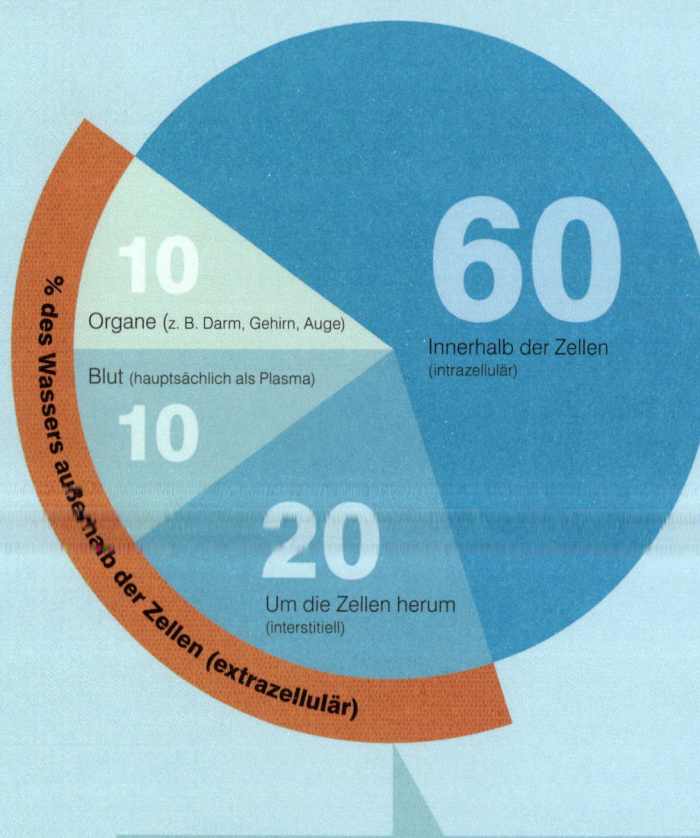

% des Wassers außerhalb der Zellen (extrazellulär)

10
Organe (z. B. Darm, Gehirn, Auge)

10
Blut (hauptsächlich als Plasma)

20
Um die Zellen herum (interstitiell)

60
Innerhalb der Zellen (intrazellulär)

Wo ist das Wasser zu finden?

Biologen sprechen von ‚Wasserkammern'. Das sind keine ordentlichen Schränke oder Fächer im Körper, sondern eher Wasseranhäufungen in, zwischen und um die Millionen von Zellen, Hunderten von Geweben und Dutzenden von Organen herum.

Durchschnittlicher Wasseranteil (nach Masse) mit Altersangabe in %

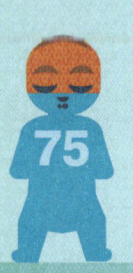
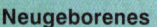
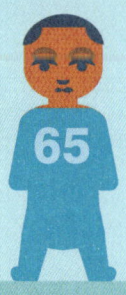
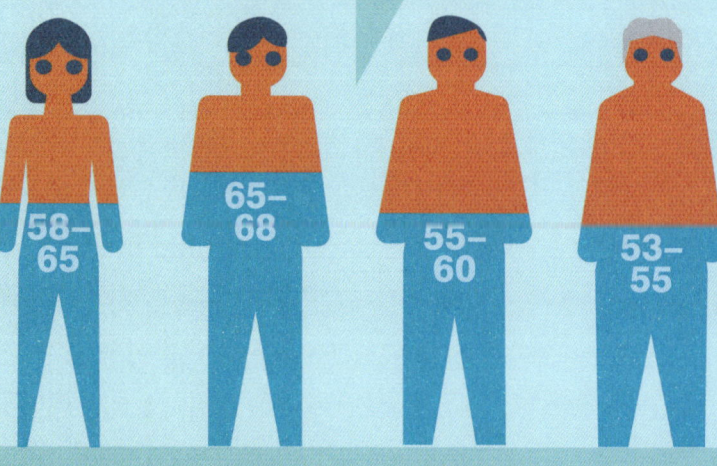

75

65

58–65

65–68

55–60

53–55

Neugeborenes

1 Jahr

Junge weibliche Erwachsene

Junger männlicher Erwachsener

Mittleres Alter

Senior (70+)

WASSERUM- SATZ PRO TAG (ml)

2.700

750 NAHRUNG

300 OXIDATIONSWASSER[1]

1.650 GETRÄNKE

Wassergehalt von Organen und Geweben

Masseanteil in %. Darin enthalten sind deren interne Flüssigkeiten wie Blut und Urin.

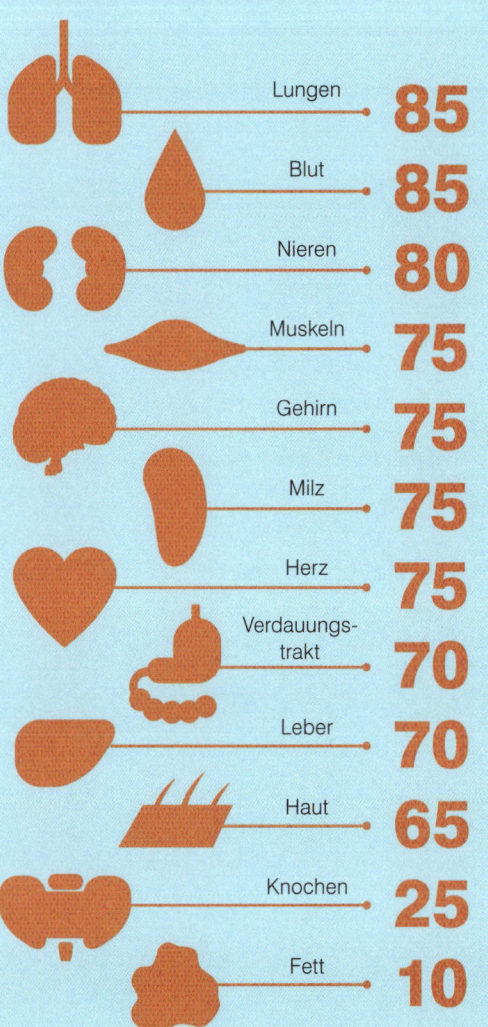

Lungen	85
Blut	85
Nieren	80
Muskeln	75
Gehirn	75
Milz	75
Herz	75
Verdauungs-trakt	70
Leber	70
Haut	65
Knochen	25
Fett	10

200 KOT

1.700 URIN

800 HAUT, LUNGEN[2]

2.700

1 Bei der Umwandlung von Zucker und ähnlichen Kohlenhydraten in Energie fällt als natürliches Nebenprodukt des chemischen Prozesses Wasser ab. Dies trägt zur Wasserversorgung des Körpers bei. $C_6H_{12}O_6 + 6CO_2 > 6CO_2 + 6H_2O$ + Energie, oder in Worten: Zucker + Sauerstoff > Kohlendioxid + Wasser + Energie.

2 Kleine Wassermengen entweichen unter fast allen Bedingungen über die Haut ('unbemerktes' Schwitzen). Auch die ausgeatmete Luft ist mit verdunstetem Wasser nahezu gesättigt. Es stammt von den feuchten Wänden der Lungen und Atemwege.

MIKRONÄHRSTOFFE

Der Körper braucht viele Nährstoffe in viel geringeren Mengen als die Makronährstoffe Kohlenhydrate, Fett, Eiweiß und Ballaststoffe. Meist sind diese Mikronährstoffe Vitamine und Mineralstoffe. Vitamine sind organische Substanzen, die der Körper für sein reibungsloses Funktionieren benötigt. Die meisten müssen ‚gebrauchsfertig' aufgenommen werden, da der Körper sie nicht in der nötigen Menge herstellen kann. Mineralstoffe sind einfache chemische Substanzen wie Metalle (Natrium, Eisen, Kalzium und Mangan) und Nichtmetalle oder Salzformer (Chlorid, Fluor und Jod).

TÄGLICHE ZUFUHR[1]
IN MILLIGRAMM[2]

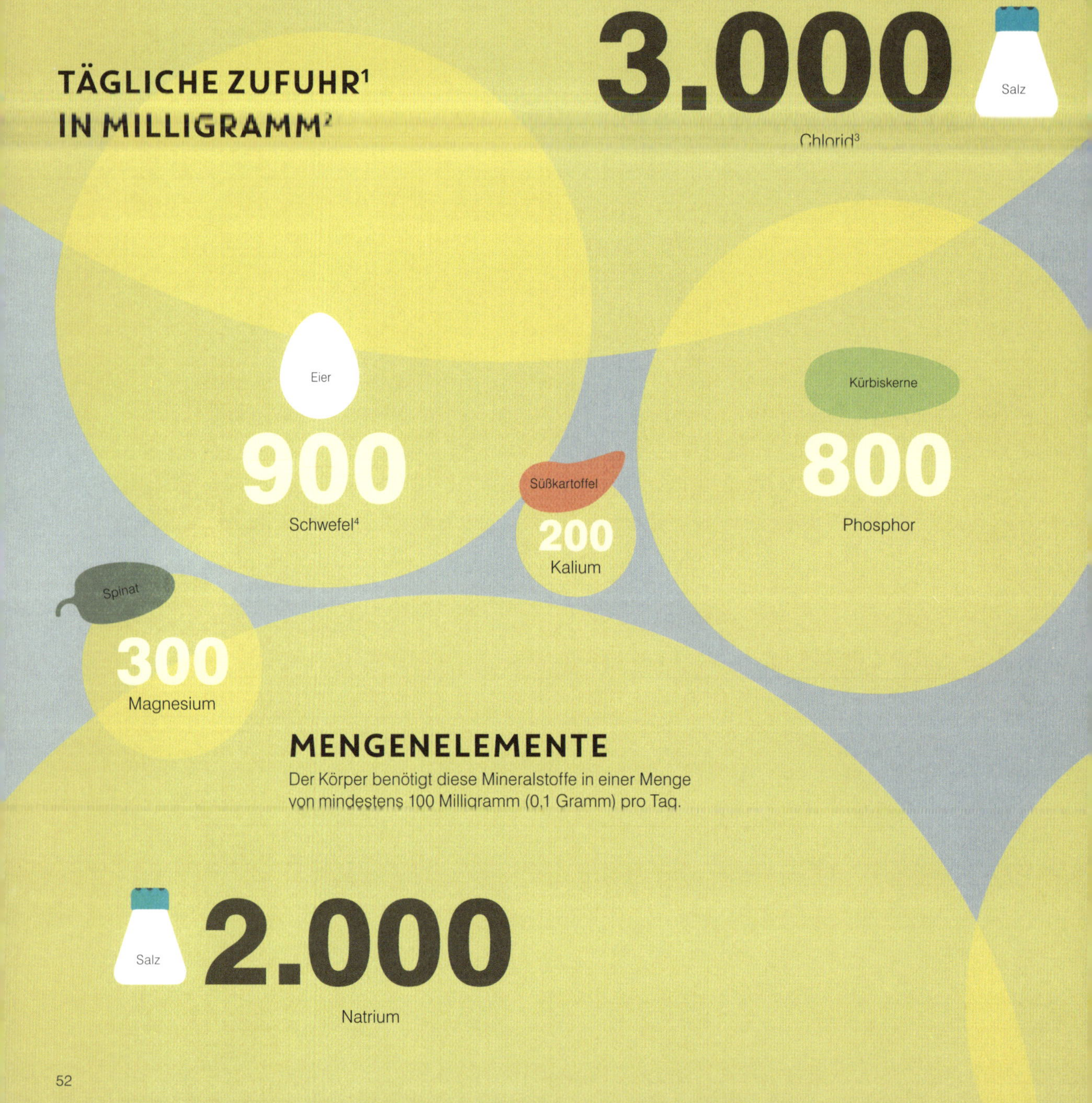

Salz

3.000

Chlorid[3]

Eier

900

Schwefel[4]

Süßkartoffel

200

Kalium

Kürbiskerne

800

Phosphor

Spinat

300

Magnesium

MENGENELEMENTE

Der Körper benötigt diese Mineralstoffe in einer Menge von mindestens 100 Milligramm (0,1 Gramm) pro Tag.

Salz

2.000

Natrium

VITAMINE

Die meisten Vitamine werden nur in geringen Mengen benötigt, in manchen Fällen genügen wenige millionstel Gramm.

75–90
C Ascorbinsäure

15
B3 Nicotinsäure

B5 Pantothensäure **5**

20
E Tocopherol

A Retinolgruppe **0,7–0,9**

1,5–1,7 B6 Pyridoxin

B2 Riboflavin **1–1,3**

1–1,2 B1 Thiamin

Relative Angaben der Vitamine in Relation zu den Mineralstoffen.

90

18

18
Eisen

Manche Vitamine werden in noch geringerer Dosis benötigt:

400–600 μg[5] B9/Bc/M Folat, Folsäure

90–120 μg K Phylloquinon, Menachinon

30 μg B7 Biotin

10–15 μg D Cholecalciferol

2–2,5 μg B12 Cobalamin

Fluor **4**

SPURENELEMENTE

Diese Liste ist weit davon entfernt, komplett zu sein, dafür bräuchte man mehrere Dutzend Seiten.

2 Mangan

2 Kupfer

Molybdän •

• Jod

Selen •

• Chrom

15
Zink

Milch

1.000
Kalzium

1 RDI (Recommended Daily Intake, deutsch: empfohlene Tagesdosis). Es existieren viele ähnliche Kategorien wie RDA (Recommended Daily Allowance, deutsch: empfohlene tägliche Höchstmenge), AI (Adequate Intake)

2 mg Milligramm (0,001 oder ein tausendstel Gramm), soweit nicht anders angegeben

3 Wie Natriumchlorid (Kochsalz oder Tafelsalz)

4 Für Schwefel gibt es keine offizielle RDI. Die Mengen basieren auf einer durchschnittlichen gesunden Einnahme

5 μg Mikrogramm (0,000.001 oder ein millionstel Gramm oder ein tausendstel Milligramm)

MAKRONÄHRSTOFFE

Empfohlene Makronährstoffe bei einer durchschnittlichen Nahrungsaufnahme (Gramm) pro Tag für eine Energiezufuhr von 8.700 kJ (Kilojoule) pro Tag. Messwerte in Gramm.

300–310

Kohlenhydrate

90

Glucose und andere Zucker

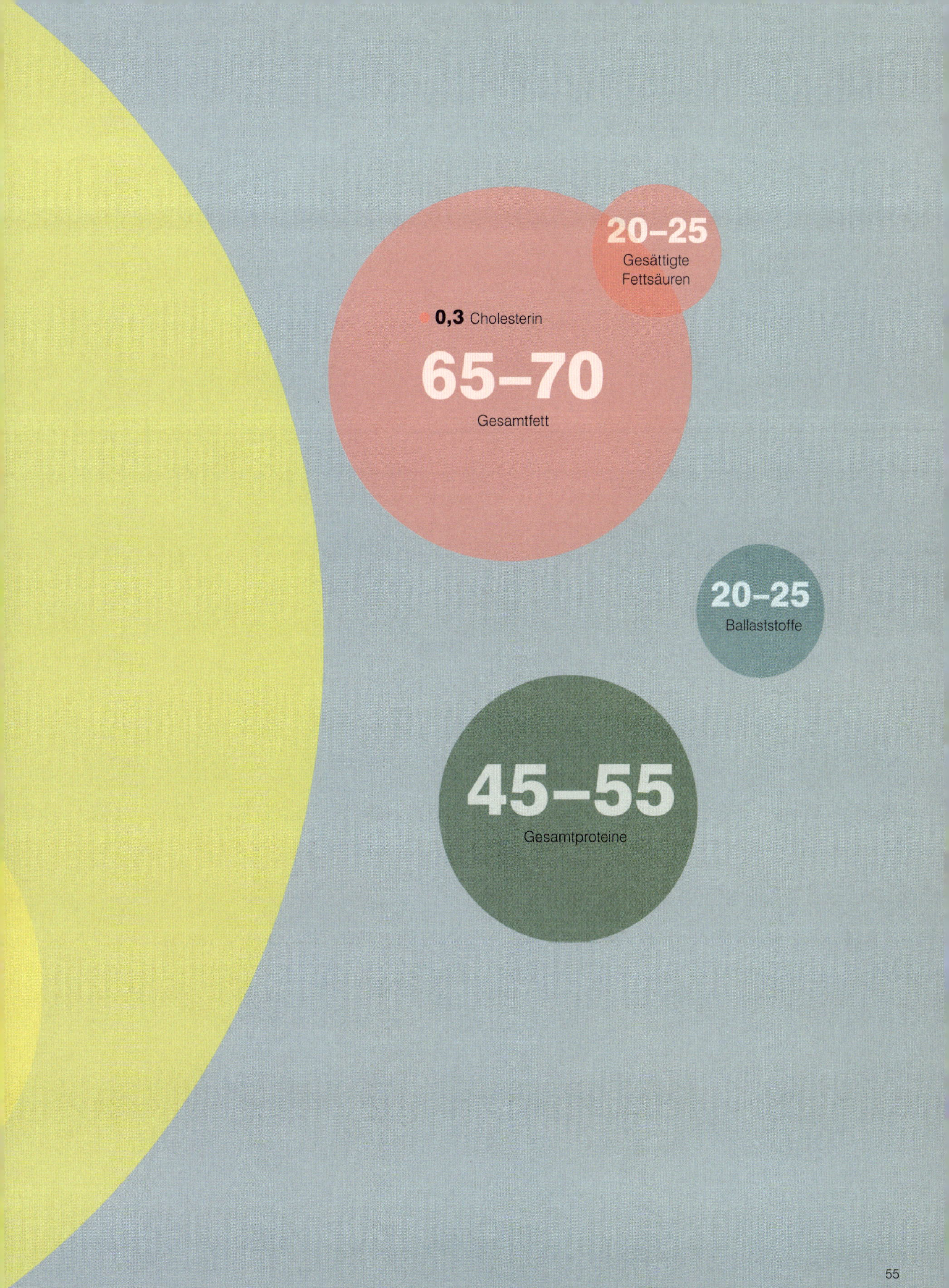

20–25
Gesättigte
Fettsäuren

0,3 Cholesterin

65–70
Gesamtfett

20–25
Ballaststoffe

45–55
Gesamtproteine

ORGANE UND ENERGIE (%)

Hauptenergieverbraucher einer durchschnittlich aktiven Person

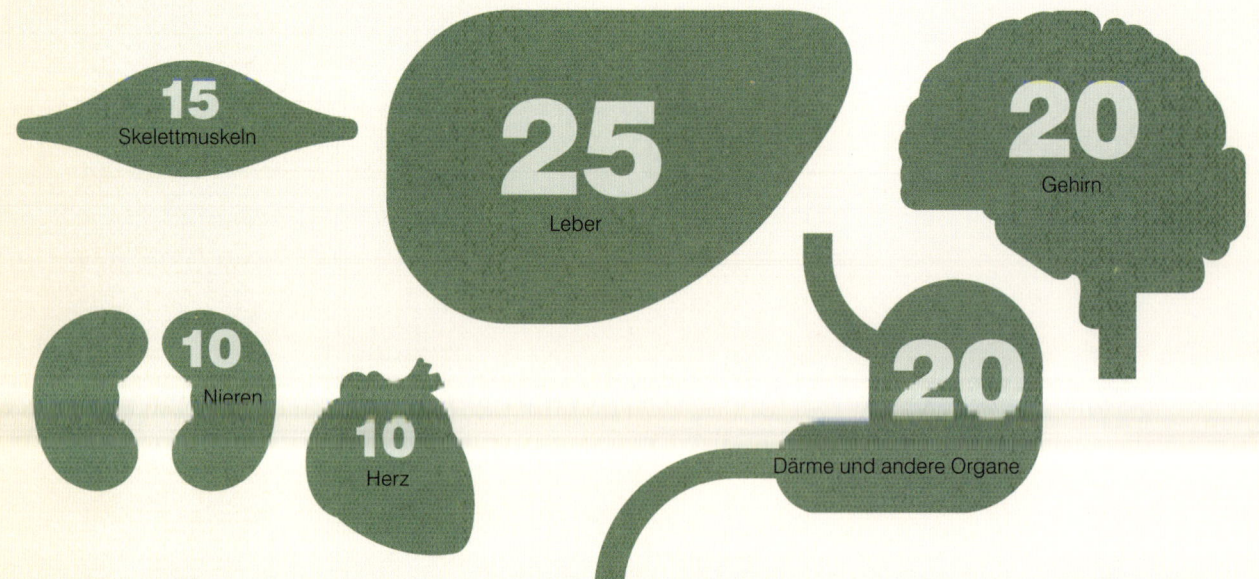

15 Skelettmuskeln

25 Leber

20 Gehirn

10 Nieren

10 Herz

20 Därme und andere Organe

MYSTERIEN DES STOFFWECHSELS

‚Stoffwechsel' ist ein praktischer, da etwas schwammiger Begriff für eine Vielzahl chemischer Reaktionen, Veränderungen und Prozesse, die – oftmals miteinander verkettet – jede Sekunde des Tages in allen Zellen des Körpers ablaufen. Schätzungen darüber, wie viele einzelne chemische Reaktionen ablaufen, erreichen schnell Millionen, Milliarden und werden schließlich unzählbar. Der Energieverbrauch des Stoffwechsels wurde jedoch eingehend erforscht und in vielen Wissensgebieten – von allgemeiner Physiologie über Sporternährungspläne bis zu Überlebensrationen für Extremsituationen – eingesetzt.

ENERGIEVERBRAUCH (%)

Energieverbrauch (auf Grundlage von Faktoren wie relativ stressfreie Umgebung, Umgebungskörpertemperatur, leerer Magen).

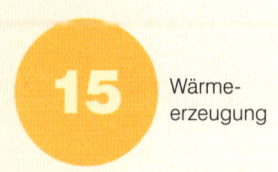

15 Wärme-erzeugung

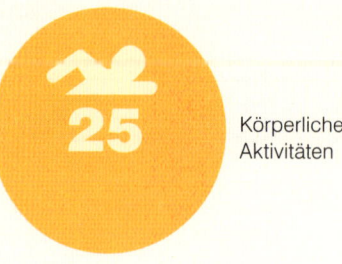

25 Körperliche Aktivitäten

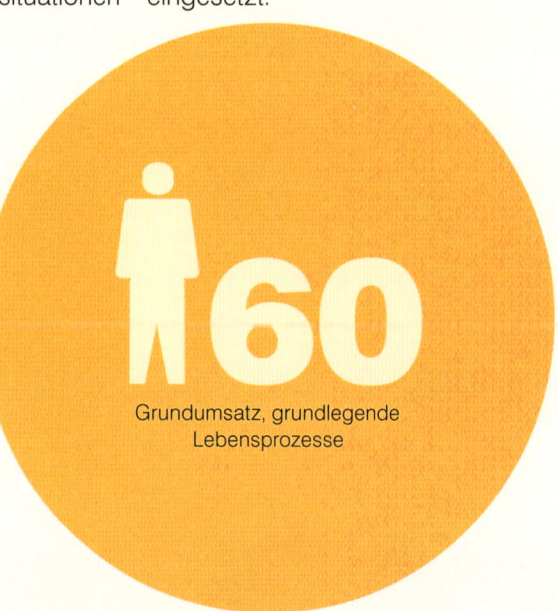

60 Grundumsatz, grundlegende Lebensprozesse

LEBENSSTIL UND BENÖTIGTE ENERGIE (KJ/TAG)

Arbeitsstile (Beispiele)

1 Sitzende Tätigkeit: die meisten Schreibtischarbeiten

2 Leichte Bewegung: Einräumen und Ausfahren von Waren, Krankenpflege

3 Viel Bewegung: Bau, (Landschafts-)Gärtnerei, halbprofessioneller oder Profisportler

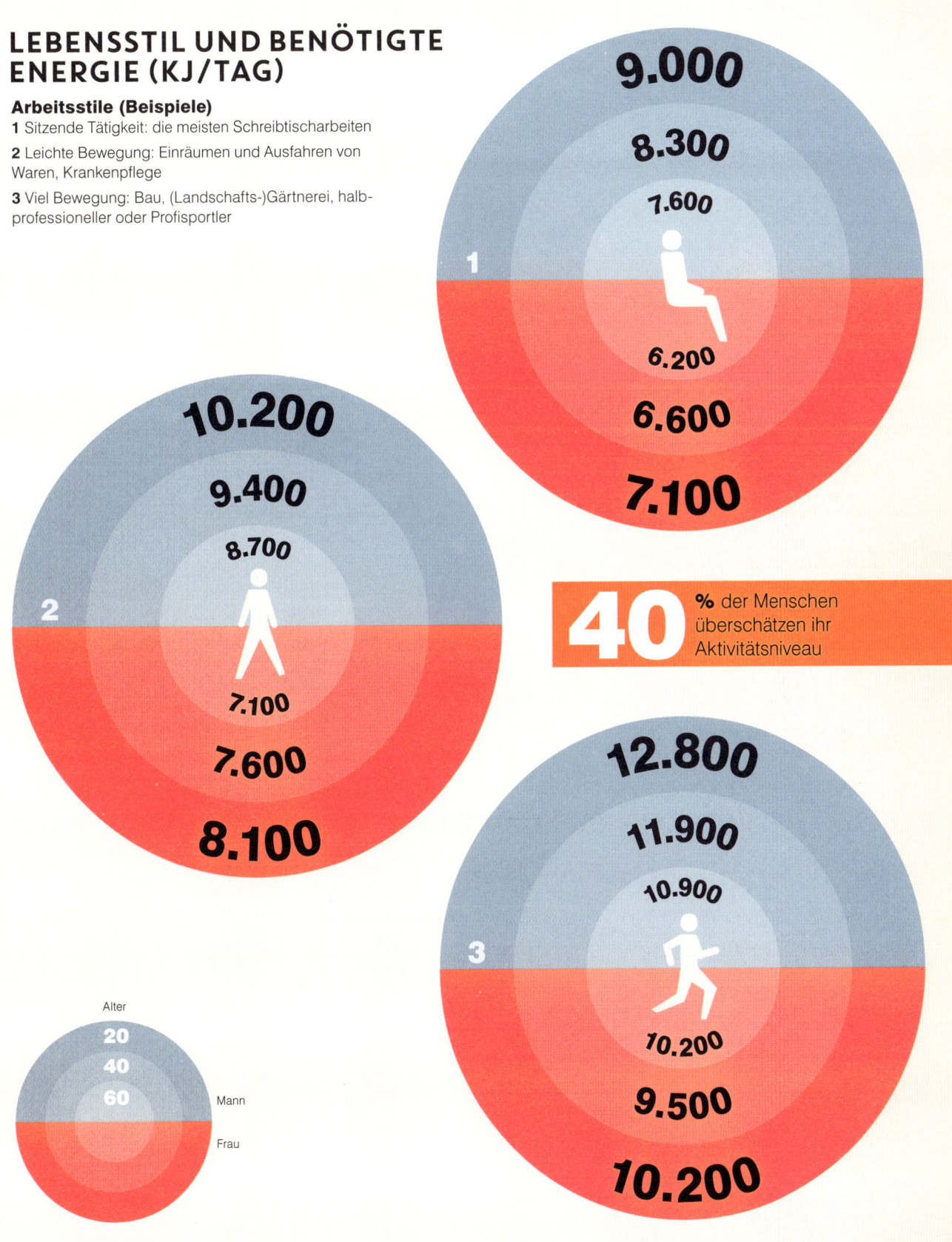

1

9.000
8.300
7.600
6.200
6.600
7.100

2

10.200
9.400
8.700
7.100
7.600
8.100

40 % der Menschen überschätzen ihr Aktivitätsniveau

3

12.800
11.900
10.900
10.200
9.500
10.200

Alter
20
40
60
Mann
Frau

57

ENERGIEZUFUHR UND -VERBRAUCH

Der Körper ist ein Energieumwandler. Er nimmt – in Form von Trillionen von den in Essen und Trinken vorhandenen Atom- und Molekülverbindungen – chemische Energie auf. Mittels einer Unzahl an Stoffwechselprozessen wandelt er diese insbesondere in kinetische Energie (Bewegung), thermische Energie (Wärme), elektrische Energie (Nervensignale) und Mischtypen wie Schallenergie (Sprechen) um.

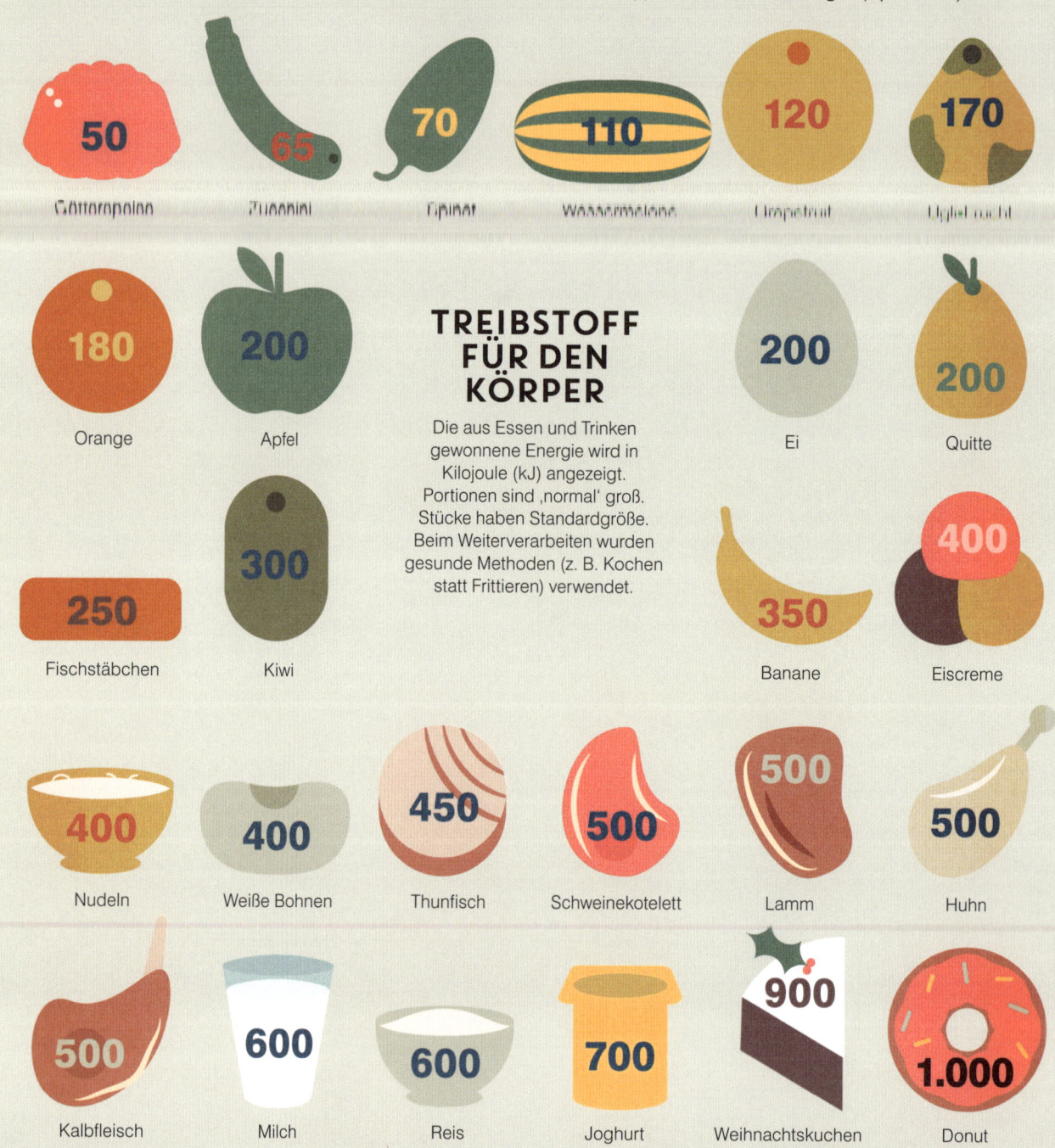

50 — Götterspeise

65 — Zucchini

70 — Spinat

110 — Wassermelone

120 — Grapefruit

170 — Ugli-Frucht

180 — Orange

200 — Apfel

TREIBSTOFF FÜR DEN KÖRPER

Die aus Essen und Trinken gewonnene Energie wird in Kilojoule (kJ) angezeigt. Portionen sind ,normal' groß. Stücke haben Standardgröße. Beim Weiterverarbeiten wurden gesunde Methoden (z. B. Kochen statt Frittieren) verwendet.

200 — Ei

200 — Quitte

250 — Fischstäbchen

300 — Kiwi

350 — Banane

400 — Eiscreme

400 — Nudeln

400 — Weiße Bohnen

450 — Thunfisch

500 — Schweinekotelett

500 — Lamm

500 — Huhn

500 — Kalbfleisch

600 — Milch

600 — Reis

700 — Joghurt

900 — Weihnachtskuchen

1.000 — Donut

Wird mehr Energie als nötig aufgenommen, wird diese in Körperfett umgewandelt. Der Energieverbrauch variiert je nach Körpermasse (schwerere Körper brauchen mehr), Geschlecht (Frauen verbrauchen gewöhnlich 5–10 % weniger als Männer) und Alter (der Verbrauch sinkt mit steigendem Alter). Ein Kilogramm Körperfett eines typischen Körpers enthält genug Energie für drei oder vier Marathonläufe.

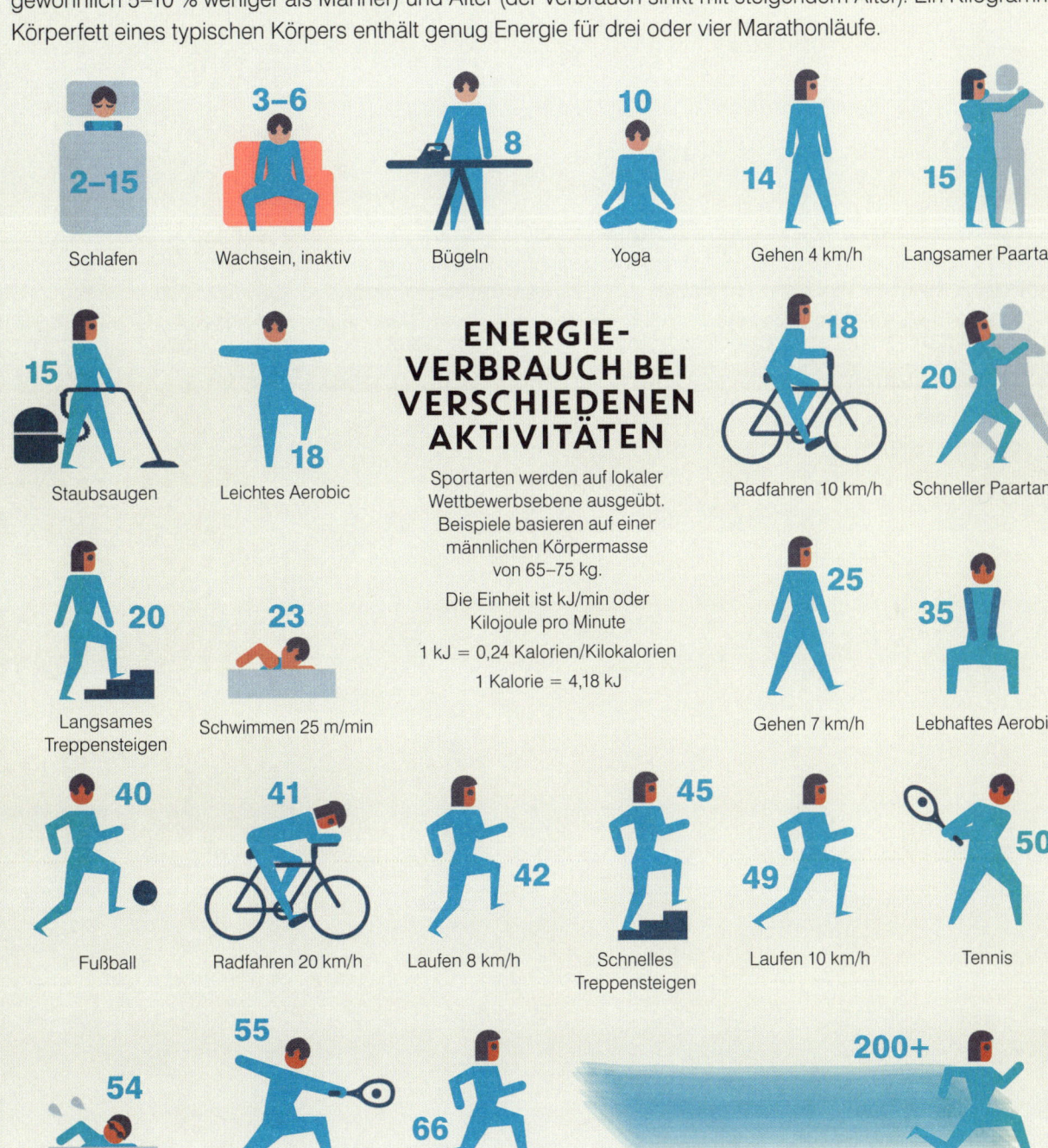

2–15 Schlafen

3–6 Wachsein, inaktiv

8 Bügeln

10 Yoga

14 Gehen 4 km/h

15 Langsamer Paartanz

15 Staubsaugen

18 Leichtes Aerobic

ENERGIE-VERBRAUCH BEI VERSCHIEDENEN AKTIVITÄTEN

Sportarten werden auf lokaler Wettbewerbsebene ausgeübt. Beispiele basieren auf einer männlichen Körpermasse von 65–75 kg.

Die Einheit ist kJ/min oder Kilojoule pro Minute

1 kJ = 0,24 Kalorien/Kilokalorien
1 Kalorie = 4,18 kJ

18 Radfahren 10 km/h

20 Schneller Paartanz

20 Langsames Treppensteigen

23 Schwimmen 25 m/min

25 Gehen 7 km/h

35 Lebhaftes Aerobic

40 Fußball

41 Radfahren 20 km/h

42 Laufen 8 km/h

45 Schnelles Treppensteigen

49 Laufen 10 km/h

50 Tennis

54 Schwimmen 50 m/min

55 Squash

66 Laufen 15 km/h

200+ Sprinten

ZERLEGUNGSKETTE

Abgesehen von eingeatmetem Sauerstoff stammt die restliche Energie ausschließlich vom Essen und Trinken. Diese Substanzen freizulegen ist Aufgabe der Verdauung, einer langatmigen Angelegenheit aus Aufbrechen und Zerlegen. Jeder leckere Bissen wird zu Brei zerkaut, gleitet schnell die Speiseröhre hinunter und wird im Magen von einem Bad aus starken Säuren sowie spaltenden Flüssigkeiten (Enzymen) empfangen. Im Dünndarm wird dieser Speisebrei von weiteren Enzymen in winzige Moleküle zerlegt, die klein genug sind, um durch die Darmwand ins Blut zu gelangen. Danach kommt der Dickdarm, der der Masse Wasser, einige Vitamine und andere Nebenprodukte entzieht, bevor der Rest dann im Mastdarm auf seine endgültige Beseitigung wartet.

VERDAUUNGSFLÄCHE

Die meisten Nährstoffe werden im Dünndarm aufgenommen. Dieser hat Eigenschaften, die seine Innenfläche enorm vergrößern können, im Vergleich zu einer normalen Röhre (hier in m² abgebildeter Fläche).

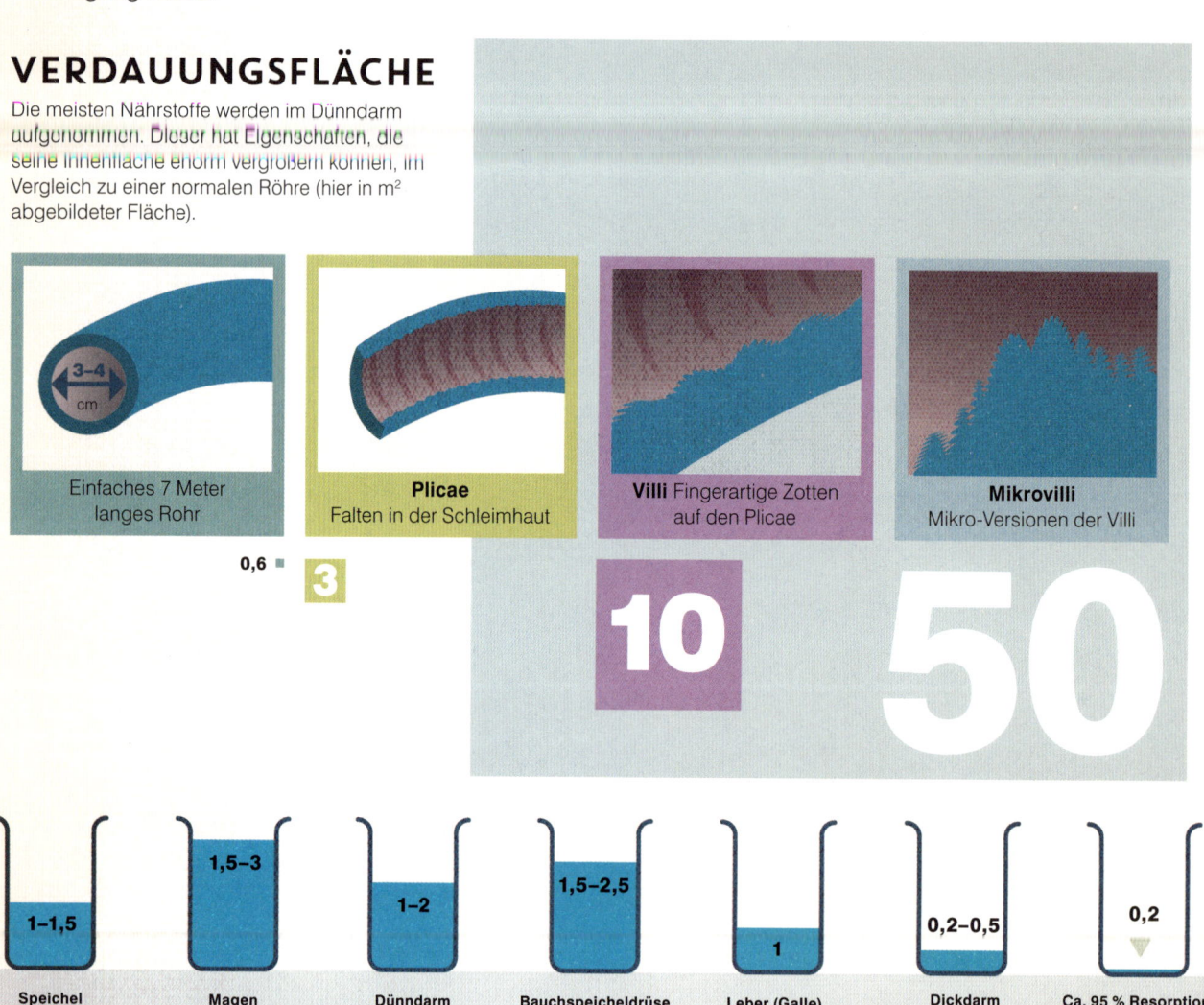

Einfaches 7 Meter langes Rohr

Plicae
Falten in der Schleimhaut

Villi Fingerartige Zotten auf den Plicae

Mikrovilli
Mikro-Versionen der Villi

0,6   3

10

50

Speichel 1–1,5

Magen 1,5–3

Dünndarm 1–2

Bauchspeicheldrüse 1,5–2,5

Leber (Galle) 1

Dickdarm 0,2–0,5

0,2
Ca. 95 % Resorption bedeutet, dass nur sehr wenig Wasser im Stuhl zurückbleibt.

Pro Tag produzierter Magensaft (Liter)
Der Verdauungsvorgang erfordert eine große Menge an Säften auf Wasserbasis, auf die eine erstaunliche Wasser-Resorption im Dickdarm folgt. Andernfalls müssten wir 10 Liter pro Tag trinken!

1 Bei gesundem, gründlichem Kauen
2 Der Magen braucht ein oder zwei Stunden länger, um fettes Essen zu zerlegen, als dies bei Kohlenhydraten und Proteinen der Fall ist.

VERDAUUNGSZEITSTRAHL

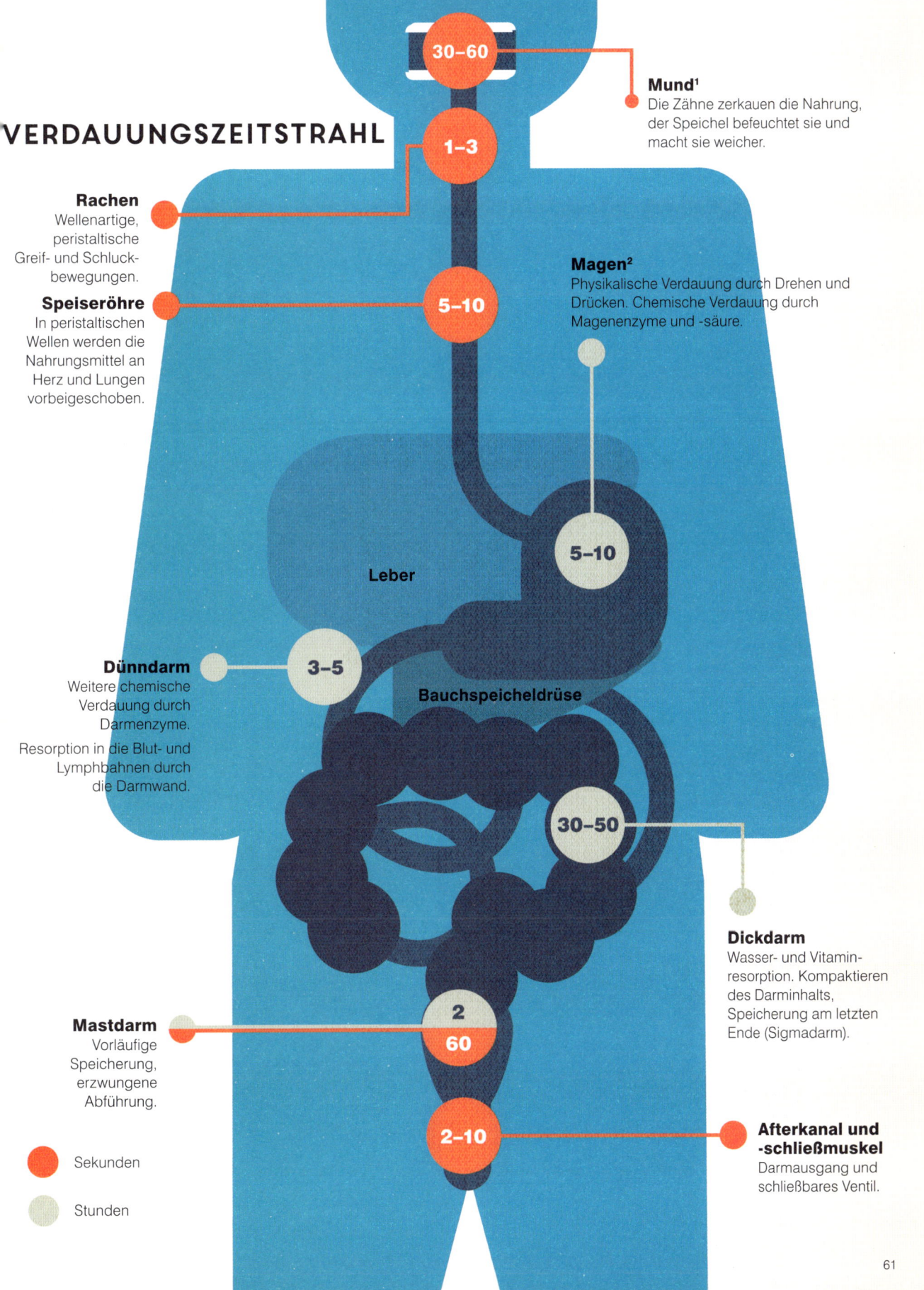

Mund[1]
Die Zähne zerkauen die Nahrung, der Speichel befeuchtet sie und macht sie weicher.

30–60

1–3

Rachen
Wellenartige, peristaltische Greif- und Schluck-bewegungen.

Speiseröhre
In peristaltischen Wellen werden die Nahrungsmittel an Herz und Lungen vorbeigeschoben.

5–10

Magen[2]
Physikalische Verdauung durch Drehen und Drücken. Chemische Verdauung durch Magenenzyme und -säure.

5–10

Leber

Dünndarm
Weitere chemische Verdauung durch Darmenzyme.

Resorption in die Blut- und Lymphbahnen durch die Darmwand.

3–5

Bauchspeicheldrüse

30–50

Dickdarm
Wasser- und Vitamin-resorption. Kompaktieren des Darminhalts, Speicherung am letzten Ende (Sigmadarm).

Mastdarm
Vorläufige Speicherung, erzwungene Abführung.

2
60

2–10

Afterkanal und -schließmuskel
Darmausgang und schließbares Ventil.

Sekunden

Stunden

ZUSAMMENSET-
ZUNG DES BLUTES

Etwa die Hälfte des Blutes ist Wasser. Der Rest setzt sich aus lebenswichtigen Substanzen zusammen: gelöster Sauerstoff, energiereiche Zucker und Fette, Antikörper-Proteine zum Bekämpfen von Krankheiten und lebenswichtige Nähr- und Mineralstoffe sowie Vitamine. Erforscht man rote und weiße Blutkörperchen genauer, erkennt man, wie außergewöhnlich sie in Bezug auf Anzahl und Umsatz sind. Jede Sekunde entstehen zwei bis drei Millionen neue rote Blutkörperchen, jedes von ihnen mit 280 Millionen Molekülen des Sauerstoffträgers Hämoglobin, das wiederum aus über 7.000 Atomen besteht. Das macht insgesamt sechs Billiarden neue Atome pro Sekunde.

1 **0,5**

53–57

BLUT-
PLÄTTCHEN

Verschiedene Funktionen bei der Blutgerinnung

150.000–400.000
pro mm³

BLUT-
PLASMA

ROTE
BLUTKÖRPERCHEN

Transport von Sauerstoff, Kohlendioxid

4–6 Millionen
pro mm³

WEISSE
BLUTKÖRPERCHEN

Verschlingen eindringende Mikroben, erzeugen Antikörper, allgemeine Immunität, attackieren Parasiten und Tumorzellen, an Allergien beteiligt.

4.000–11.000
pro mm³

43–46

HAUPT-
BESTANDTEILE
DES BLUTES

‚Bestandteile' im Sinne von relativen Komponenten oder Anteilen.

Durchschnittliche %

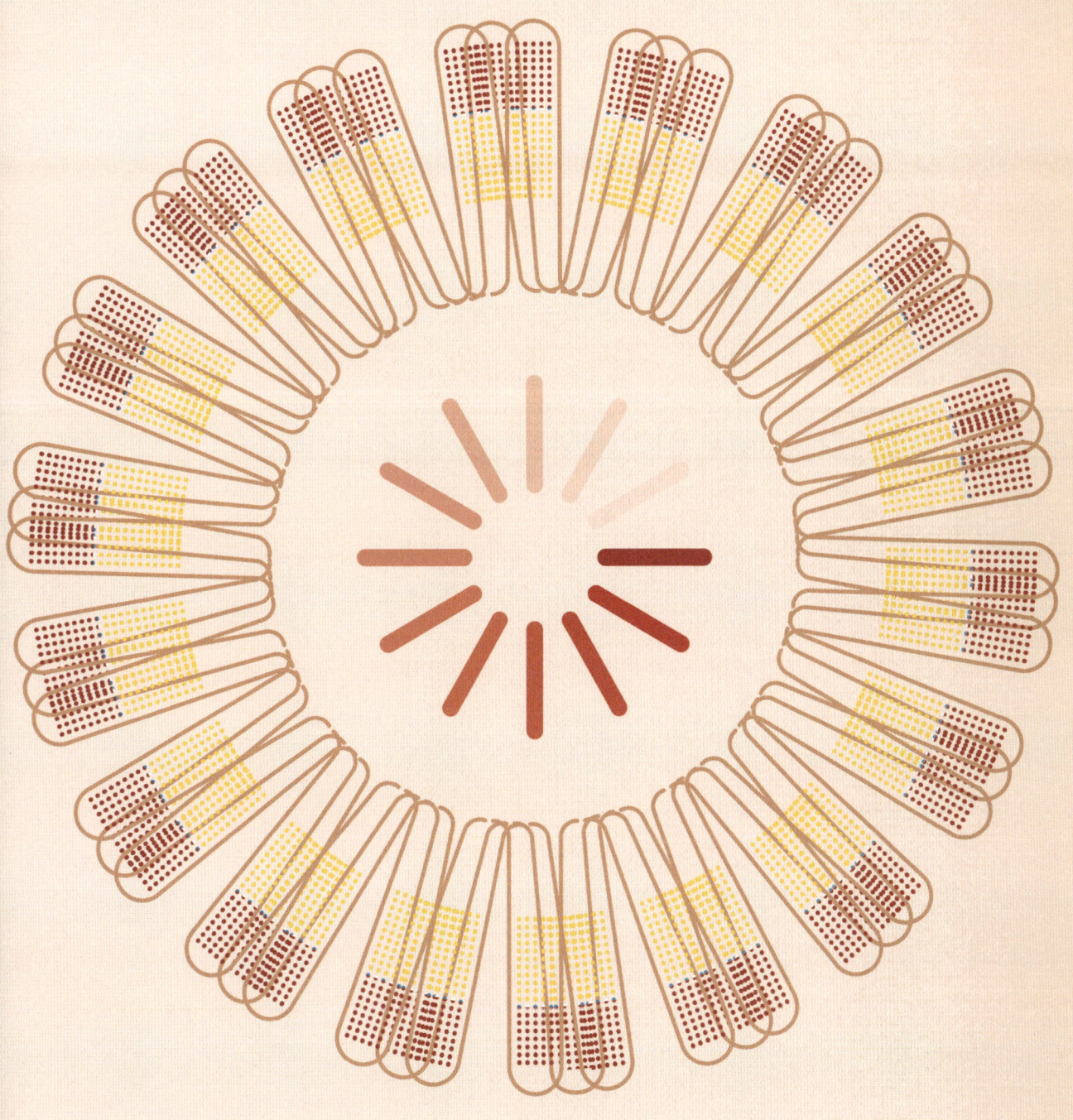

150.000 UMDREHUNGEN PRO MINUTE

Früher untersuchten Ärzte das Blut, indem sie es in ein Teströhrchen gaben, damit die Schwerkraft es in seine Komponenten – die schwerste unten – trennte. Heute wirbeln schnelldrehende Ultrazentrifugen das Blut mit über 150.000 Umdrehungen pro Minute – 2.500 pro Sekunde – herum und erzeugen dabei eine Kraft von 2 Mg, zwei Millionen Mal größer als die Schwerkraft. Dies spaltet das Blut in seine kleinsten Komponenten, u. a. in Viren, DNA und Proteine. Die Schwerkraft bräuchte dazu länger als das dem Universum vorausgesagte Alter.

°C

ÜBERLEBENSCHEMIE

Temperatur ist entscheidend für die Geschwindigkeit von chemischen Reaktionen. Die enorme biochemische Aktivität des Körpers (der Stoffwechsel) ist auf einen bestimmten Temperaturbereich abgestimmt. Dieser wird meist zwischen 36,5 und 37,5 °C angegeben – mit Abweichungen von 1 °C innerhalb von 24 Stunden. Außerhalb dieses Bereichs verlieren die Enzyme, die einen Großteil der Abläufe im Körper steuern, allmählich ihre Wirkung, und bald unterbricht ein aus dem Rhythmus gekommener Stoffwechselvorgang – mit schnellen Anstoßresultaten – den anderen.

TÄGLICHE TEMPERATURSCHWANKUNGEN (°C)

Bei einem normalen Tagesablauf steigt und fällt die Körpertemperatur innerhalb von 24 Stunden gewöhnlich in einem natürlichen Biorhythmus. Zusätzlich gibt es – abhängig von Umgebung und körperlicher Anstrengung – Schwankungen der Grundtemperatur bis zu 0,5 °C.

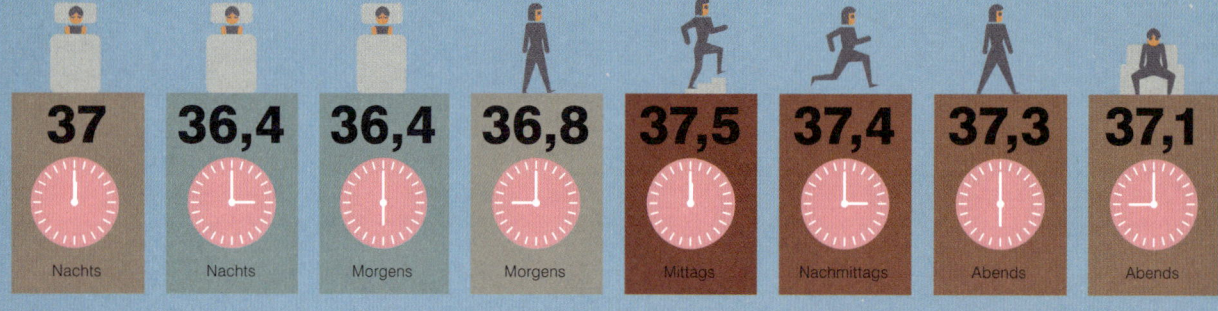

| 37 | 36,4 | 36,4 | 36,8 | 37,5 | 37,4 | 37,3 | 37,1 |
| Nachts | Nachts | Morgens | Morgens | Mittags | Nachmittags | Abends | Abends |

IN KALTEM WASSER

Je nach Fließgeschwindigkeit schwemmt Wasser Körperwärme 25 Mal schneller weg als Luft. Im Folgenden finden sich ungefähre Zeitangaben für einen durchschnittlich befähigten erwachsenen Schwimmer in Hemd, Hose und Schwimmweste.

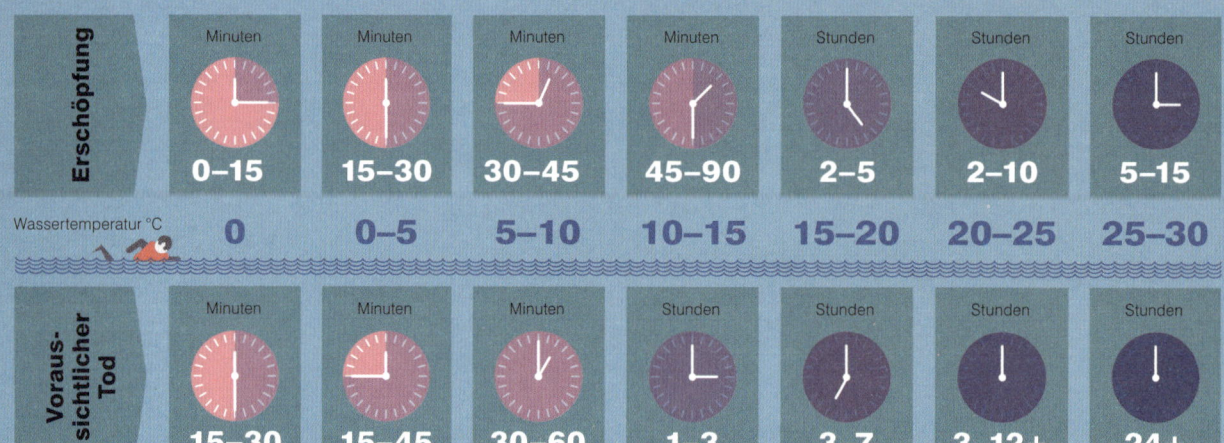

Erschöpfung	Minuten	Minuten	Minuten	Minuten	Stunden	Stunden	Stunden
	0–15	15–30	30–45	45–90	2–5	2–10	5–15
Wassertemperatur °C	0	0–5	5–10	10–15	15–20	20–25	25–30
	Minuten	Minuten	Minuten	Stunden	Stunden	Stunden	Stunden
Voraus-sichtlicher Tod	15–30	15–45	30–60	1–3	3–7	3–12+	24+

1 Abhängig von den normalen Temperaturschwankungen des Körpers im Laufe des Tages und der Nacht (s. oben)

VERLAUF DER UNTERKÜHLUNG

Eine tiefe Unterkühlung kann zu zwei seltsamen Verhalten führen:

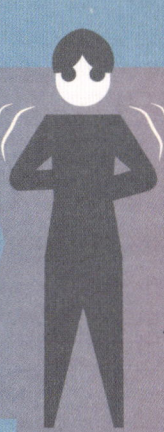

LEICHT

32–35 °C

Blasse Haut, Kältegefühl, Müdigkeit, Hunger, eventuell Schwindelgefühl, Zittern, Bewegungsprobleme, Verlangsamung, schlechte Koordination.

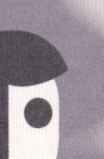

Atmung und Herzfrequenz werden langsamer.

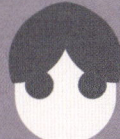

Undeutliches Sprechen, Desorientierung oder Verwirrung.

GEMÄSSIGT

28–32 °C

SCHWER
unter
28 °C

Die Bewegungsnerven geben den Blutgefäßen den Befehl sich zu weiten (Vasodilation).

Die Haut und die Umgebungstemperatur messenden Sensoren registrieren – aufgrund des vom Herzen kommenden wärmeren Blutes – einen Wärmeüberschuss.

Das Gehirn empfängt Empfindungen des Körpers, dass dieser zu heiß wird.

BEWUSSTLOSIGKEIT

ABSCHLIESSENDES EINGRABEN

Krabbelt oder klettert in geschlossene Räume. Hängt vermutlich mit einem primitiven Überwinterungsinstinkt zusammen.

Das Gehirn nimmt aufgrund der Nacktheit ein Gefühl der Verletzlichkeit wahr.

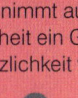

KÄLTEIDIOTIE (PARADOXES ENTKLEIDEN)
Zieht die Kleidung aus.

DER GENETISCHE KÖRPER

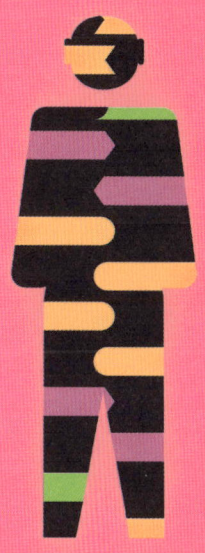

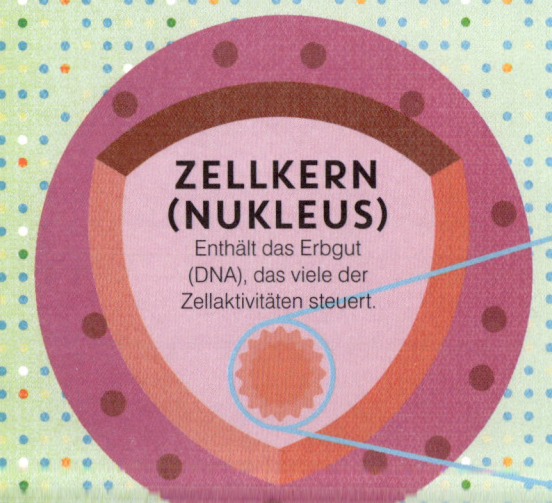

ZELLKERN (NUKLEUS)

Enthält das Erbgut (DNA), das viele der Zellaktivitäten steuert.

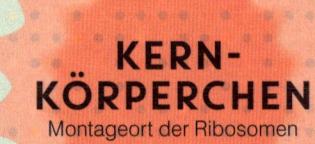

KERN-KÖRPERCHEN

Montageort der Ribosomen

DAS ZELLINNERE

Eine typische Körperzelle ist klecksförmig und hat einen Durchmesser von 20 μm: 50 aneinander-gereihte Zellen messen einen Millimeter. Der Haken: Die typische Körperzelle gibt es nicht. Am nächsten kommen dieser vielleicht die Hepatozyten (Leberzellen), die echte Alleskönner sind. Die meisten Zellen haben – wie wir auf den folgenden Seiten sehen werden – sehr spezielle Formen und Inhalte. So wie der Körper aus verschiedenen Organen besteht, hat die Zelle Organellen. Die größte ist der Zellkern (Nukleus), die Schaltzentrale: Hier befindet sich das Erbgut (DNA). Andere wichtige Organellen und ihre Funktionen sind ebenfalls aufgeführt.

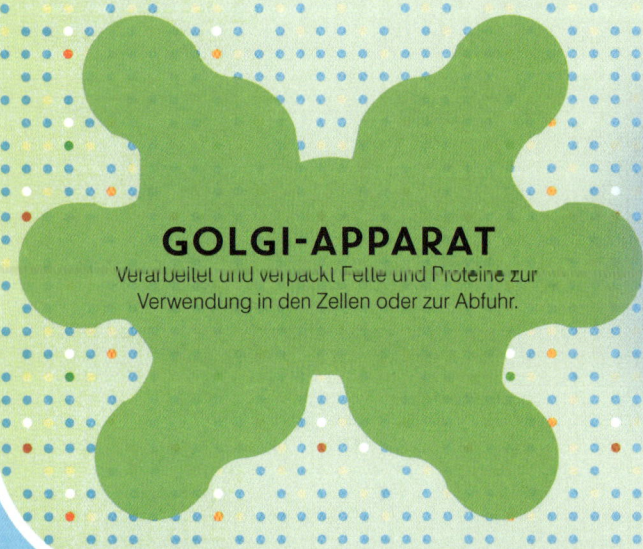

GOLGI-APPARAT

Verarbeitet und verpackt Fette und Proteine zur Verwendung in den Zellen oder zur Abfuhr.

WIE VIELE?

Schätzungen zur Anzahl aller Körperzellen **rangieren von einigen Milliarden bis hin zu 200.000 Trillionen. (200.000.000.000.000.000)**.

Nach Zellvolumen ergeben Schätzungen **15 Billionen**, nach Gewicht **70 Billionen**.

Eine neue Berechnungsmethode, die verschiedene Faktoren berücksichtigt (Zellgröße, Anzahl und wie sie in unterschiedlichen Geweben gepackt sind), gibt **37 Billionen Zellen (37.000.000.000.000)**.

Würde man diese (eine Sekunde pro Zelle) zählen, bräuchte man **etwas über eine Million Jahre**.

ZELLMEMBRAN

Kontrolliert, was in die Zelle eindringt, und schützt das Zellinnere.

WIE SCHWER?

Das typische Gewicht für eine Zelle ist 1 Nanogramm.

Das ist ein milliardstel Gramm oder ...

0,000.000.001

Gramm.

ZYTOPLASMA

Stellt das Zellskelett für die Form, das innere Gerüst und die Organisation der Zelle, enthält gelöste Substanzen.

MITOCHONDRIUM

Spaltet energiereiche Substanzen, wie zum Beispiel Zucker, zur Energiegewinnung.

LYSOSOM

Bereich, in dem alte, ungewollte Substanzen zerlegt und recycelt werden.

ENDOPLASMATI-SCHES RETIKULUM

Fettsynthese, Proteinverarbeitung, Enzymspeicher und Entgiftung.

WIE GROSS?

Durchschnittlich hat eine menschliche Zelle oder die eines anderen Säugetiers eine Größe oder ein Volumen von

0,000.004

Kubikmillimeter.

Das entspricht einem 4 milliardstel Kubikzentimeter.

RIBOSOM

Proteinsynthese – Verbindung von Aminosäuren-Untereinheiten zu größeren Molekülen und Proteinen (s. spätere Seite).

ZELLEN IN HÜLLE UND FÜLLE

Der Körper hat mehr als 200 verschiedene Arten von Zellen. Jede hat eine eigene Form und eigene Organellen, um ihre Funktion zu erfüllen. Eine Nervenzelle (Neuron) hat lange schlangenartige Fortsätze – das Axon (Nervenfaser) und die Dendriten –, mit denen sie mit anderen Nervenzellen kommuniziert. Muskelzellen brauchen viel Energie und sind daher mit Mitochondrien bepackt. Die roten Blutkörperchen sind mehr als einfache Täschchen, die den Sauerstoffträger Hämoglobin transportieren. Die Beispiele unten zeigen einige ihrer einzigartigen Eigenschaften.

HAUTZELLEN

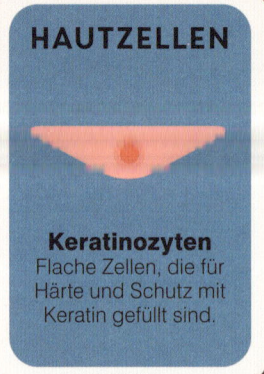

Keratinozyten
Flache Zellen, die für Härte und Schutz mit Keratin gefüllt sind.

ROTE BLUT-KÖRPERCHEN

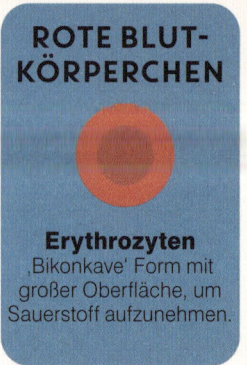

Erythrozyten
'Bikonkave' Form mit großer Oberfläche, um Sauerstoff aufzunehmen.

WEISSE BLUT-KÖRPERCHEN

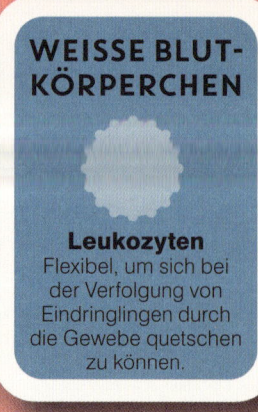

Leukozyten
Flexibel, um sich bei der Verfolgung von Eindringlingen durch die Gewebe quetschen zu können.

SKELETT-MUSKELN

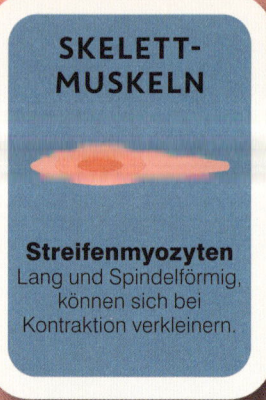

Streifenmyozyten
Lang und Spindelförmig, können sich bei Kontraktion verkleinern.

HERZ-MUSKELN

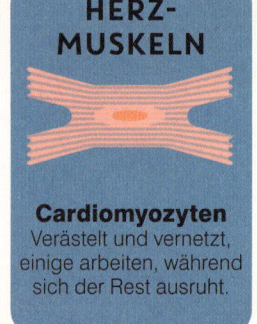

Cardiomyozyten
Verästelt und vernetzt, einige arbeiten, während sich der Rest ausruht.

NERVEN-ZELLEN

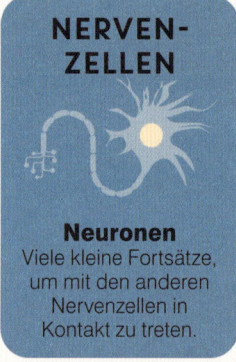

Neuronen
Viele kleine Fortsätze, um mit den anderen Nervenzellen in Kontakt zu treten.

FETTZELLEN

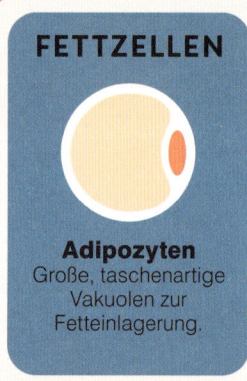

Adipozyten
Große, taschenartige Vakuolen zur Fetteinlagerung.

KNOCHEN-ZELLEN

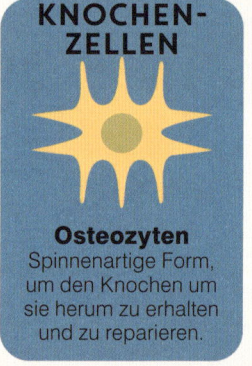

Osteozyten
Spinnenartige Form, um den Knochen um sie herum zu erhalten und zu reparieren.

INSULIN-HERSTELLER

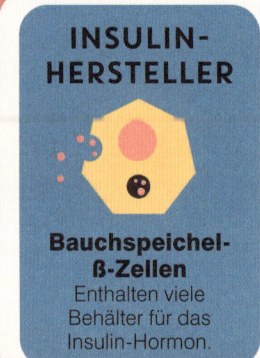

Bauchspeichel-ß-Zellen
Enthalten viele Behälter für das Insulin-Hormon.

BECHER-ZELLEN

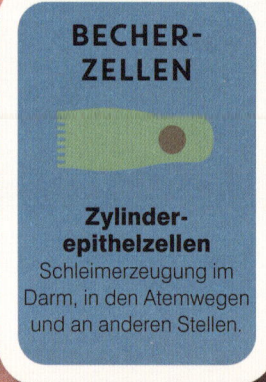

Zylinder-epithelzellen
Schleimerzeugung im Darm, in den Atemwegen und an anderen Stellen.

SCHWANN-ZELLEN

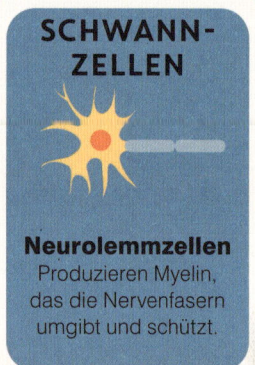

Neurolemmzellen
Produzieren Myelin, das die Nervenfasern umgibt und schützt.

BINDE-GEWEBE

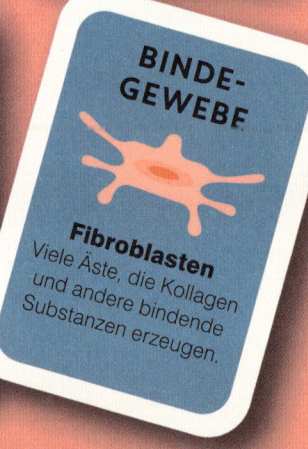

Fibroblasten
Viele Äste, die Kollagen und andere bindende Substanzen erzeugen.

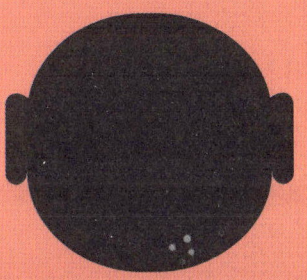

Schätzungen zufolge leben etwa **10 Mal** mehr meist gutartige Bakterien und andere Keime als Körperzellen im und am Körper, insgesamt sind das **400 Billionen**, also **2.000 Mal** mehr als Sterne in unserer Galaxie, der Milchstraße.

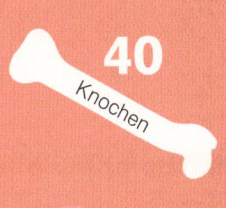

40
Knochen

2
Herz

60
Haut

50
Fettein-lagerung

MILLIARDEN VON ZELLEN …

500
Darm

240
Leber

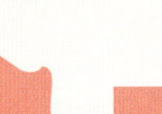

2.000
Gehirn

DIE DNA ENTLANG

Im Zellkern (Nukleus), der Schaltzentrale einer menschlichen Zelle, befindet sich 46 Mal das Erbmaterial DNA (Desoxyribonukleinsäure). Jeder DNA-Strang wird zusammen mit den dazugehörigen Proteinen (Histone) zum Chromosom. Die Chromosomen kommen in 23 Paaren vor, wobei die beiden Teile eines Paars etwaige Abbildungen voneinander sind. Die DNA-Stränge tragen – in Form eines chemischen Codes – die Gene: Informationen darüber, wie der Körper und seine Teile sich entwickeln, arbeiten und sich selbst reparieren können.

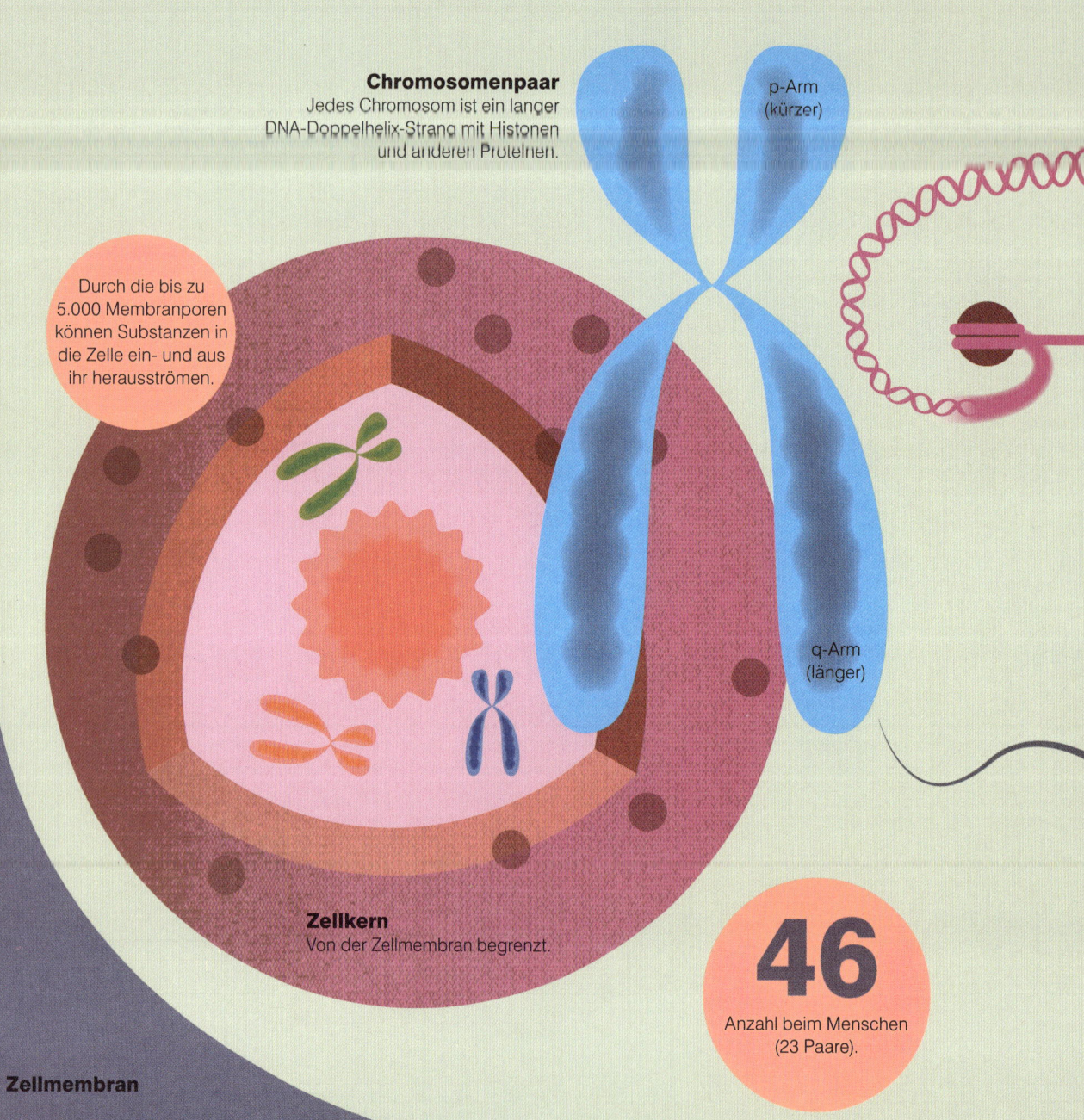

Chromosomenpaar
Jedes Chromosom ist ein langer DNA-Doppelhelix-Strang mit Histonen und anderen Proteinen.

p-Arm
(kürzer)

Durch die bis zu 5.000 Membranporen können Substanzen in die Zelle ein- und aus ihr herausströmen.

q-Arm
(länger)

Zellkern
Von der Zellmembran begrenzt.

46
Anzahl beim Menschen (23 Paare).

Zellmembran

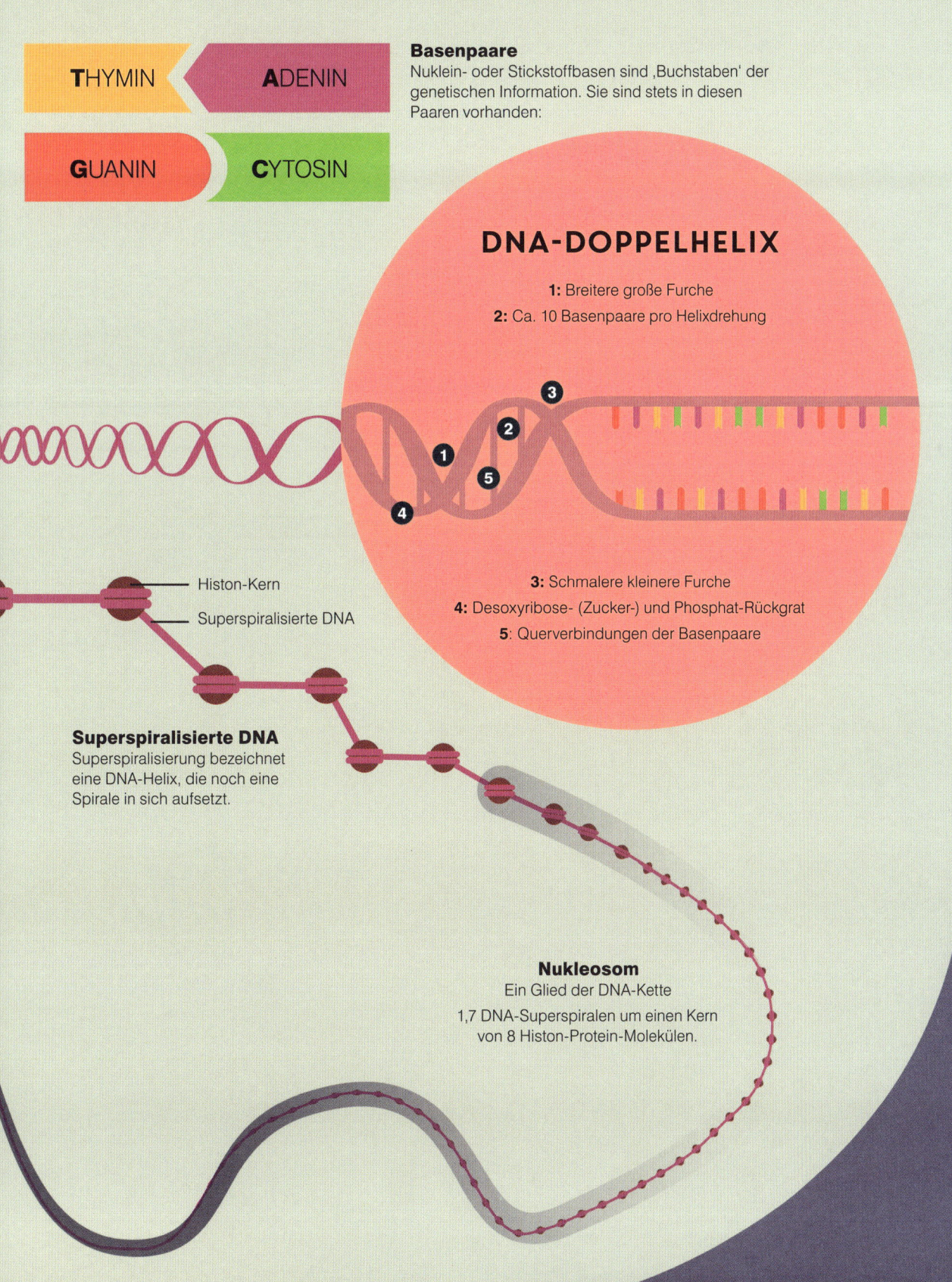

THYMIN **ADENIN**

GUANIN **CYTOSIN**

Basenpaare
Nuklein- oder Stickstoffbasen sind ‚Buchstaben' der genetischen Information. Sie sind stets in diesen Paaren vorhanden:

DNA-DOPPELHELIX

1: Breitere große Furche
2: Ca. 10 Basenpaare pro Helixdrehung

3: Schmalere kleinere Furche
4: Desoxyribose- (Zucker-) und Phosphat-Rückgrat
5: Querverbindungen der Basenpaare

Histon-Kern
Superspiralisierte DNA

Superspiralisierte DNA
Superspiralisierung bezeichnet eine DNA-Helix, die noch eine Spirale in sich aufsetzt.

Nukleosom
Ein Glied der DNA-Kette
1,7 DNA-Superspiralen um einen Kern von 8 Histon-Protein-Molekülen.

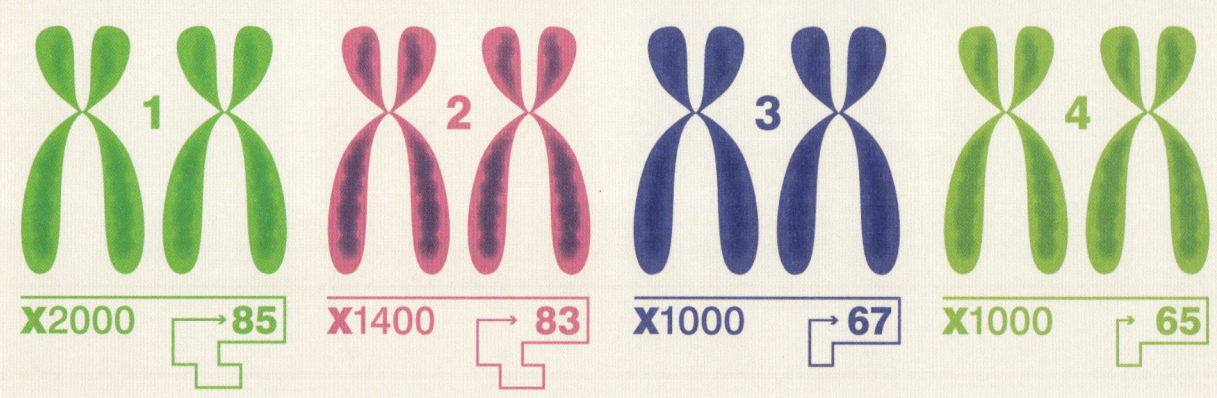

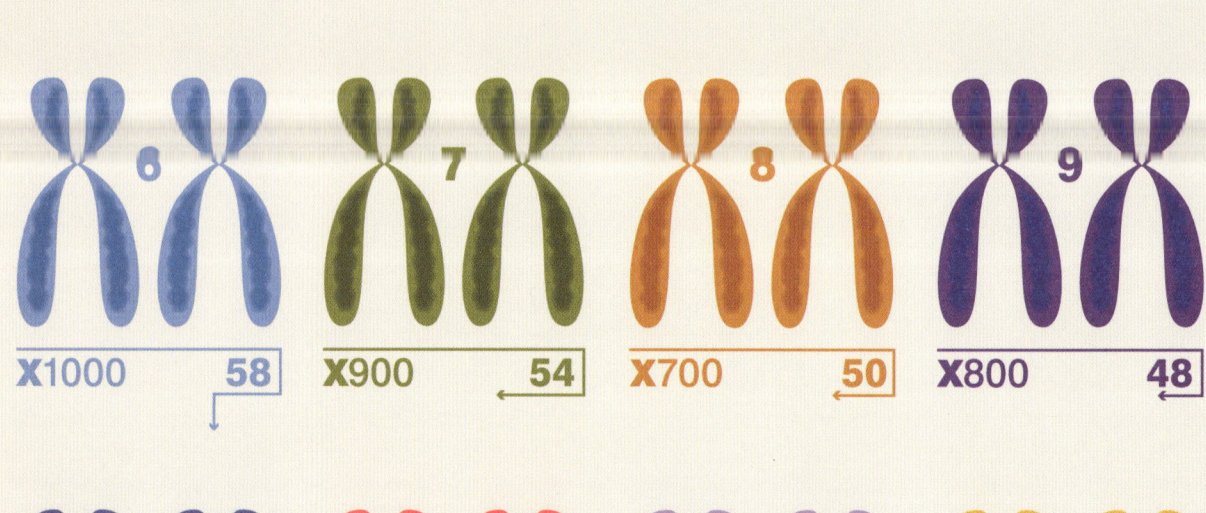

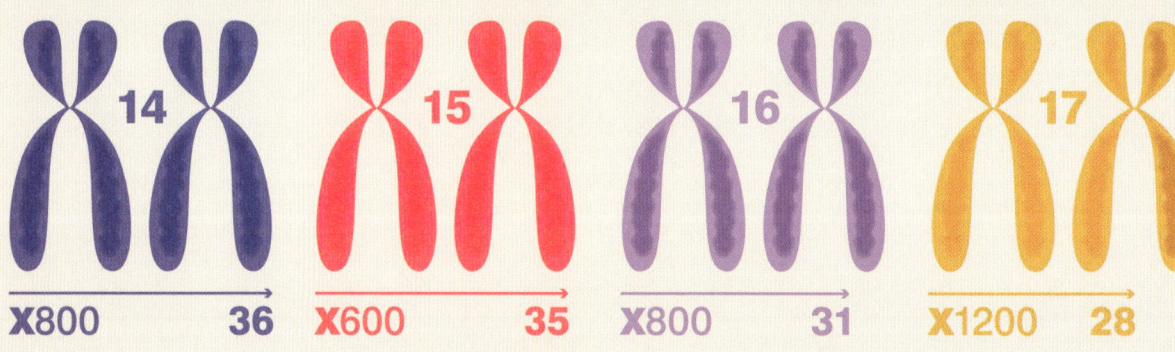

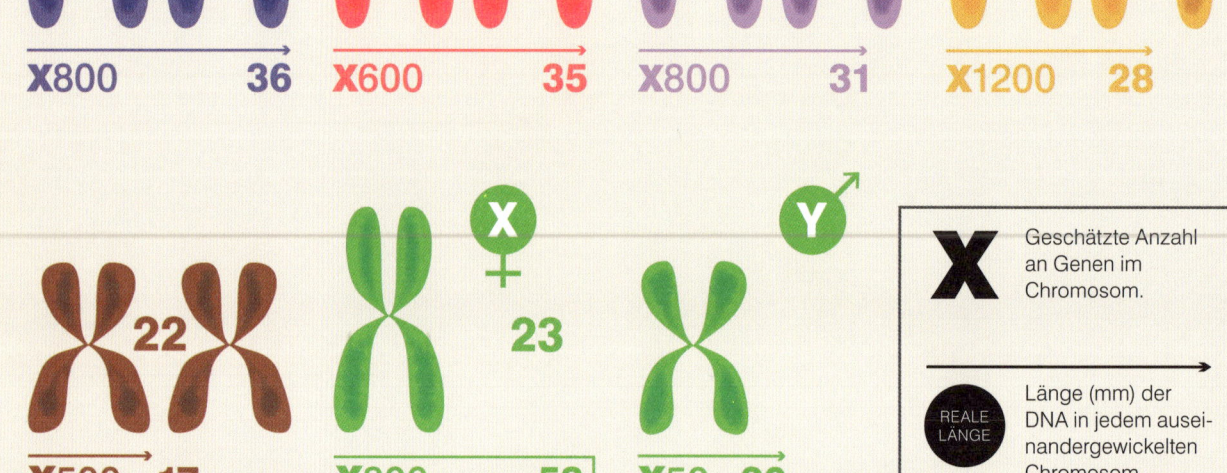

1 — X2000 → 85

2 — X1400 → 83

3 — X1000 → 67

4 — X1000 → 65

6 — X1000 58

7 — X900 ← 54

8 — X700 ← 50

9 — X800 ← 48

14 — X800 → 36

15 — X600 → 35

16 — X800 → 31

17 — X1200 → 28

22 — X500 → 17

23 — X ♀ — X800 ← 53

Y ♂ — X50 20

X Geschätzte Anzahl an Genen im Chromosom.

REALE LÄNGE — Länge (mm) der DNA in jedem auseinandergewickelten Chromosom.

74

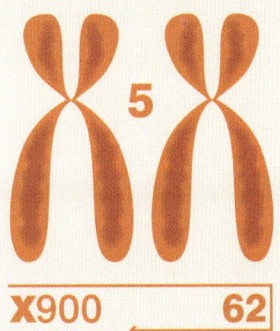

5

X900   →   **62**

KARYOTYP

Ein Karyotyp ist die Gesamtheit aller – meist aneinandergereihter – Chromosomen in einem bestimmten Organismus. Im menschlichen Karyotyp existieren …

22 Paare
von identisch aussehenden Chromosomen, die ungefähr nach ihrer (abnehmenden) Größe nummeriert sind.

Das 23.
– unterschiedliche Paar – ist auch als X- und Y-Geschlechtschromosom bekannt.

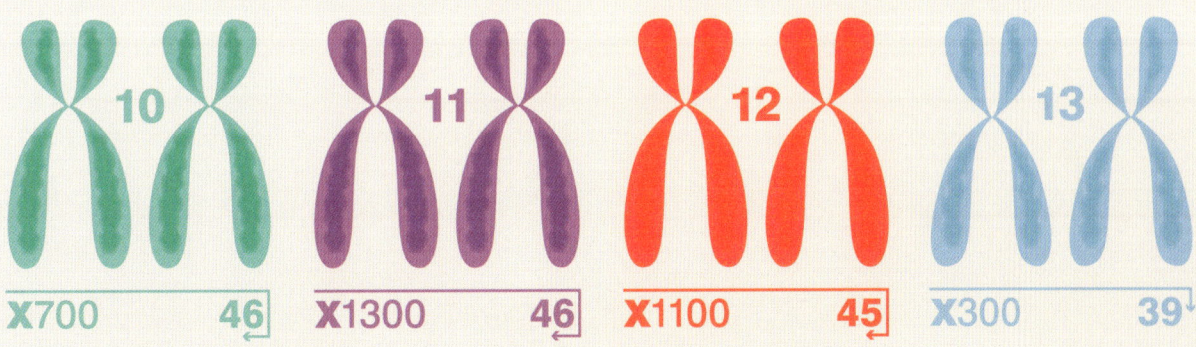

10   **X700**   →   **46**

11   **X1300**   →   **46**

12   **X1100**   →   **45**

13   **X300**   →   **39**

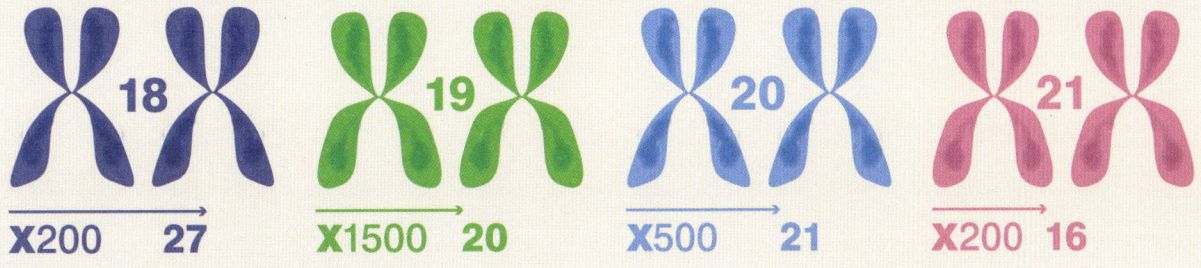

18   **X200**   →   **27**

19   **X1500**   →   **20**

20   **X500**   →   **21**

21   **X200**   →   **16**

DAS GENOM

Das gesamte Bündel an Erbinformationen heißt Genom. Getragen wird es im Zellkern von 46 DNA-Doppelhelix-Strängen, die zwar molekular gesehen lang, aber viel zu dünn sind, um lichtmikroskopisch erfasst werden zu können. Bei der Vorbereitung zur Zellteilung wird der schlangenartige DNA-Strang jedoch länger und dreht sich in Super- oder Supersuperspiralen um sich selbst. Er wird kürzer, dicker, kondensiert und nimmt eine X-Form an, die mit dem geeigneten Farbstoff unter dem Mikroskop sichtbar wird. Diese Gebilde heißen Chromosomen – 'gefärbte Körper' – ein Begriff, der zeigt, ob sie bereits eine kondensierte (zur Zellteilung bereite) X-Form angenommen haben (hier in duplizierten Paaren) oder – noch langgestreckt – herumirren und Informationen verteilen.

WIE FUNKTIONIEREN GENE?

Gene sind Anweisungen an den Körper, wie er sich entwickeln und arbeiten soll. Doch was machen sie eigentlich? Ein Gen ist ein DNA-Strang, der als chemischer Code alle Informationen zum Bau von Körperteilen enthält – wie ein Bauplan. Er ist gewöhnlich von molekularer Größe. Bei vielen Genen handelt es sich um Proteine, wie Aktin und Myosin, die den Muskeln Kraft geben, Kollagen und Keratin, die die Haut straffen, Amylase, Lipase und andere Verdauungsenzyme und viele Hundert andere. Andere Gene steuern den Bau von verschiedenen RNA-Typen (Ribonukleinsäure), die stark an der Organisation und dem Funktionieren der Zellaktivität und der Gensteuerung selbst beteiligt sind.

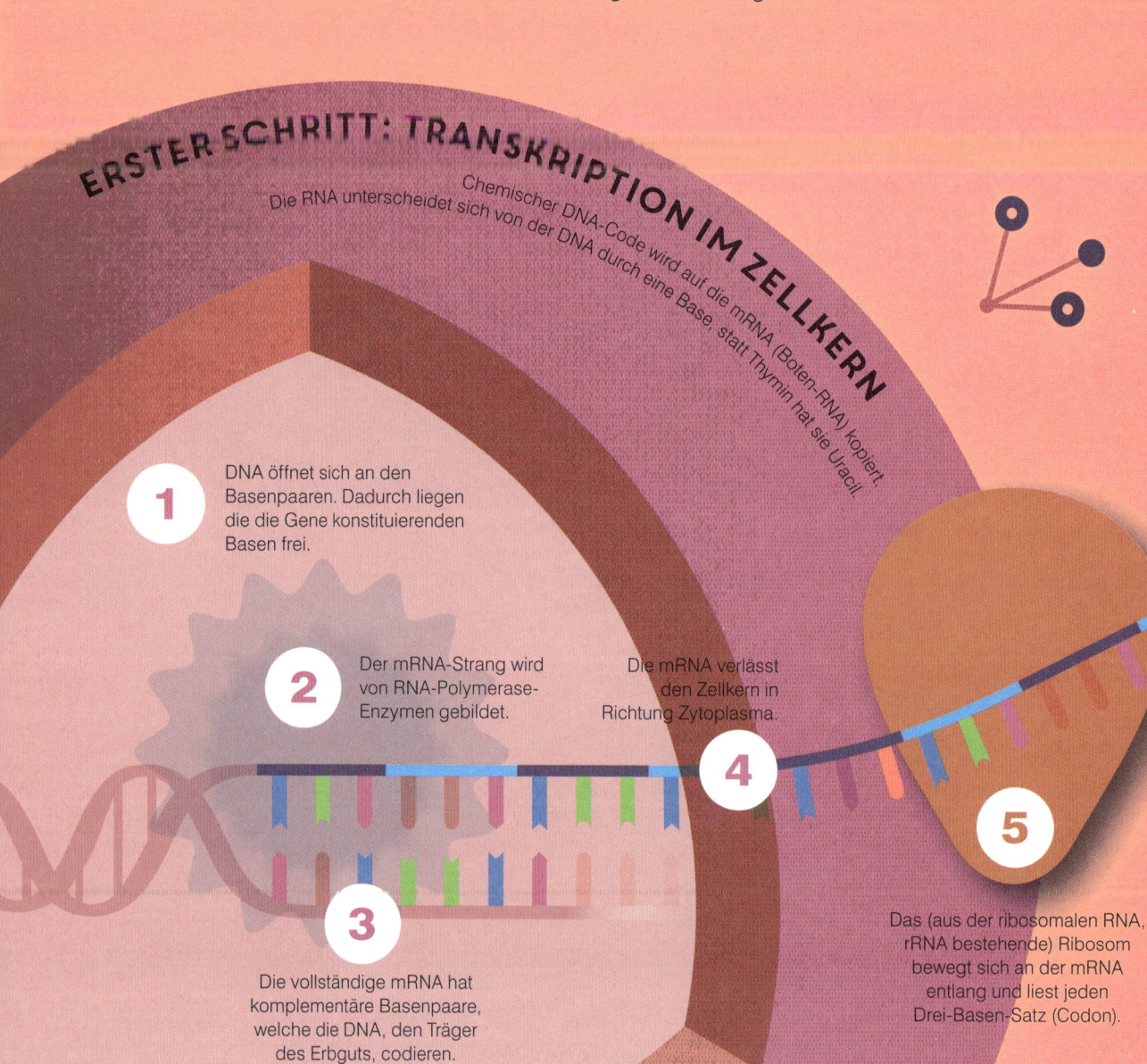

ERSTER SCHRITT: TRANSKRIPTION IM ZELLKERN

Chemischer DNA-Code wird auf die mRNA (Boten-RNA) kopiert. Die RNA unterscheidet sich von der DNA durch eine Base, statt Thymin hat sie Uracil.

1 DNA öffnet sich an den Basenpaaren. Dadurch liegen die die Gene konstituierenden Basen frei.

2 Der mRNA-Strang wird von RNA-Polymerase-Enzymen gebildet.

3 Die vollständige mRNA hat komplementäre Basenpaare, welche die DNA, den Träger des Erbguts, codieren.

4 Die mRNA verlässt den Zellkern in Richtung Zytoplasma.

5 Das (aus der ribosomalen RNA, rRNA bestehende) Ribosom bewegt sich an der mRNA entlang und liest jeden Drei-Basen-Satz (Codon).

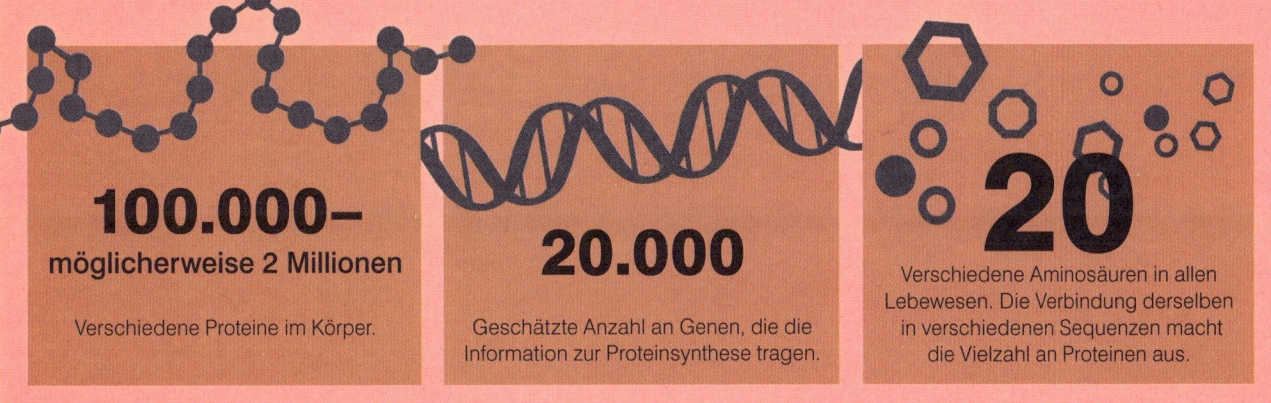

100.000–
möglicherweise 2 Millionen

Verschiedene Proteine im Körper.

20.000

Geschätzte Anzahl an Genen, die die
Information zur Proteinsynthese tragen.

20

Verschiedene Aminosäuren in allen
Lebewesen. Die Verbindung derselben
in verschiedenen Sequenzen macht
die Vielzahl an Proteinen aus.

ZWEITER SCHRITT:
TRANSLATION IM ZYTOPLASMA

Die von der mRNA codierte Information wird zur Proteinsynthese verwendet,
unterstützt wird sie von einem Ribosom und den tRNAs (Transfer-RNAs).

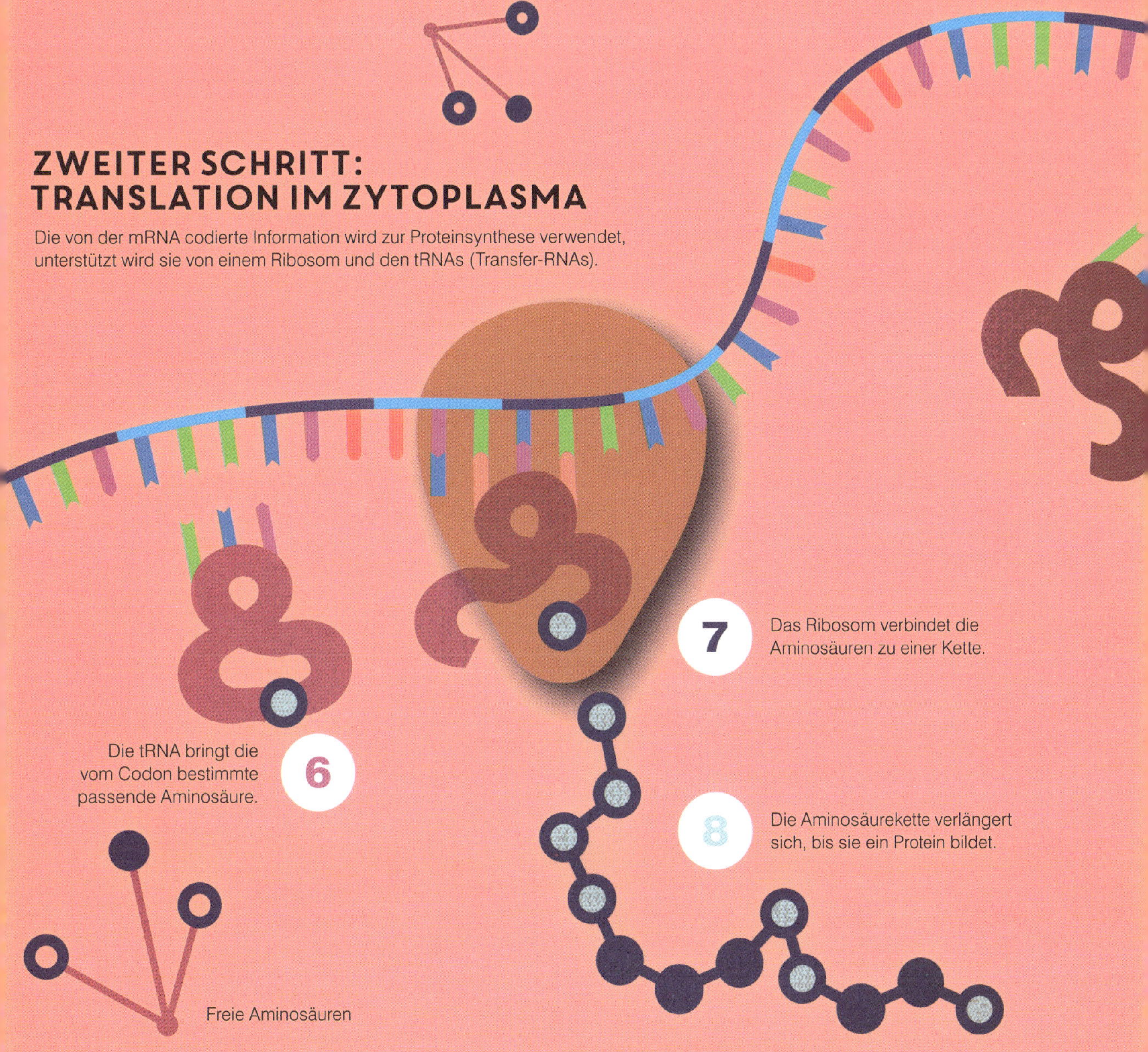

7 Das Ribosom verbindet die
Aminosäuren zu einer Kette.

Die tRNA bringt die
vom Codon bestimmte
passende Aminosäure.
6

8 Die Aminosäurekette verlängert
sich, bis sie ein Protein bildet.

Freie Aminosäuren

WIE SPEZIALISIEREN SICH DIE GENE?

Jede Zelle hat einen kompletten Satz an Genen. Wie also kommen die Zellen zu unterschiedlichem Aussehen und verschiedenartigen Funktionen? Die Antwort lautet: Nicht alle Gene sind aktiv. Essentielle ‚Haushaltsgene' sind für die Grundfunktionen zuständig, sie bilden die Organellen und kümmern sich um Energie und Abfall. Die meisten anderen werden – außer dem für die Zelle spezifischen Gen – ausgeschaltet oder unterdrückt. Bei den roten Blutkörperchen arbeiten z. B. die ‚Haushaltsgene' und diejenigen, die den Sauerstoffträger Hämoglobin herstellen, die meisten anderen sind inaktiv.

STUFE 1: DIE GENETISCHE INFORMATION

Chromosom 11
Hämoglobin-Beta-Untereinheit, HBB
Genort: 11p15.5 (Chromosom 11, kurzer oder p-Arm, Position 15.5).

Chromosom 16
Hämoglobin-Alpha-1-Untereinheit, HBA1
Hämoglobin-Alpha-2-Untereinheit, HBA2
Genort: 16p13.3 (Chromosom 16, kurzer oder p-Arm, Position 13.3).

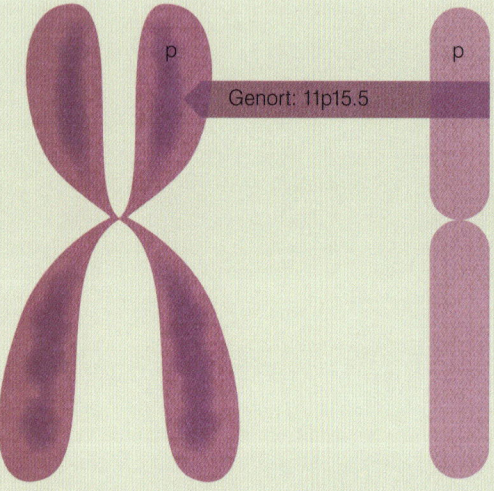

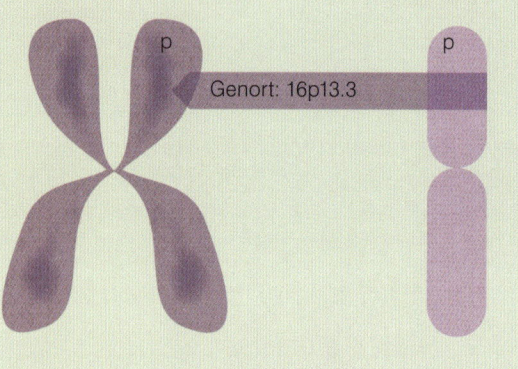

Herstellung einer Beta-Globin-Kette.

STUFE 2: HERSTELLEN VON PROTEIN-UNTEREINHEITEN

Die montierte mRNA nutzt die HBB als Muster.

Die mRNA wird vom Ribosom ‚gelesen', das die Aminosäuren zu Blöcken montiert.

Chromosom 11

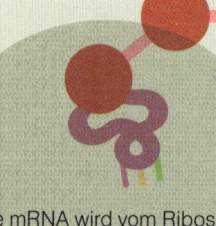

Die DNA öffnet sich, um das HBB-Gen freizulegen.

STUFE 3: BAU EINES HÄMOGLOBIN-MOLEKÜLS

Primärstruktur
Sequenz aus 146 Aminosäuren für eine Beta-Globin-Kette.

Sekundärstruktur
Die Sequenz wird aufgrund von Verbindungswinkeln zwischen den Aminosäuren in eine Alpha-Helix gebogen und geknickt.

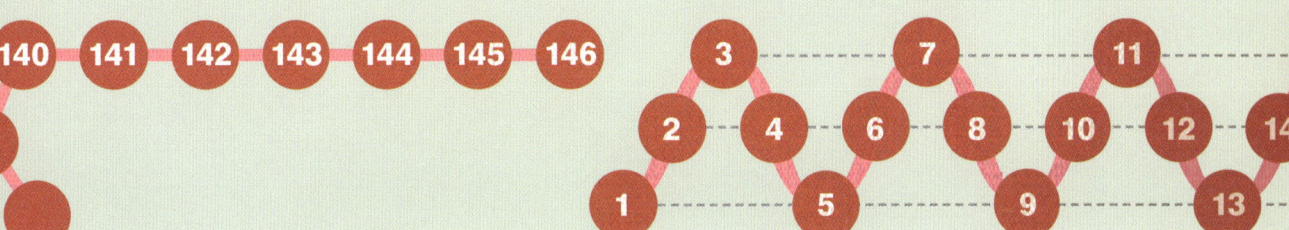

Tertiärstruktur
Eine lange Aminosäurekette (Polypeptid) wird für die dreidimensionale Form des Beta-Globins gefaltet, gedreht und übereinandergeschichtet.

Quartärstruktur
Alpha-, Beta- und andere Untereinheiten werden zu einem vollständigen funktionierenden Hämoglobin-Protein zusammengebaut.

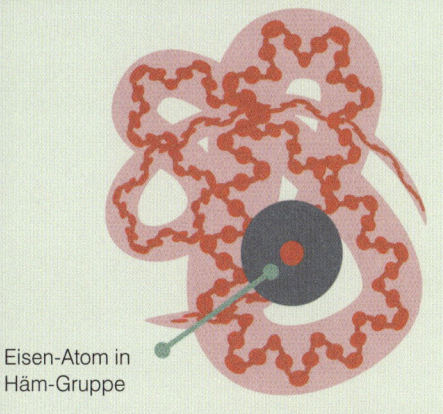

Eisen-Atom in Häm-Gruppe

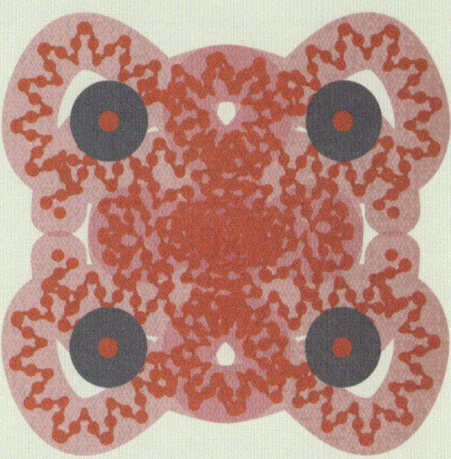

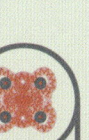

HÄMOGLOBIN IN EINEM ROTEN BLUTKÖRPERCHEN:

280.000.000
Hämoglobin-Moleküle pro rotem Blutkörperchen.

Hämoglobin-Moleküle im Zytoplasma eines roten Blutkörperchens.

1/3
des Volumens eines roten Blutkörperchens ist Hämoglobin.

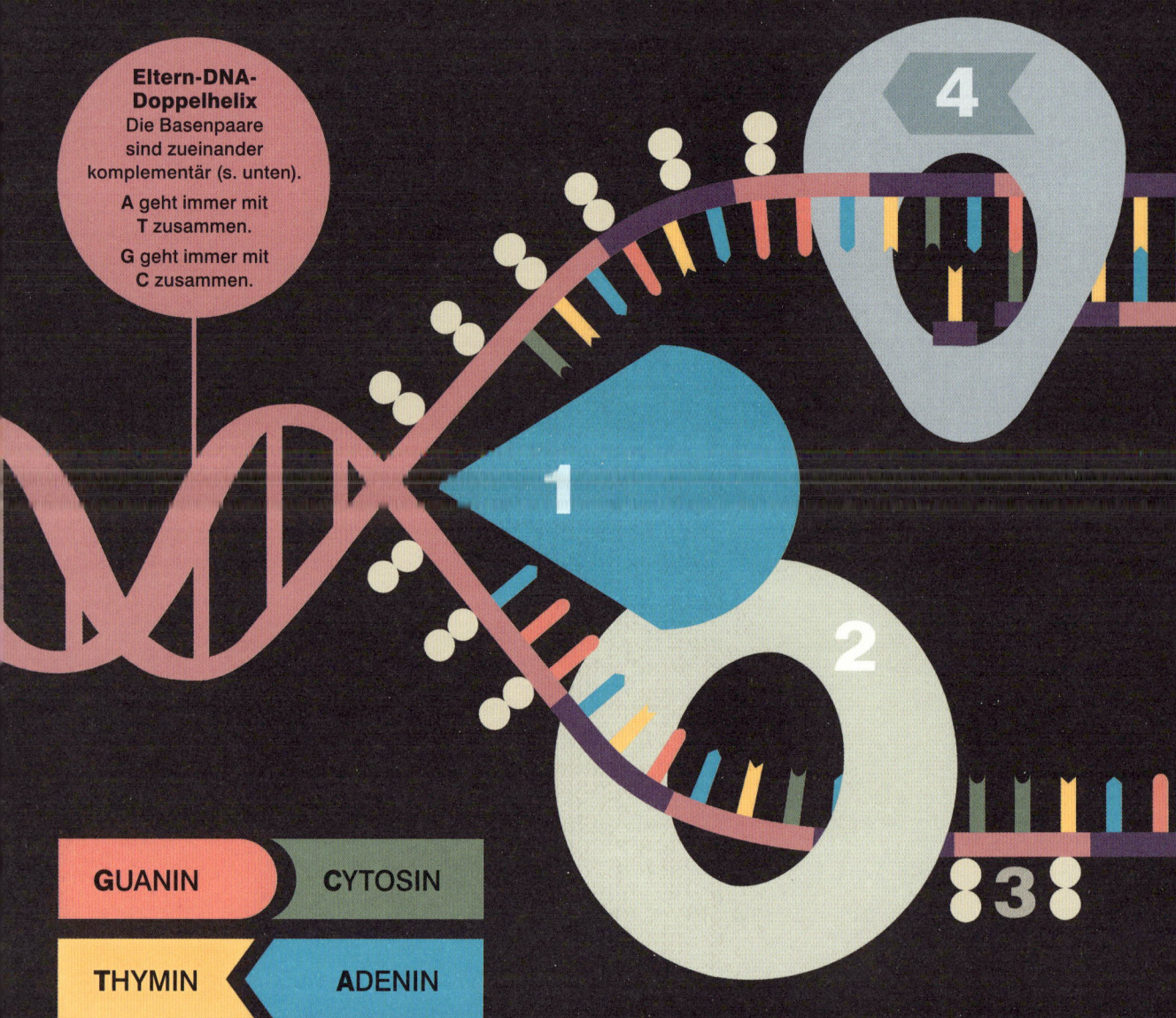

GUANIN — CYTOSIN

THYMIN — ADENIN

VERDOPPLUNG DER DNA

Keine Zelle lebt ewig. Um sich fortzupflanzen, teilen sie sich (s. folgende Seite). Wichtig ist dabei das Kopieren (Replizieren) von Genen – Chromosomen, die an einem DNA-Strang (Desoxyribonuklein-säure) sitzen. Dadurch erhält jede neue Zelle den gesamten Satz an Genen und führt dadurch die Arbeit der ‚Eltern' fort. Die DNA-Replikation ist die Basis für fast alle Vorgänge im Körper – von der erstaunlichen Entwicklung des Körpers aus dem ersten DNA-Satz der ersten Zelle, der befruchteten Eizelle, bis hin zur täglichen Zellteilung zum Ersetzen von Haut, Blut oder anderen ausgedienten Zellen.

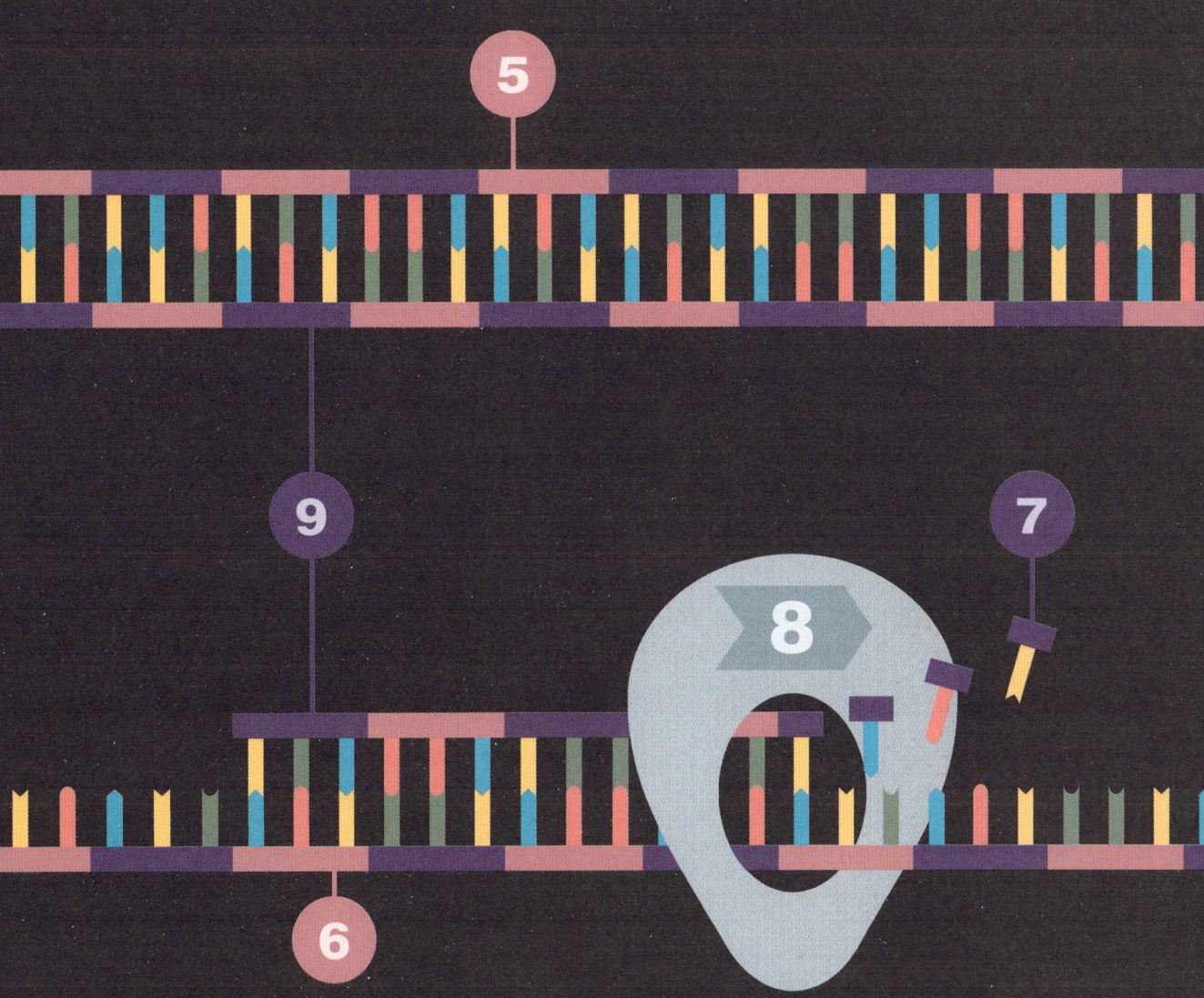

1: Helikase
Dieses Enzym entwirrt die zwei existierenden Eltern-DNA-Stränge und trennt sie an den Verbindungsstücken zwischen den Basen.

2: Primase und RNA-Primer
Primase-Enzyme stellen einen RNA-Primer her, Ausgangspunkt für den neuen komplementären Partner oder Tochter-DNA-Strang.

3: Proteinbindung
Schützt die freigelegten Basen davor, sich erneut zu verbinden, zu lösen oder zu zerfallen.

4: DNA-Polymerase
Dieses Enzym ‚liest' bestehende Basen und ‚befestigt' neue Basen, Zucker und Phosphate, um neue komplementäre Stränge zu bilden.

5: Leitstrang
Der existierende DNA-Strang bewegt sich mit der DNA-Polymerase kontinuierlich, um einen neuen verlängerten Strang zu formen.

6: Folgestrang
Die DNA-Polymerase funktioniert nur in eine Richtung des DNA-Hauptstrangs, daher geht sie an diesem Strang schrittweise ‚rückwärts'.

7: Okazaki-Fragmente
Kurze DNA-Sequenzen, die am Folge-DNA-Strang gebildet und von der DNA-Ligase verknüpft werden.

8: DNA-Polymerase und DNA-Ligase
Verbindet die Okazaki-Fragmente, um auf dem vorhandenen Folgestrang einen neuen langen komplementären Partner zu bilden.

9: Tochter-DNA
Zwei identische Doppelhelix-Stränge, beide mit einem Eltern-Strang und einem neuen komplementären DNA-Partnerstrang.

WIE FUNKTIONIERT DIE ZELLTEILUNG?

Zellen entstehen nicht spontan aus unbelebter Materie. (Außer vor drei Milliarden Jahren, als diese – laut den Theorien der Biologen – entstanden.) Jede Zelle stammt vielmehr – durch die manchmal fälschlicherweise Zell-Multiplikation genannte Zellteilung – aus einer bereits existierenden Zelle. Dabei werden aus einer Zelle fast immer zwei, aus der ursprünglichen Mutter- zwei Tochterzellen. Entscheidend ist hierbei die Teilung des Zellkerns (Mitose). Davor wird das Erbgut (DNA) verdoppelt, sodass die neue Zelle einen vollständigen Satz davon erhält. (Die Teilung von Keimzellen, Ei- und Samenzelle, vollzieht sich etwas anders – s. Seite 180.)

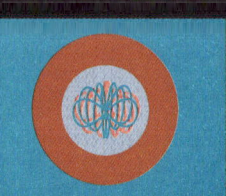

INTERPHASE
Die DNA der Chromosomen breitet sich aus und verwindet sich, die Gene sind aktiv. Die DNA verdoppelt sich.

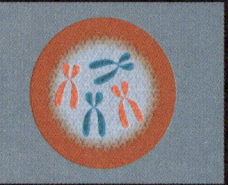

PROPHASE
Die DNA eines jeden Chromosoms verdrillt sich, ‚kondensiert' und wird sichtbar. Die Kernmembran zerfällt. Zentrosomen und Mikrotubuli bilden eine Spindel.

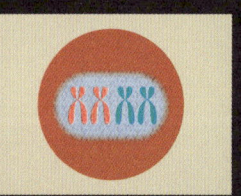

METAPHASE
Die Mikrotubuli heften sich an die Chromosomen, die sich am Äquator der Zelle aufreihen.

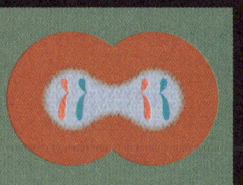

ANAPHASE
Paare mit verdoppelten Chromosen trennen sich und werden von den Mikrotubuli zum entgegengesetzten Ende der Zelle gezogen.

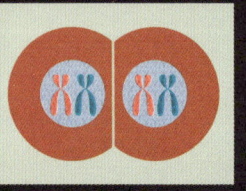

TELOPHASE
Die Chromosomen erreichen ihre Position in den Tochterzellen, wo sich die Kernmembran erneuert.

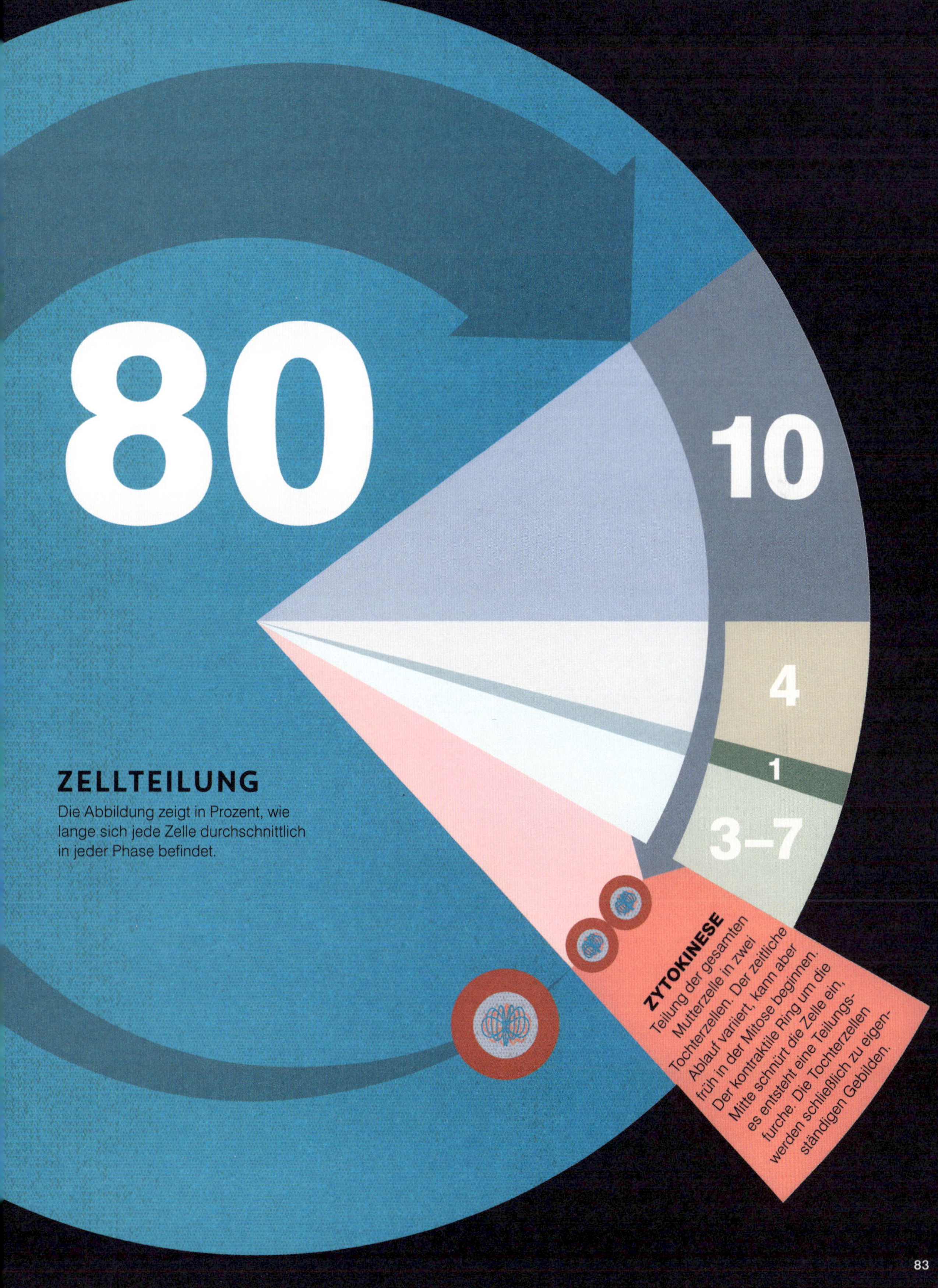

80

10

4

1

3–7

ZELLTEILUNG

Die Abbildung zeigt in Prozent, wie lange sich jede Zelle durchschnittlich in jeder Phase befindet.

ZYTOKINESE
Teilung der gesamten Mutterzelle in zwei Tochterzellen. Der zeitliche Ablauf variiert, kann aber früh in der Mitose beginnen. Der kontraktile Ring um die Mitte schnürt die Zelle ein, es entsteht eine Teilungs- furche. Die Tochterzellen werden schließlich zu eigen- ständigen Gebilden.

DAS LEBEN EINER ZELLE

Für jede der mehr als 200 Zellarten ist vorprogrammiert, wie lange sie leben, bevor sie durch andere ihrer Art ersetzt werden, von denen das Gewebe schnell Stammzellen herstellt. Generell bedeutet starke physische Abnutzung oder chemische Belastung schnelleren Umsatz. Tief im Gehirn sind die Zellen, die am längsten überleben – Nervenzellen, die uns unsere Gedanken, Gefühle und Erinnerungen geben. Würde man alle Zellen aneinanderreihen, die in einer Sekunde ausgetauscht werden, ergäbe dies mehr als einen Kilometer.

**LEBENS-
DAUER
(Tage)**

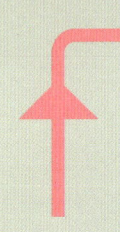
Ameisendrohne

Blutplättchen

10–20

Die für die Blutgerinnung so wichtigen Blutplättchen sind an den chemischen Veränderungen, der Klebrigkeit und Verklumpung beteiligt, die jede Wunde versiegelt.

Aktive, keimtötende weiße Blutkörperchen

0,5

Sobald ein weißes Blutkörperchen beginnt, Bakterien ‚aufzufressen', nimmt es 200 auf, zerlegt sie und zerplatzt dann wegen Überfressens.

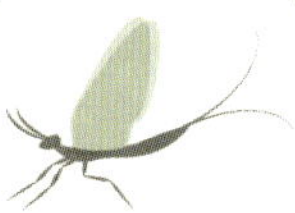

Eintagsfliege

Atemwegswandzellen

10

Die Zellen der Nase, Luftröhre und Bronchien absorbieren ständig Schmutzpartikel aus der Luft, sterben ab und werden anschließend abgestoßen und herausgehustet.

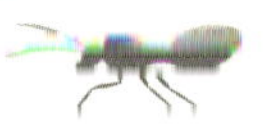

Innere Wangenzellen

1

Konstante Abnutzung und schweres Kauen führen dazu, dass diese Zellen zu den kurzlebigsten des Körpers gehören.

Dickdarmwandzellen

10

Im Colon (Dickdarm) ist die Verdauung so gut wie abgeschlossen, die physische Abnutzung ist aber dennoch durch das Herausdrücken des Kots sehr groß.

Flaschentierchen

Dünndarmwandzellen

2–3

Das Ileum (Dünndarm) ist ein sehr beschäftigtes Organ, das sich zum Weiterschieben der Nahrung windet und krümmt.

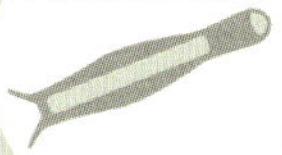

Magenwandzellen

5–6

Auch wenn von der Schleimhaut geschützt, werden die Zellen im Magen von Hydrochlo-ridsäure und den vielen Verdauungsenzymen stark angegriffen.

Lebens-
dauer

Netzhautzellen, Auge

Durchschnittliches Leben der Sehzellen (Photorezeptorzellen), Stäbchen und Zapfen – ein konstant-langsamer Zellumsatz in der empfindlichen Augenhaut.

10-20

Gehirnnervenzellen

Ihr enorm komplexer Aufbau mit Tausenden von Synapsen (Verknüpfungen) führt dazu, dass die Gehirnnervenzellen fast das ganze Leben überdauern.

30.000 (80 Jahre)

Epidermiszellen (äußere Hautschicht)

Physische Abnutzung, Reibung und kleinere Verletzungen führen dazu, dass sich die Oberhaut (Epidermis) mindestens einmal im Monat erneuert.

20–30

Weiße Gedächtniszellen

Nach einer Infektion kreisen manche T- und B-Gedächtniszellen jahre-, ja sogar jahrzehntelang im Körper umher, bereit, aktiv zu werden und die Krankheit erneut zu bekämpfen.

22.000 (60 Jahre)

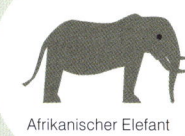

Afrikanischer Elefant

Rote Blutkörperchen

Das Knochenmark produziert jede Sekunde über zwei Millionen davon, die gleiche Menge an Mineralstoffen wird insbesondere von der Milz und der Leber verwertet.

120

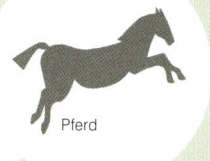

Pferd

Knochenerhaltende Zellen

Osteozyten haben eine komplexe Form, wie eine dreidimensionale Spinne mit über 100 ‚Beinen‘. So bleiben die Knochenmineralstoffe aufgefüllt und werden erneuert.

10.000 (25 Jahre)

Leberzellen

Die auch als Hepatozyten bekannten Leberzellen sind echte Multitasker: Sie handhaben alle Arten von Mineral- und Nährstoffen und speichern Vitamine.

150

Skelettmuskelzellen

Muskelzellen (Myozyten) sind große ‚Multizellen‘, die aus vielen kleineren Zellen zu einer Einheit (Durchmesser bis zu einem Millimeter) verschmolzen sind.

5.500 (15 Jahre)

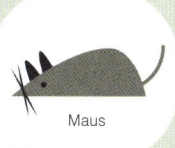

Maus

Bauchspeichelzellen

Manche Zellen der Bauchspeicheldrüse stellen die Hormone Insulin oder Glykogen her, andere produzieren Verdauungsenzyme für den Dünndarm.

350 (1 Jahr)

Lungenschleimhautzellen

Die Lungenbläschen (Alveoli) häufen langsam Staub und andere Fremd- körper an und werden deshalb alle ein bis zwei Jahre ersetzt.

500 (16 Monate)

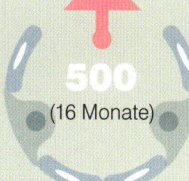

DAS ZUSAMMENSPIEL DER GENE

Das menschliche Genom hat 46 Chromosomen (DNA-Stränge) in 23 Paaren. Das heißt, es gibt zwei Chromosomen 1, zwei Chromosomen 2, usw. Heißt das, es gibt zwei identische Kopien von jedem Gen, eine in jedem Chromosom des Paares? Wie sooft in der Genetik heißt die Antwort ja, nein ... vielleicht. Bei manchen Menschen sind die Versionen eines Gens (Allele) durchaus identisch. Bei anderen unterscheiden sie sich aber. Eines ist stärker (dominant) und setzt sich gegen das schwächere (rezessive) Gegenstück durch. Ein Beispiel hierfür ist das Gen für das Rhesus-Blutgruppensystem (RH). Es gibt Allele für Rhesus positiv (RH+) und Rhesus negativ (RH–). Und viele viele mehr (s. rechts).

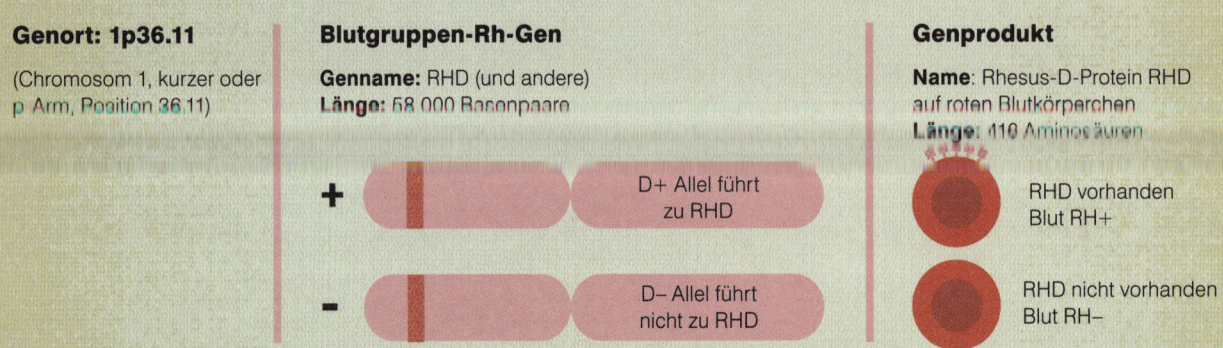

Genort: 1p36.11

(Chromosom 1, kurzer oder
p Arm, Position 36.11)

Blutgruppen-Rh-Gen

Genname: RHD (und andere)
Länge: 68 000 Basenpaare

Genprodukt

Name: Rhesus-D-Protein RHD
auf roten Blutkörperchen
Länge: 419 Aminosäuren

+ D+ Allel führt
zu RHD

RHD vorhanden
Blut RH+

- D– Allel führt
nicht zu RHD

RHD nicht vorhanden
Blut RH–

Die drei Möglichkeiten

Die drei Kombinationsmöglichkeiten des RHD-Gens hängen von den Allelen auf den beiden Chromosomen 1s ab. Eines stammt von der Mutter und das andere vom Vater. D+ ist stärker (dominant), D– ist schwächer (rezessiv).

Beide Chromosomen
1s haben D+ Allele.

Beide Chromosomen
1s haben D– Allele.

Ein Chromosom 1 hat D+
Allel, das andere D– Allel.
D+ ist stärker oder dominant.

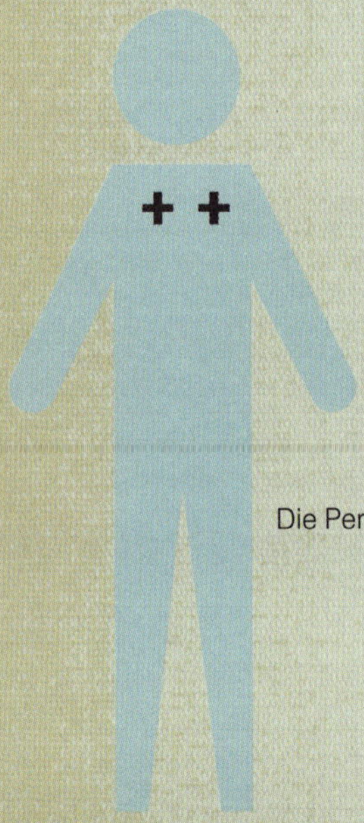

+ +

- -

+ -

Die Person ist RH+.

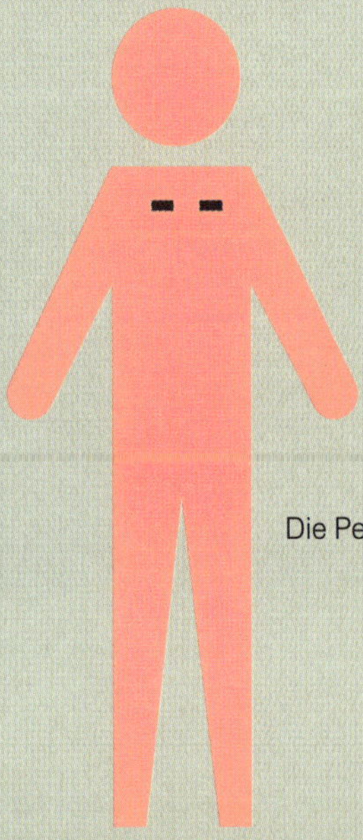

Die Person ist RH–.

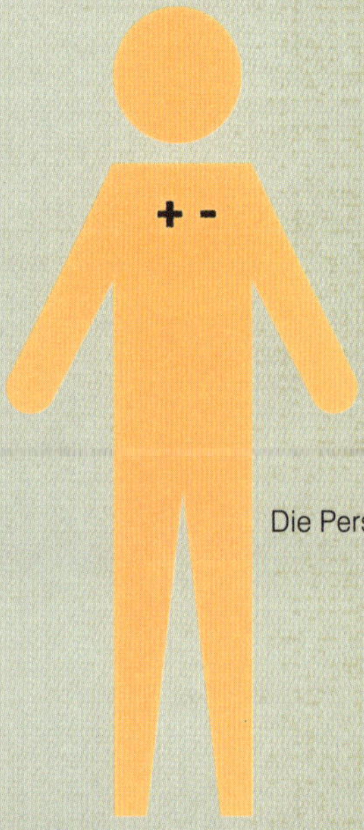

Die Person ist RH+.

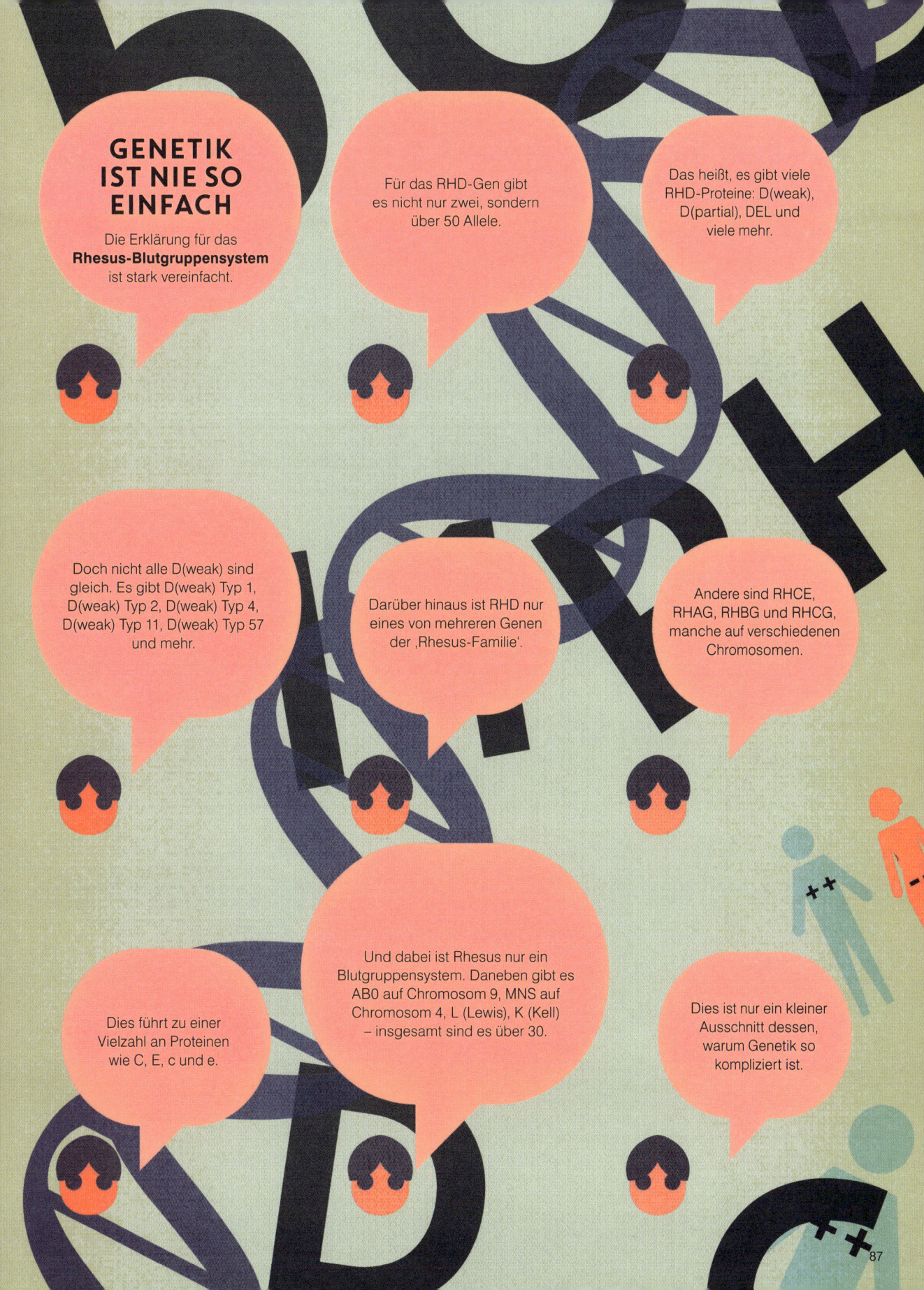

GENETIK IST NIE SO EINFACH

Die Erklärung für das **Rhesus-Blutgruppensystem** ist stark vereinfacht.

Für das RHD-Gen gibt es nicht nur zwei, sondern über 50 Allele.

Das heißt, es gibt viele RHD-Proteine: D(weak), D(partial), DEL und viele mehr.

Doch nicht alle D(weak) sind gleich. Es gibt D(weak) Typ 1, D(weak) Typ 2, D(weak) Typ 4, D(weak) Typ 11, D(weak) Typ 57 und mehr.

Darüber hinaus ist RHD nur eines von mehreren Genen der ‚Rhesus-Familie'.

Andere sind RHCE, RHAG, RHBG und RHCG, manche auf verschiedenen Chromosomen.

Dies führt zu einer Vielzahl an Proteinen wie C, E, c und e.

Und dabei ist Rhesus nur ein Blutgruppensystem. Daneben gibt es AB0 auf Chromosom 9, MNS auf Chromosom 4, L (Lewis), K (Kell) – insgesamt sind es über 30.

Dies ist nur ein kleiner Ausschnitt dessen, warum Genetik so kompliziert ist.

DIE VERERBUNG VON GENEN

Die Gene werden direkt von den Eltern vererbt. Wie bereits erwähnt, besitzt jede Körperzelle zwei vollständige, aus den Chromosomenpaaren 1 bis 23 bestehende, Gensätze. Diese sind Replikationen von Replikationen von Replikationen – entstanden durch Zellteilung vom ersten Chromosomen-Satz. Einer der ursprünglichen Sätze war in der mütterlichen Eizelle, der andere in der väterlichen Samenzelle. Im Folgenden wird gezeigt, zu welch unterschiedlichen Ergebnissen die verschiedenen Kombinationen der verschiedenen Genversionen (Allele) führen können – doch erst lächeln!

GRÜBCHEN

Diese kleinen Einkerbungen oder Vertiefungen der Wangen sind wahrscheinlich Folge eines dominanten Allels, des Grübchen-Gens, nennen wir es **+**. Keine Grübchen sind Folge des rezessiven Allels **–**. Dabei darf man nicht vergessen, dass von der Mutter nur eins der zwei Grübchen-Gene in die Eizelle, vom Vater nur eins in die Samenzelle gelangt. Wie diese kombiniert werden, ist Zufall.

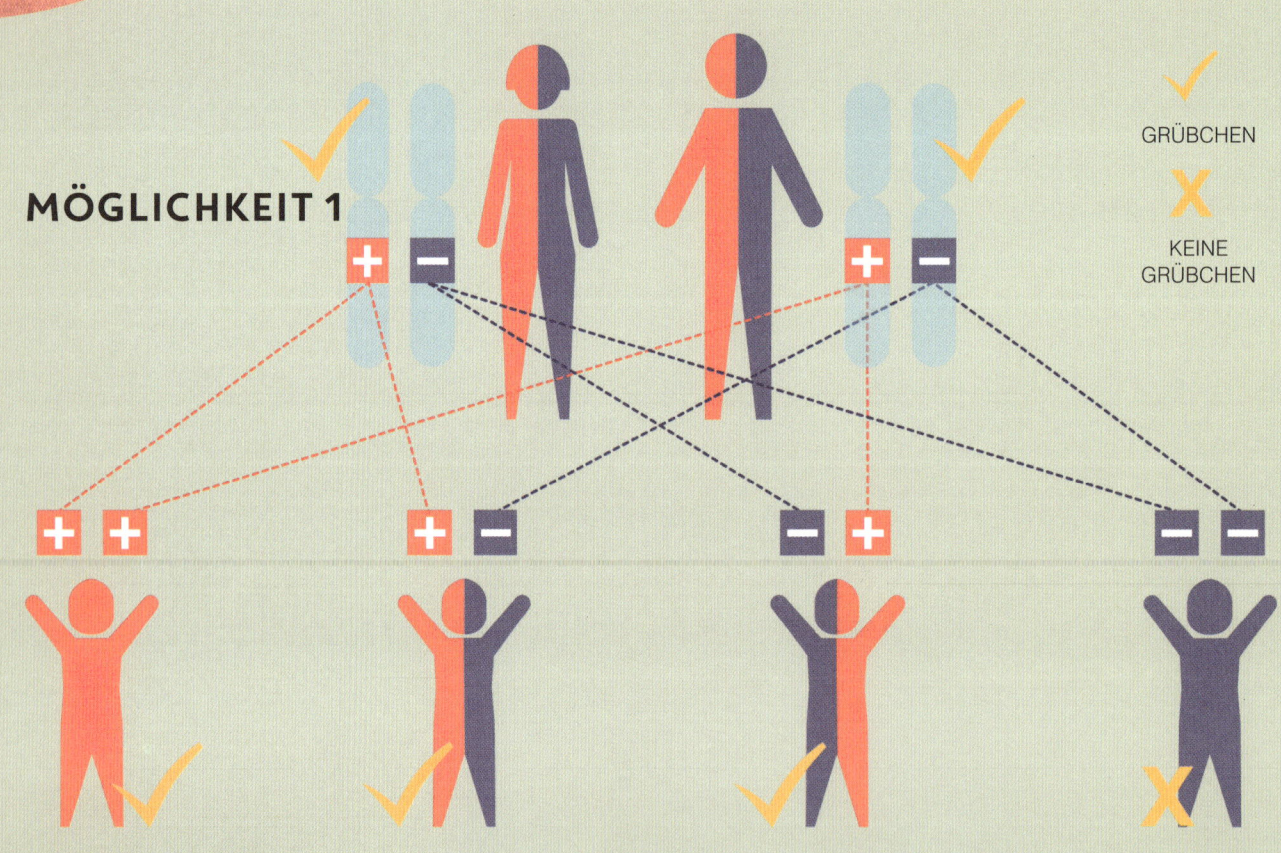

MÖGLICHKEIT 1

GRÜBCHEN

KEINE GRÜBCHEN

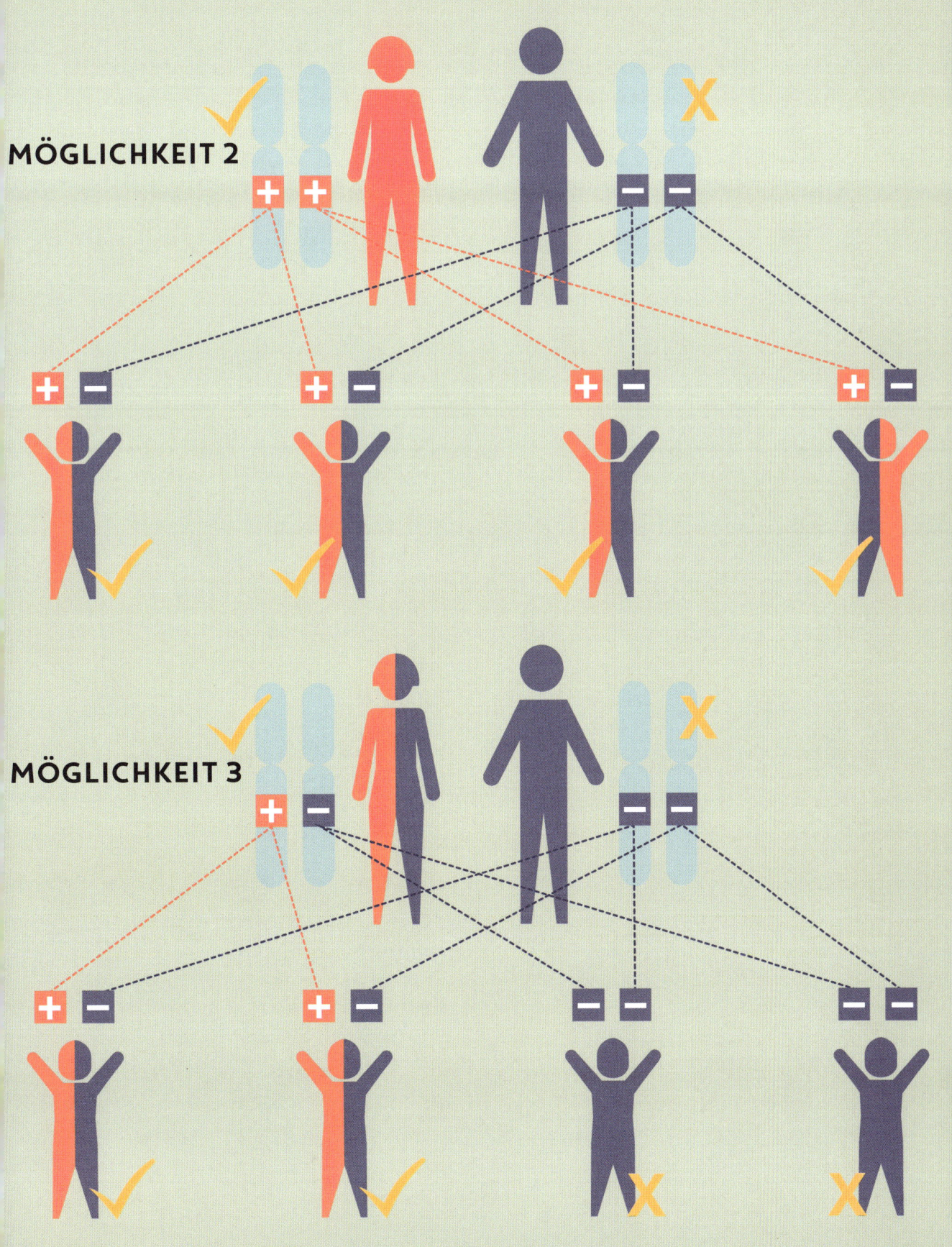

MÖGLICHKEIT 2

MÖGLICHKEIT 3

89

DIE GENETISCHE EVA

Jedes ‚Kraftpaket' einer Zelle (Mitochondrium) hat kurze DNA-Stränge namens mDNA oder mtDNA. Trifft bei der Befruchtung eine Samenzelle auf eine Eizelle, steuert Erstere keine Mitochondrien bei. Die gesamte mtDNA des Körpers stammt daher von der Mutter. Studien über mtDNA-Mutationen verfolgen die menschliche Spezies, den *Homo sapiens*, bis zur theoretisch weiblichen ‚genetischen Eva' (mitochondriale Eva) ins Afrika vor 200.000 Jahren zurück.

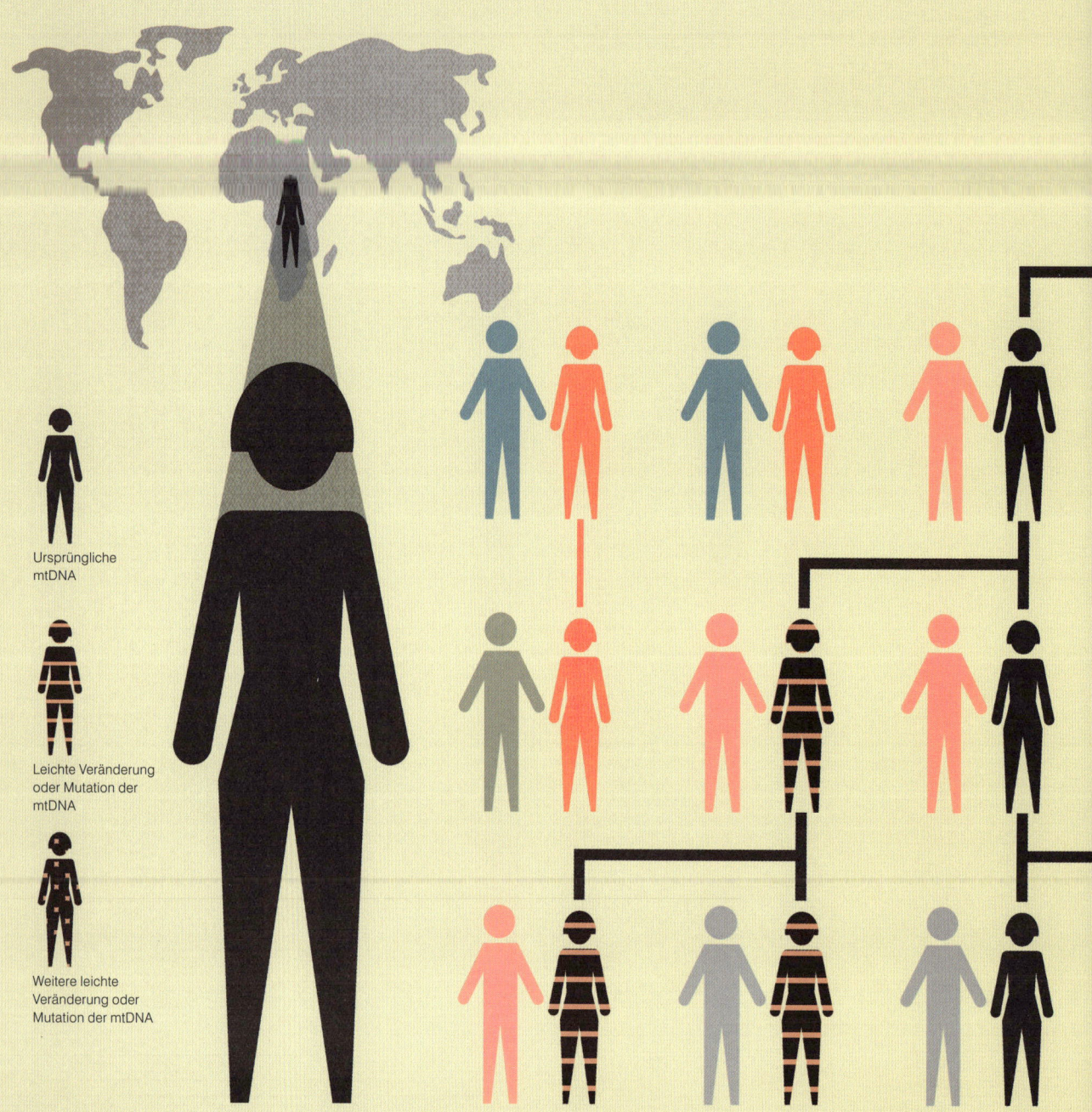

Ursprüngliche mtDNA

Leichte Veränderung oder Mutation der mtDNA

Weitere leichte Veränderung oder Mutation der mtDNA

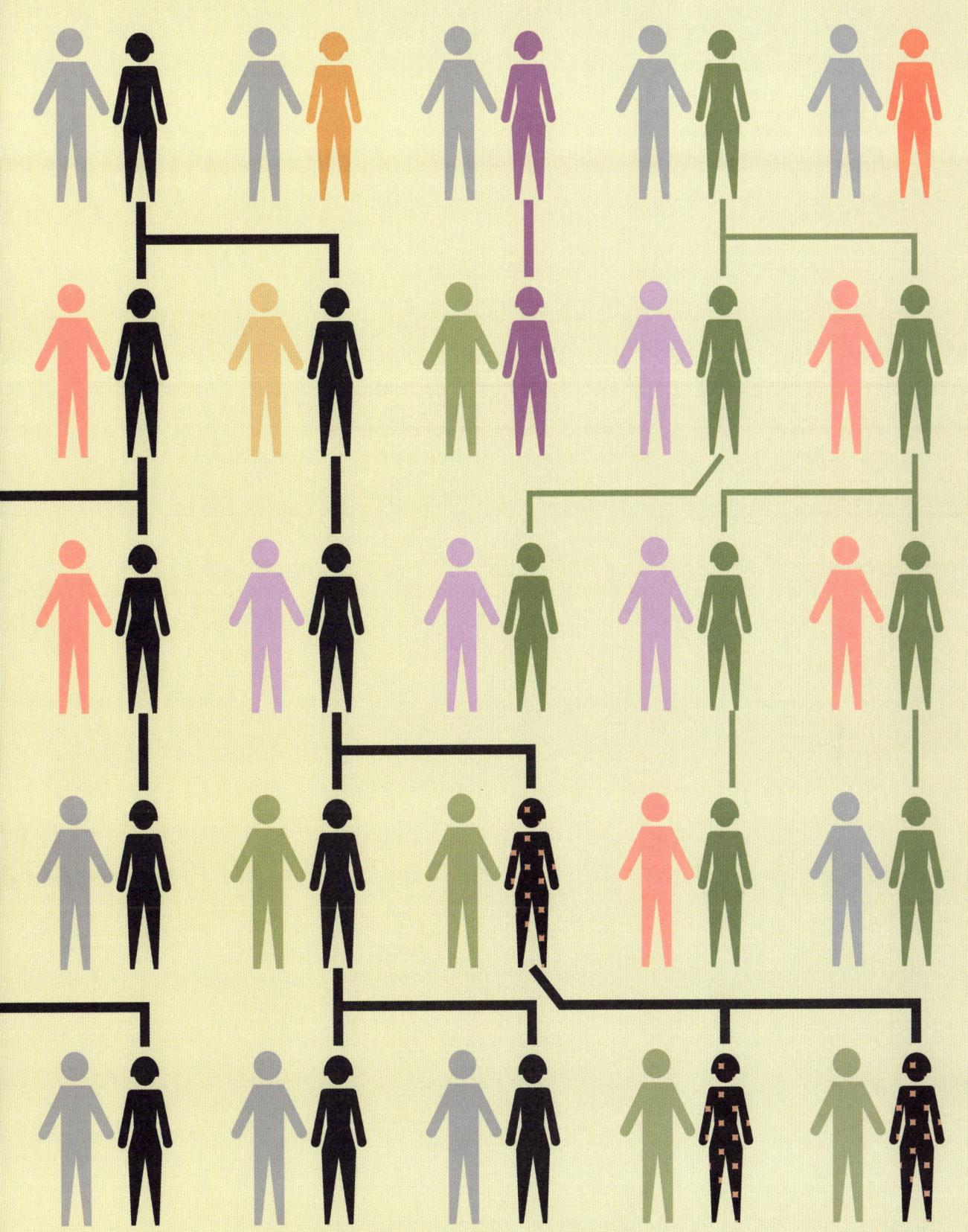

DER EMPFINDSAME
KÖRPER

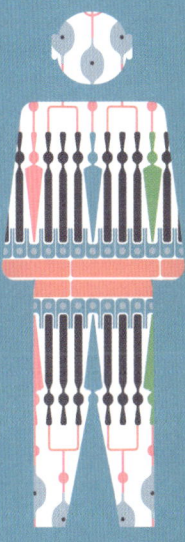

Neugeborenes

17   **2,5**

3-Jähriger

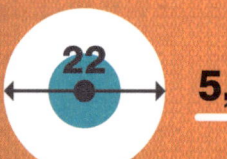

22   **5,5**

DIE AUGEN HABEN ES IN SICH

Ein Sehender erhält zwei Drittel der Sinnesinformationen über die Außenwelt vom Auge. Jedes dieser in Echtzeit rasenden, superscharfen, vollfarbfähigen lebenden Kameras ist ein komplexes Wunderwerk an Strukturen und Geweben, eingepackt in einen geleeartigen Ball von nur 2,4 cm Durchmesser. Lichtstrahlen werden durch eine Reihe an nahezu perfekt transparenten Substanzen gebrochen, bevor sie von der Netzhaut erfasst werden, welche die Nervensignale ans Gehirn sendet. Damit der Lichteinfall möglichst wenig behindert wird, haben die transparenten Gewebe – Hornhaut, Linse, Kammerwasser und Glaskörperflüssigkeit – am wenigsten Blut im Körper. Durch Verteilung oder Einsickern erhält die Hornhaut über die Tränenflüssigkeit Nährstoffe, über die Luft Sauerstoff. Die Linse bekommt diese von der Flüssigkeit, die sie umgibt.

Größe des Augapfels

Das Auge ist das Organ, dessen Größe sich von der Geburt zum Erwachsenen am wenigsten verändert. Aufgrund des speziellen Wachstums von Kugeln nimmt der Durchmesser um 41 %, das Volumen um 188 % zu.

Erwachsener (15+)

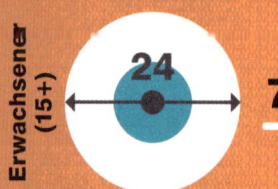

24   **7,2**

Durchmesser in mm   Volumen in ml

Dicke ▼ (mm)

GLASKÖRPER

REGENBOGEN-
HAUT (IRIS)

0,25

BINDEHAUT
Feine Haut des Auges, die
regelmäßig durch Tränenflüssigkeit
und Blinzeln gereinigt wird.

0,35

NETZHAUT
(RETINA)
Innere lichtempfindliche
Schicht.

0,5

HORNHAUT
Glasklare gewölbte Vorderseite des Auges.

Sekunden, die ein 30 Meter entferntes Objekt
zum Auge braucht:

0,000.000.1

(ein Zehntel einer millionstel Sekunde)

1–1,5

KAMMERWASSER
Flüssigkeit zwischen Hornhaut und
Linse, auf jeder Seite der Netzhaut.

4

LINSE
Elastisch, ändert sich zur Feineinstellung
der Lichtstrahlen.

PUPILLE

2   4   8

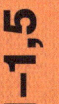

Öffnung im Zentrum der Iris (Durchmesser).

 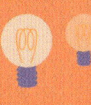

Je gedämpfter das Lichter, desto weiter
die Pupille.

IM INNERN DER NETZHAUT

Unser buntes, tiefgründiges, stets bewegtes Bild von der Welt wird von einer Körperregion wahrgenommen, die nicht viel größer als ein Daumennagel ist. Die Netzhaut ist ausgestattet mit Stäbchen und Zapfen, Nervenfasern, die von diesen wegführen, einer Schicht mit Nervenzellen, welche die von den Fasern kommenden Informationen vernetzen, weiteren drei Schichten mit Nervenzellen zur weiteren Informationsverarbeitung und einem verzweigten Netz an Blutgefäßen zur Versorgung mit Nährstoffen und Sauerstoff. Auffällig ist dabei, dass die Zapfen und Stäbchen fast am Ende der Netzhaut sitzen. Das Licht muss also durch alle Körper hindurch – Hindernisse, die viele Schatten werfen. Dies könnte man als ‚Konstruktionsfehler' ansehen, die verarbeitenden Nervenzellschichten und das Gehirn sind aber sehr versiert darin, schnell die Lücken zu füllen.

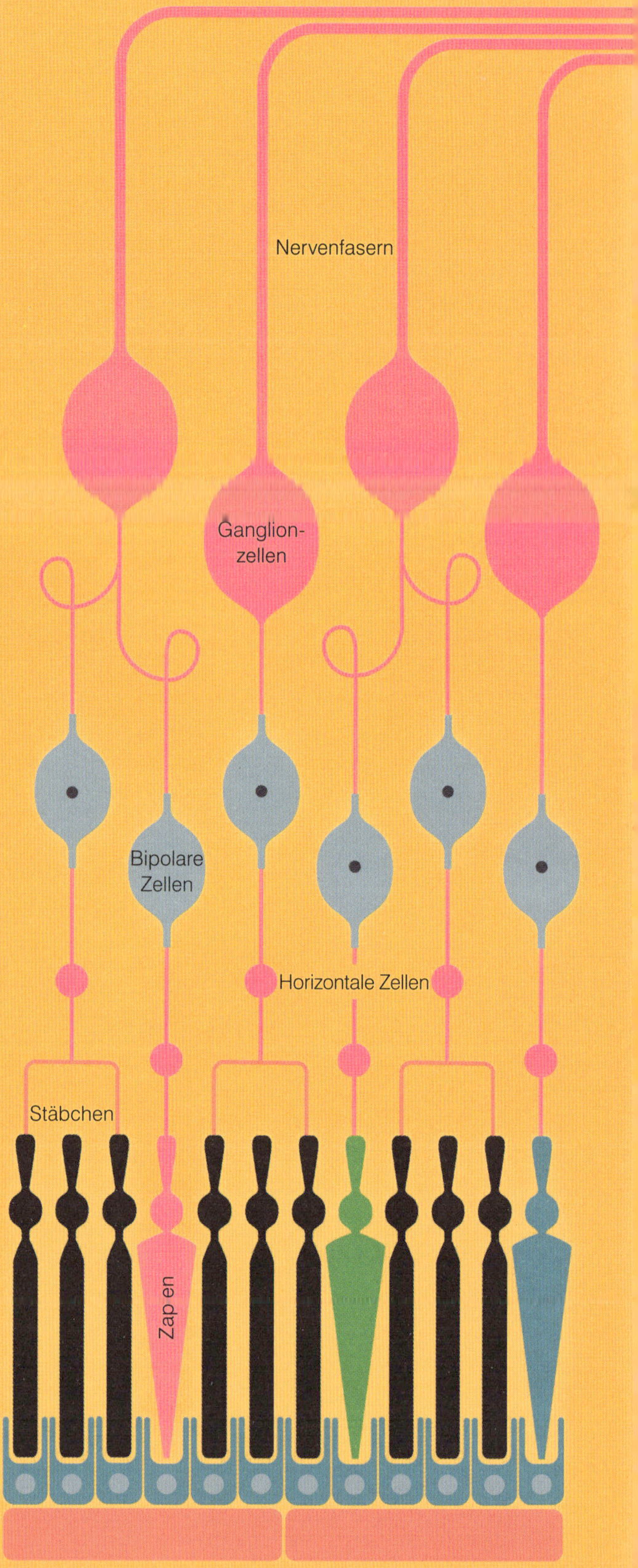

AUGE VERSUS FERNSEHER

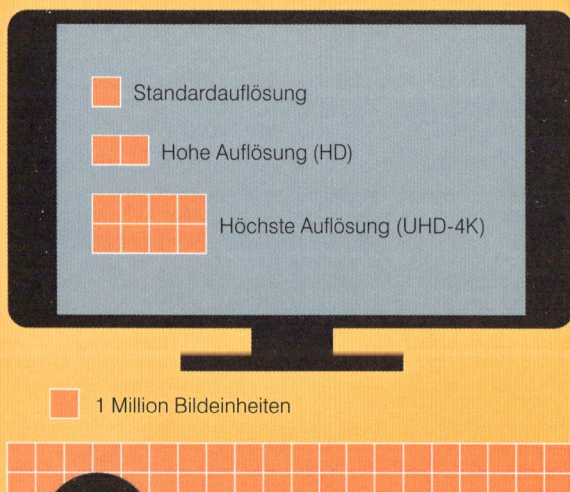

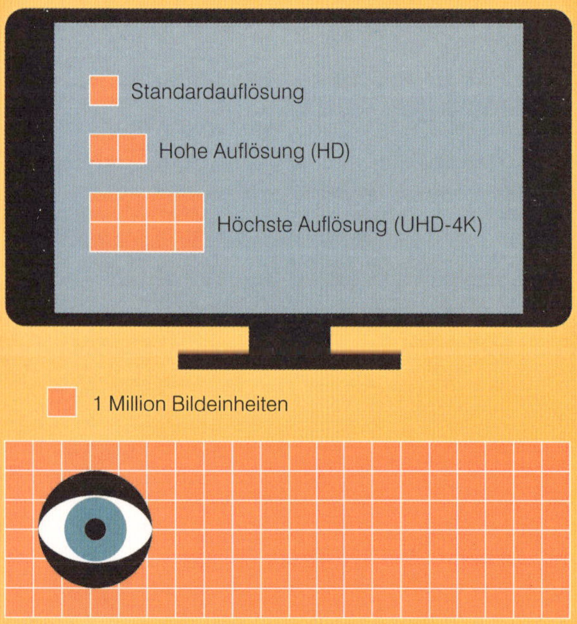

Standardauflösung

Hohe Auflösung (HD)

Höchste Auflösung (UHD-4K)

1 Million Bildeinheiten

Nervenfasern

Ganglion-zellen

Bipolare Zellen

Horizontale Zellen

Stäbchen

Zapfen

FINDE DEINEN BLINDEN FLECK!

Jeder hat einen Punkt auf der Netzhaut, an dem ca. eine Million Ganglionzellen-Nervenfasern zusammenkommen, die die Netzhaut als Sehnerv verlassen. Da dort keine Stäbchen und Zapfen vorhanden sind, ist das unser ‚blinder Fleck‘.

Schließen Sie das rechte Auge und sehen Sie mit dem linken Auge auf das Kreuz. Blättern Sie – den Blick auf das Kreuz fixiert – die Buchseite vor und zurück, bis das Auge das Kreuz nicht mehr sieht.

Versuchen Sie dasselbe mit diesem Diagramm. Was passiert mit der schwarzen Linie, wenn das Kreuz verschwindet?

Was passiert, wenn das Auge von Farbe umgeben ist?

Was passiert, wenn das Auge von Punkten umgeben ist?

AUGE AN GEHIRN

Das Auge sieht nur einen Teil von dem, was das Gehirn sieht. Wir leben in der Vergangenheit: Zwischen der Reaktion der Stäbchen und Zapfen auf die Lichtstrahlen und der bewussten Wahrnehmung des von den Nervensignalen erstellten Bildes durch das Gehirn klafft eine kleine Lücke von 50–100 Millisekunden (0,05–0,1 Sekunden). Teils liegt dies daran, dass die Signale erst durch die Netzwerkzellen der Netzhaut, den Sehnerv entlang, über Chiasma opticum (Sehnervenkreuzung) und Nervenbahnen bis hin zum eigentlichen Sehzentrum auf der unteren Rückseite wandern und dann an verschiedene Nebenzentren ‚weitergereicht‘ werden, die alle einen Aspekt des Gesehenen untersuchen. Aus all diesen Informationen konstruiert das Gehirn seine Version der sichtbaren Realität, wobei es – ständig, aber eben immer ein bisschen zeitversetzt – in der Zeit vor- und zurückspringt, analysiert, mutmaßt, koordiniert und Beziehungen herstellt.

GESICHTSFELDER

Von einer Seite zur anderen (lateral)

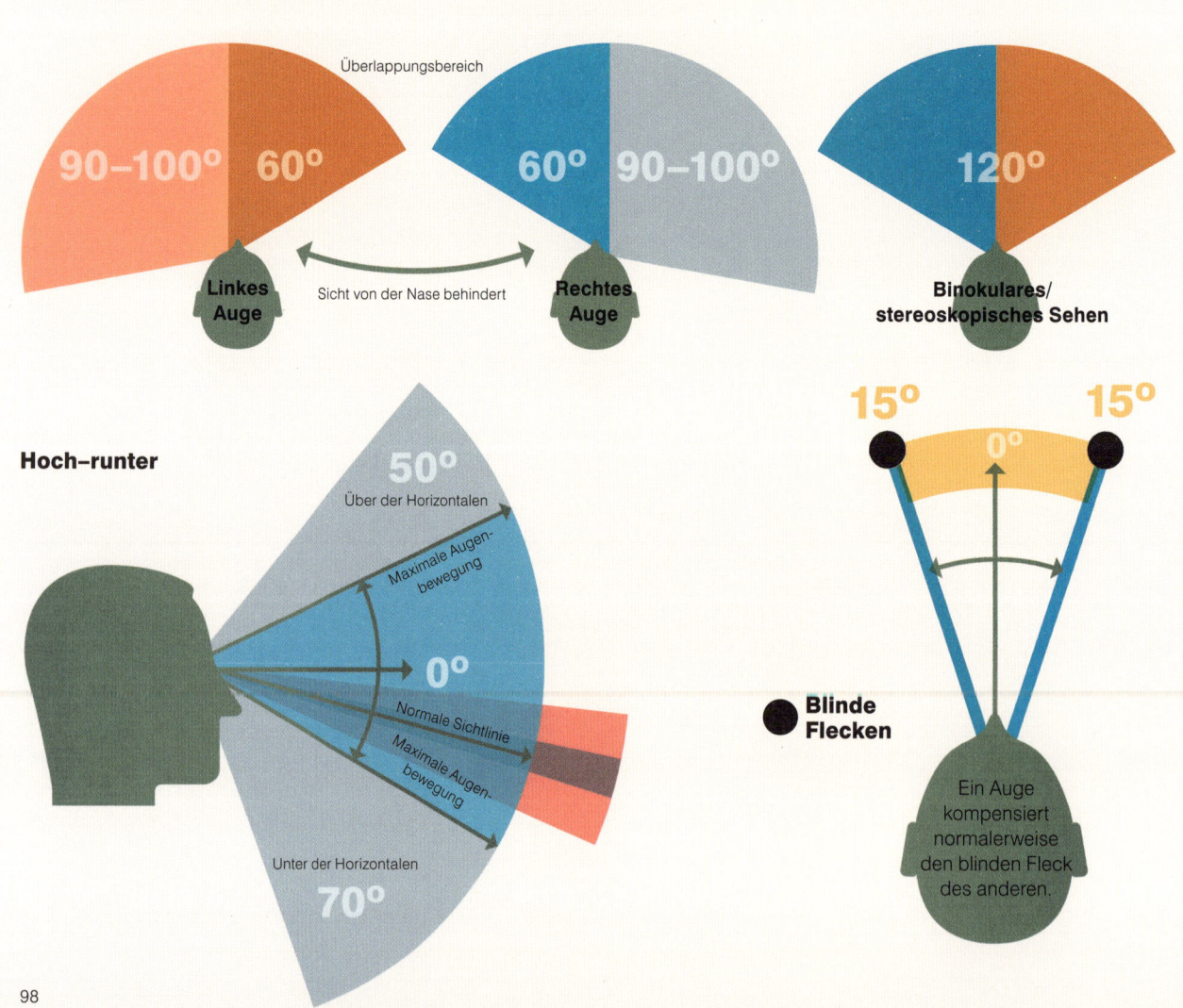

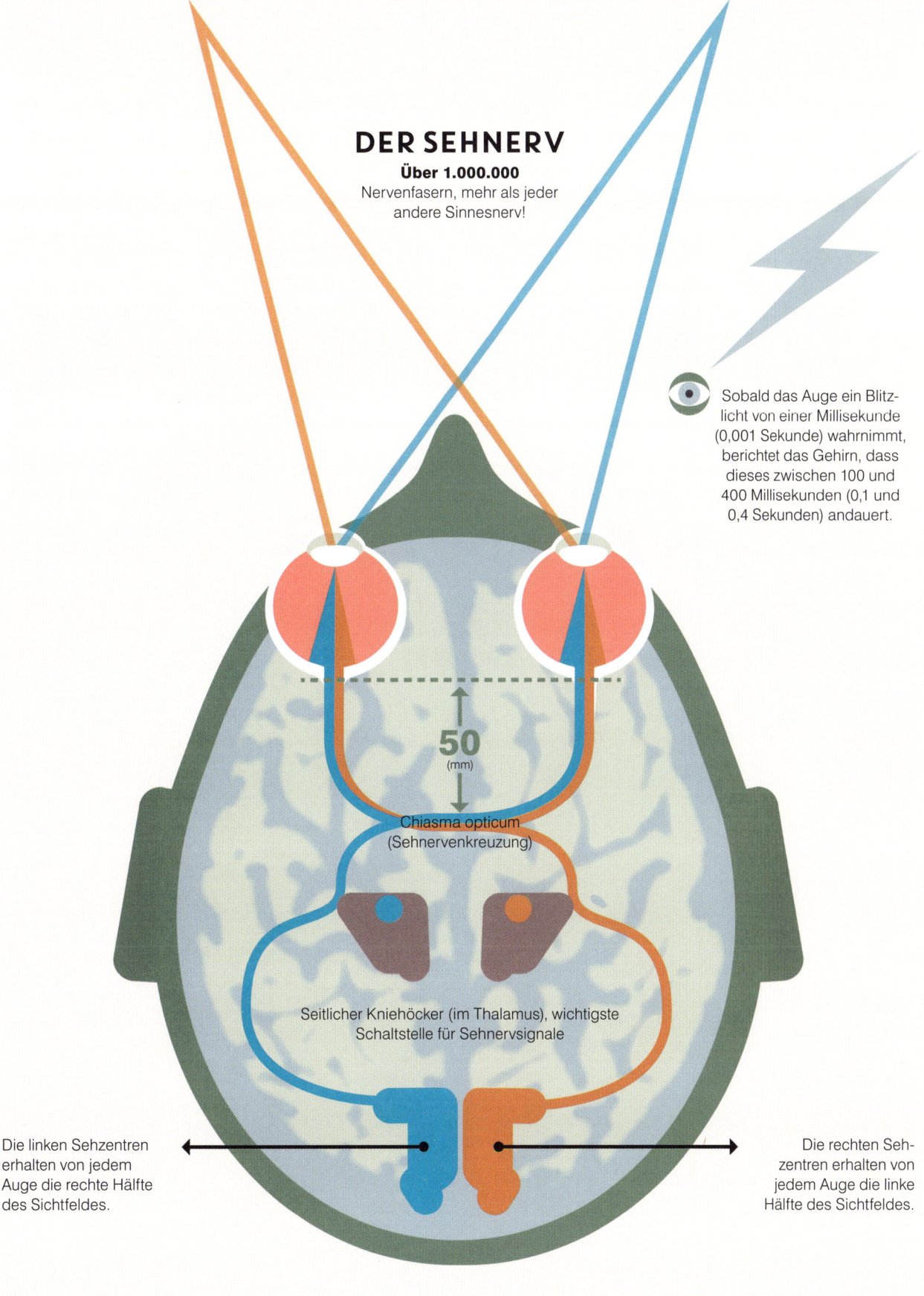

DER SEHNERV

Über 1.000.000
Nervenfasern, mehr als jeder
andere Sinnesnerv!

Sobald das Auge ein Blitz-
licht von einer Millisekunde
(0,001 Sekunde) wahrnimmt,
berichtet das Gehirn, dass
dieses zwischen 100 und
400 Millisekunden (0,1 und
0,4 Sekunden) andauert.

50
(mm)

Chiasma opticum
(Sehnervenkreuzung)

Seitlicher Kniehöcker (im Thalamus), wichtigste
Schaltstelle für Sehnervsignale

Die linken Sehzentren
erhalten von jedem
Auge die rechte Hälfte
des Sichtfeldes.

Die rechten Seh-
zentren erhalten von
jedem Auge die linke
Hälfte des Sichtfeldes.

KLANGWELT

Eine Welt, überflutet von Klängen und Geräuschen, rührt her von einem schlangenförmigen, nur 10 mm großen Körperteil tief im Innenohr, das bequem auf einem kleinen Fingernagel Platz hätte. Die Hörschnecke empfängt über Trommelfell und Gehörknöchelchen Schwingungen aus der Luft und wandelt sie in elektrische Nervensignale um. Am wichtigsten sind dabei eine Reihe von 3.500 inneren Haarzellen auf einem flexiblen Bogen (Basilarmembran), der sich in der Hörschnecke windet. Sobald Vibrationen diesen zum Zittern bringen, werden die Mikrohärchen oben auf dem gallertartigen ‚Dach' dieser Zellen gebogen und gedreht. Aufgrund dieser Feinstbewegungen erzeugen die Haarzellen Nervenimpulse, die den Hörnerv entlang bis zum Hörzentrum ins Gehirn wandern.

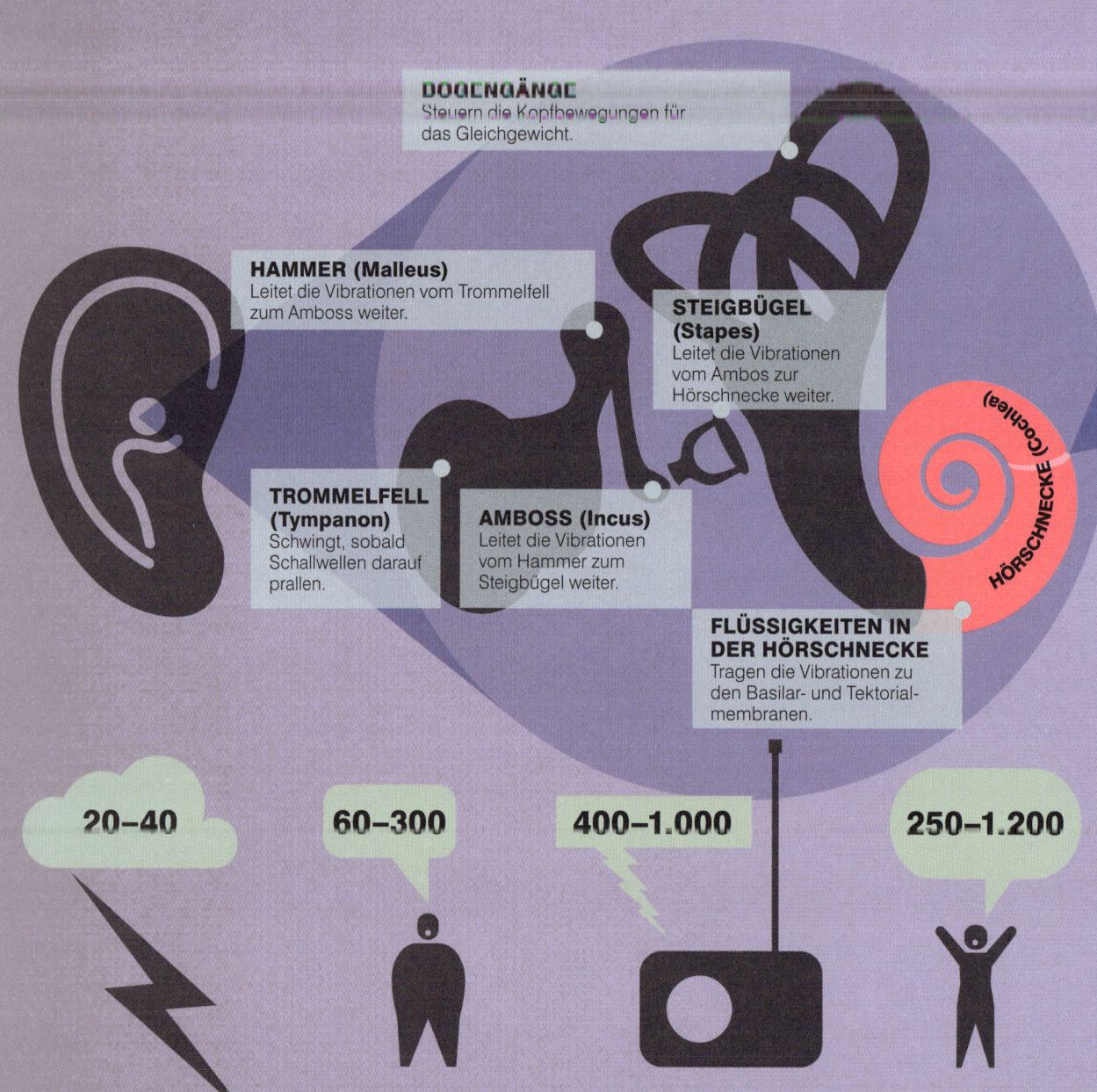

BOGENGÄNGE
Steuern die Kopfbewegungen für das Gleichgewicht.

HAMMER (Malleus)
Leitet die Vibrationen vom Trommelfell zum Amboss weiter.

STEIGBÜGEL (Stapes)
Leitet die Vibrationen vom Ambos zur Hörschnecke weiter.

TROMMELFELL (Tympanon)
Schwingt, sobald Schallwellen darauf prallen.

AMBOSS (Incus)
Leitet die Vibrationen vom Hammer zum Steigbügel weiter.

HÖRSCHNECKE (Cochlea)

FLÜSSIGKEITEN IN DER HÖRSCHNECKE
Tragen die Vibrationen zu den Basilar- und Tektorial-membranen.

20–40

60–300

400–1.000

250–1.200

QUERSCHNITT DER HÖRSCHNECKE

Vorhoftreppe

Mittlere Treppe

Paukentreppe

Membranschwingungen stimulieren die Haarzellen.

0,05 mm

12.000 ÄUSSERE HAARZELLEN
Empfangen die Nervensignale und bewegen die Mikrohärchen so, dass die Basilar-/Tektorialmembran sich anspannt und die Sensibilität der inneren Haarzellen steigert.

0,03 mm

3.500 INNERE HAARZELLEN
Die Mikrohärchen werden durch Vibrationen gebogen. Dies erzeugt Nervensignale.

HÖHEN UND TIEFEN
Die Schallfrequenz oder Tonhöhe wird anhand der Vibrationen pro Sekunde, Hz (Hertz), gemessen.

300–600

27,5

1.000–8.000

6.000

4.186

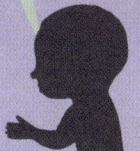

EIN LEBEN IN STEREO

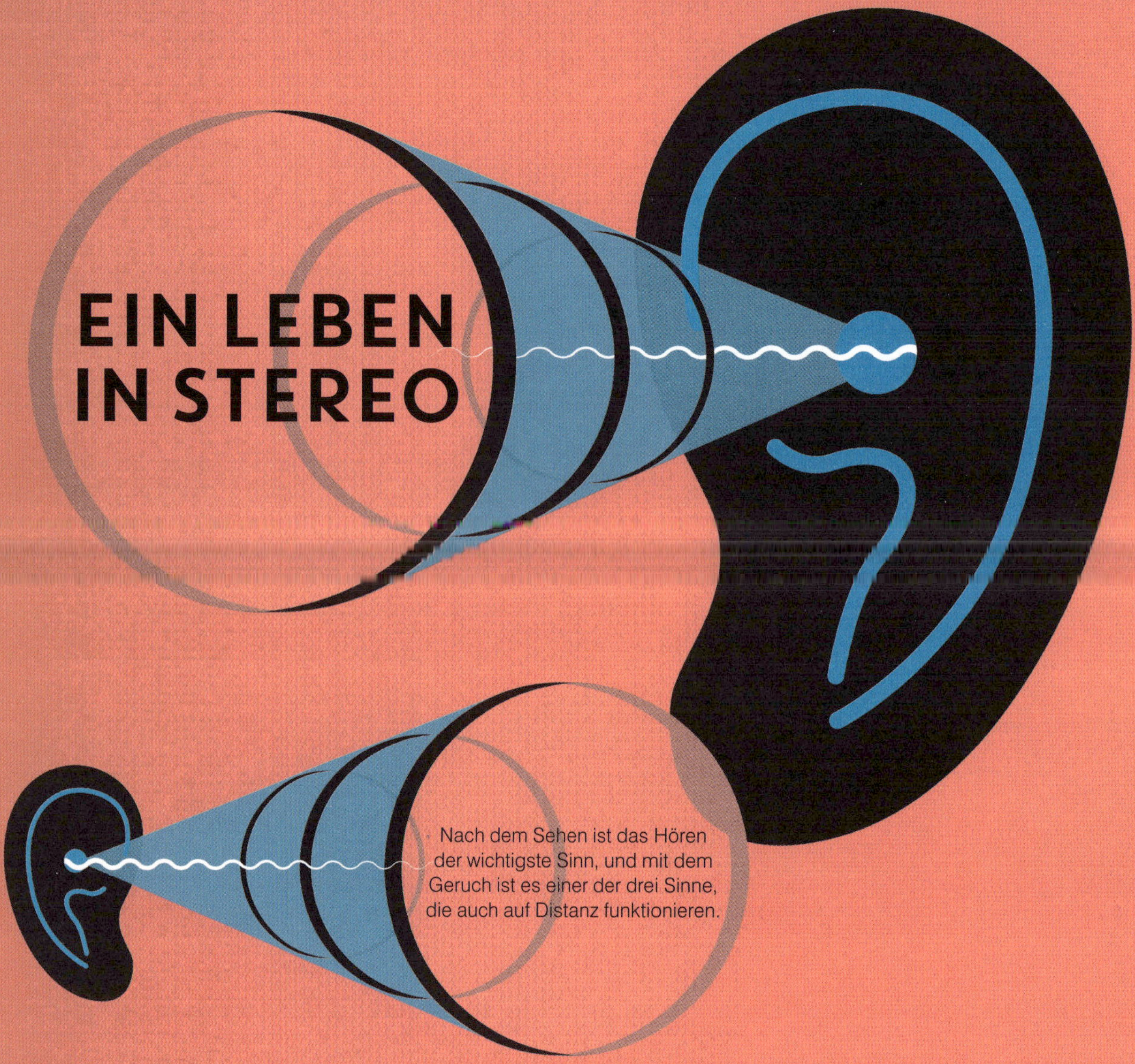

Nach dem Sehen ist das Hören der wichtigste Sinn, und mit dem Geruch ist es einer der drei Sinne, die auch auf Distanz funktionieren.

SCHALLGESCHWINDIGKEIT

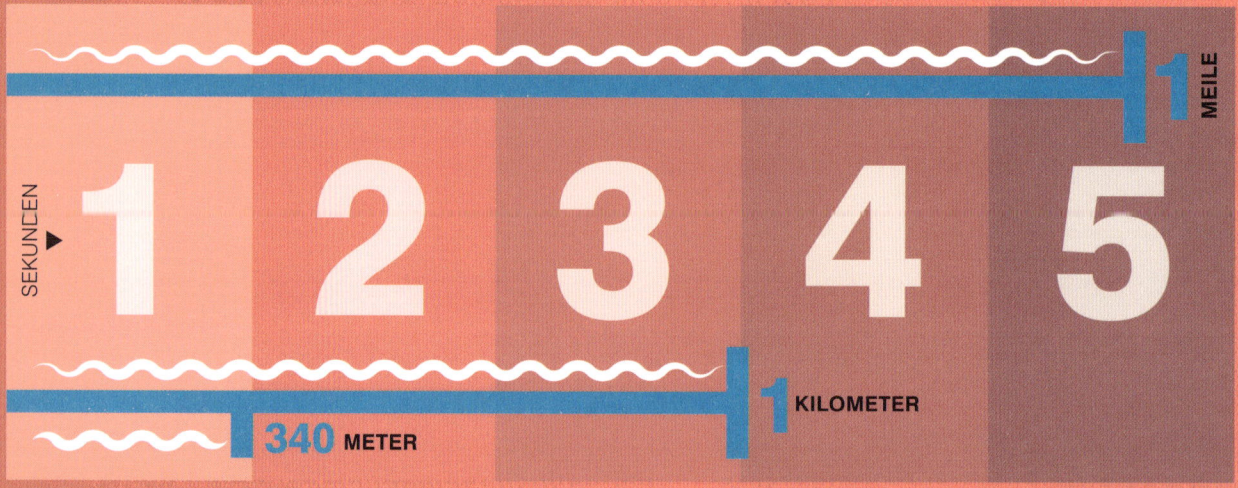

SEKUNDEN

1 2 3 4 5

1 MEILE

1 KILOMETER

340 METER

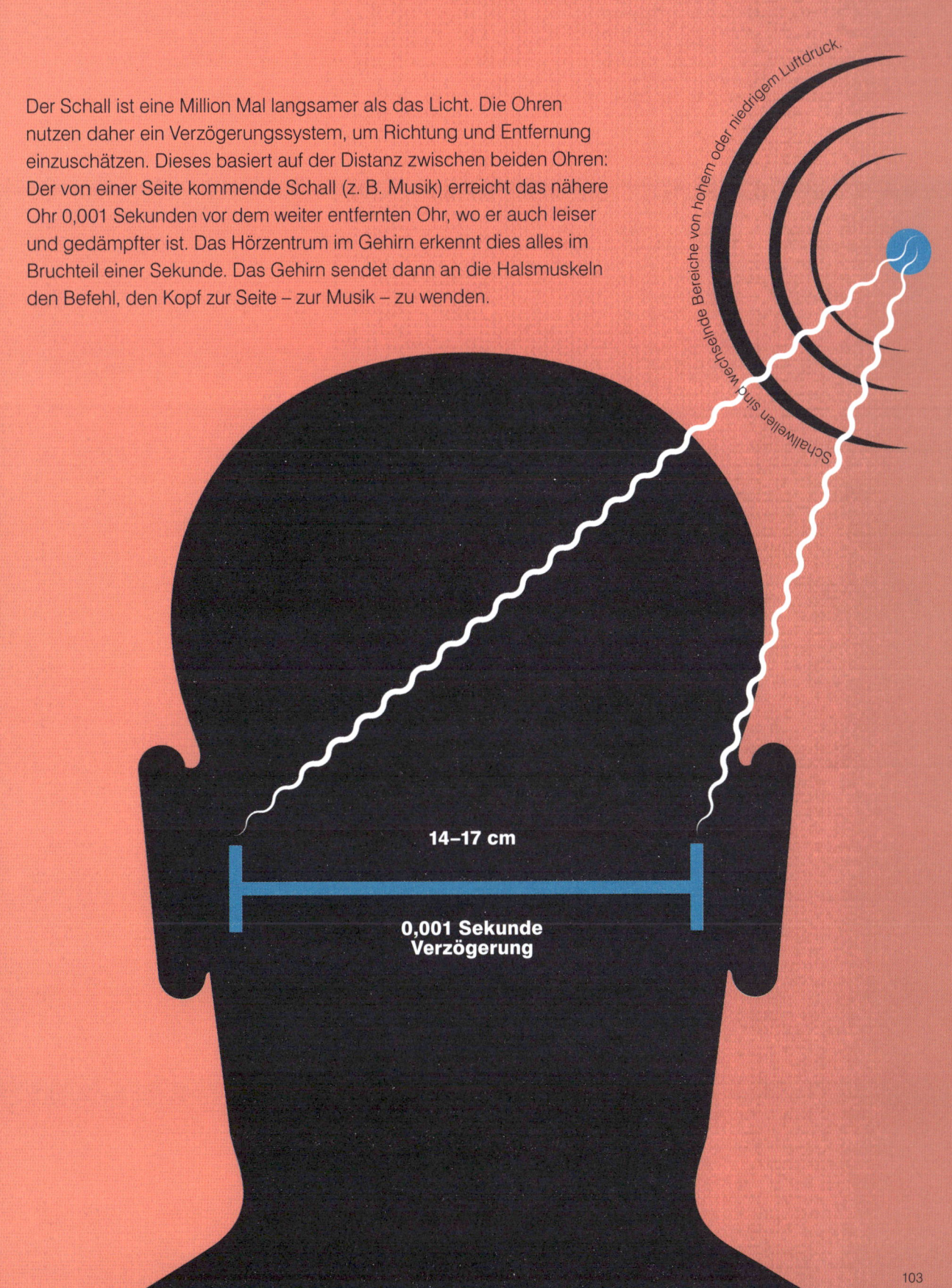

Der Schall ist eine Million Mal langsamer als das Licht. Die Ohren nutzen daher ein Verzögerungssystem, um Richtung und Entfernung einzuschätzen. Dieses basiert auf der Distanz zwischen beiden Ohren: Der von einer Seite kommende Schall (z. B. Musik) erreicht das nähere Ohr 0,001 Sekunden vor dem weiter entfernten Ohr, wo er auch leiser und gedämpfter ist. Das Hörzentrum im Gehirn erkennt dies alles im Bruchteil einer Sekunde. Das Gehirn sendet dann an die Halsmuskeln den Befehl, den Kopf zur Seite – zur Musik – zu wenden.

Schallwellen sind wechselnde Bereiche von hohem oder niedrigem Luftdruck.

14–17 cm

0,001 Sekunde
Verzögerung

LAUT UND LAUTER

Eine Schallintensitätsskala in Dezibel (dB) schreitet nicht in gleichmäßigen Stufen, sondern logarithmisch (Bezugswert 10) fort. Das heißt, 20 dB sind 10 Mal (und nicht zweimal) stärker als 10 dB, 30 dB 100 Mal (nicht dreimal) stärker usw.

170
Hörverlust unvermeidbar

140
Flugzeugtriebwerk 30 m entfernt

120
Ohrenschmerzen wahrscheinlich

110
Lautes Musikkonzert, naher Donner

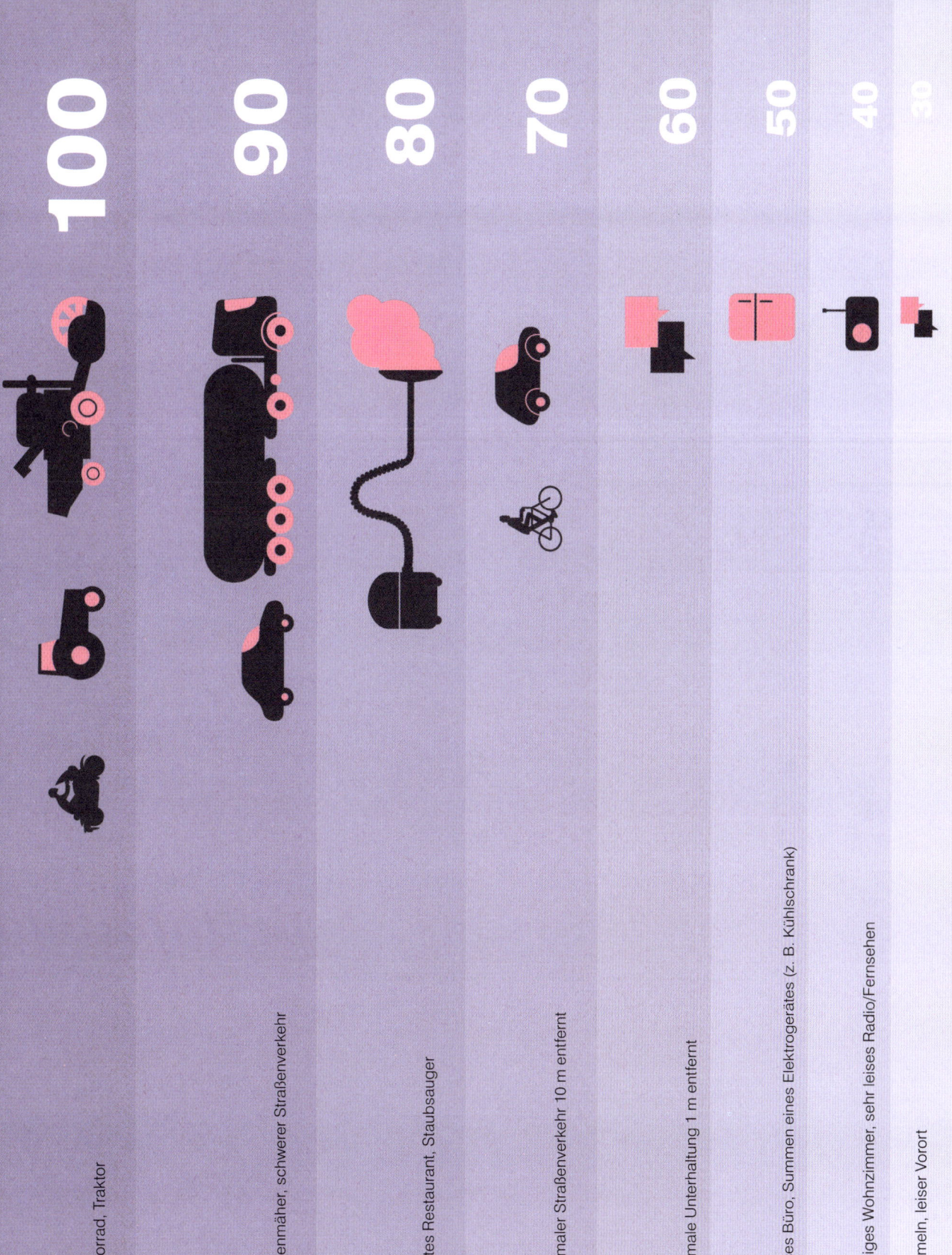

100 — Motorrad, Traktor

90 — Rasenmäher, schwerer Straßenverkehr

80 — Lautes Restaurant, Staubsauger

70 — Normaler Straßenverkehr 10 m entfernt

60 — Normale Unterhaltung 1 m entfernt

50 — Leises Büro, Summen eines Elektrogerätes (z. B. Kühlschrank)

40 — Ruhiges Wohnzimmer, sehr leises Radio/Fernsehen

30 — Murmeln, leiser Vorort

GERUCHSSINN

Der Geruchssinn ist der drittinformativste, berührungslose Sinn. Er liefert Informationen zu möglicherweise gefährlichen Dämpfen und Gasen in der Luft, gute und schlechte Gerüche sowie Aromen von Essen, Trinken, Pflanzen, Tieren u. a. Gerüche können großen Genuss bereiten, aber auch starke negative Reaktionen (Würgreflex) verursachen. Mehr als andere Sinne ist der Geruchssinn mit Teilen des Gehirns verbunden, in denen Erinnerungen und Gefühle gespeichert sind, daher lösen Gerüche häufig starke Gefühle aus.

ERLEBNIS ESSEN

Geschmack und Geruch sind getrennte Sinnessysteme, die sich aber in der Wahrnehmung vermischen und bei jedem Bissen das Gesamterlebnis ‚Essen' ausmachen.

Geschätzter Anteil am ‚Esserlebnis' (%):

15 Erinnerungen

15 Geschmack

60 Geruch

10 Unmittelbare Umstände

3 RIECHEPITHEL (RIECHSCHLEIMHAUT)

Dieser 3 cm² große Bereich an der oberen Nasenhöhle auf jeder Seite der Nase enthält 5–10 Millionen Riechzellen (Rezeptorneuronen). Um die Geruchsmoleküle erfassen zu können, werden diese in Flüssigkeit gelöst.

NASENHÖHLE

Von der Nasenscheidewand in zwei Hälften – rechts und links – getrennt. Die Schleimhaut erwärmt, befeuchtet und filtert die hereinströmenden Luftpartikel. Die Nasenmuscheln sind Knochenlamellen, die die Luft direkt zum Riechepithel leiten.

2

1 GERUCHSSTOFFE

Unsichtbare Geruchspartikel (meist Moleküle) schweben im Luftstrom. Sie tragen Informationen über die allgemeine Umgebung in ihrer Größe, Form und elektrischen Ladung, die über den orthonasalen Weg durch die Nasenlöcher, und Informationen über Essen/Trinken im Mund, die über den retronasalen Weg (am hinteren Gaumen) entlang geleitet werden.

5 NERVENFASERN DER RIECHZELLEN

Die Nervenfasern sind zu Bündeln von 20–30 zusammengefasst. Sie ziehen durch die Siebplatte – eine mit Löchern durchzogene Struktur des Siebbeins (Schädel) – und senden Nervensignale zum Riechkolben. Sie gelten (manchmal zusammen mit Riechkolben und -bahn) als Geruchsnerv oder Hirnnerv I (1).

10 mm

6

5

4

6 RIECHKOLBEN

Diese lappenartige Verlängerung des Endhirns besteht aus fünf Hauptzellschichten. Sie entschlüsselt, filtert, koordiniert, verstärkt und verarbeitet die Nerveninformationen von den Riechzellen.

GERUCHSREZEPTOREN

Diese Moleküle befinden sich an der freiliegenden Fläche der Riechzellen und werden durch den Kontakt mit dem entsprechenden Geruchsmolekül stimuliert (Schlüssel-Schloss-Mechanismus). Sie geben Nervensignale ab, die dann über die Nervenfasern zum Riechkolben gesendet werden.

7

RIECHBAHN

Nervenfasern bilden die Verbindung zwischen Riechkolben und Gehirn.

PRIMÄRE RIECHRINDE

Die Region des inneren Schläfenlappens, die hauptsächlich die Geruchsinformationen verarbeitet. Sie ist eng mit den Regionen verknüpft, die Gefühle und Erinnerungen verarbeiten.

8

25–30 mm

Volumen (cc)
15–20

DER VOLLE GESCHMACK

In unserer täglichen Erfahrung sind – besonders bei unserem Lieblingsessen – Geschmack und Geruch untrennbar verbunden. Geschmack ist zwar ein eigenständiges Sinnessystem – aber ganz allein geht es dann doch nicht. Die Nervensignale seiner wichtigsten Sensoren, die Geschmacksknospen, machen nur einen Teil der ‚geschmacklichen Information‘ aus. Nicht-Geschmacksmerkmale wie Hitze/Kälte und Textur – rau, glitschig, weich – tragen viel zum Gesamterlebnis des Nahrungsmittels bei. Forscher haben gezeigt, dass das Identifizieren von Geschmacksrichtungen so kompliziert ist wie das von Gerüchen. Viele Geschmacks-rezeptoren geben, wenn von den Geschmacksstoffen stimuliert, viele Nervensignale ab. Das Gehirn muss diese nun für das Ergebnis entschlüsseln und die Muster erkennen. Guten Appetit!

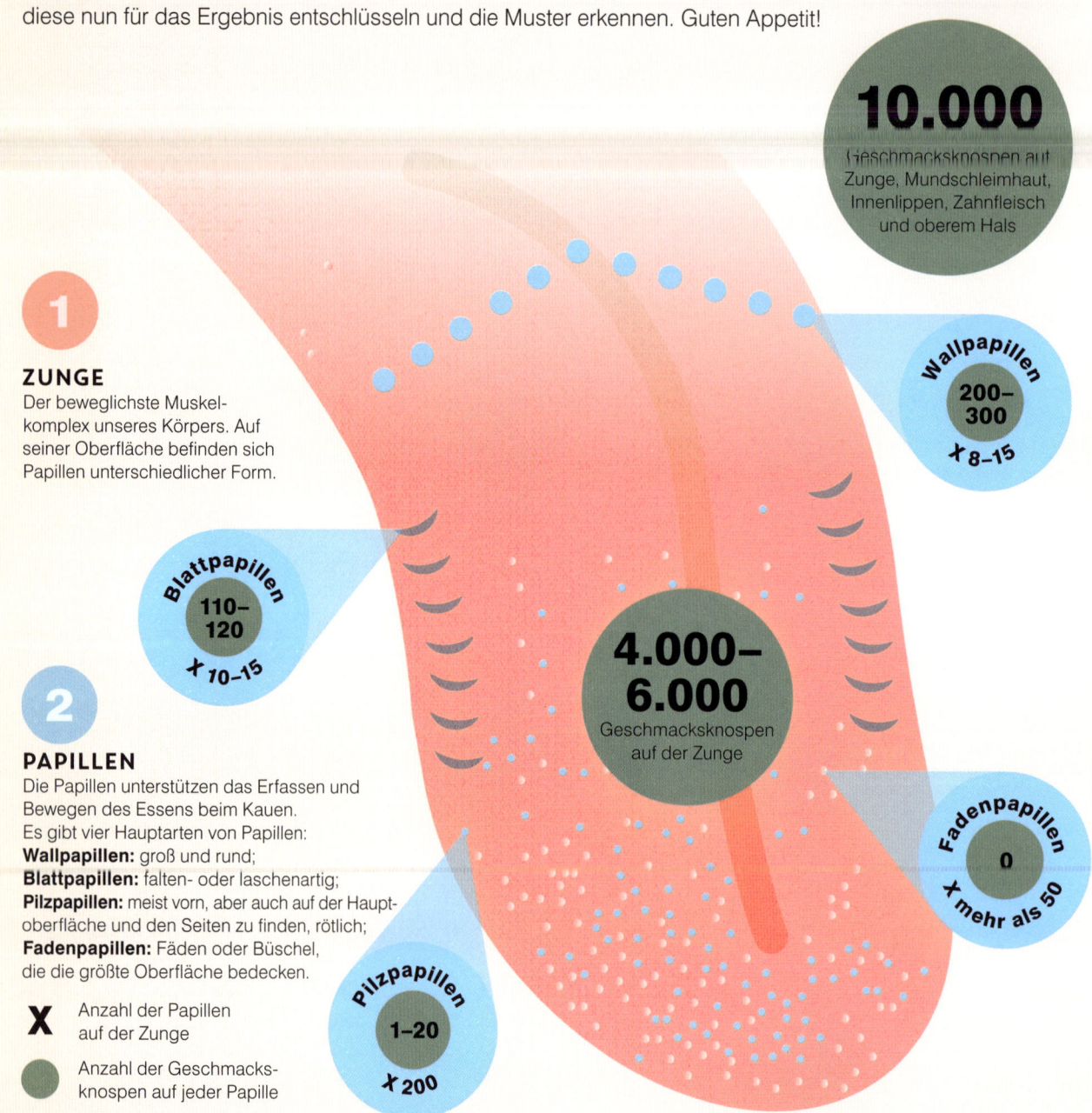

10.000
Geschmacksknospen auf Zunge, Mundschleimhaut, Innenlippen, Zahnfleisch und oberem Hals

1

ZUNGE
Der beweglichste Muskel-komplex unseres Körpers. Auf seiner Oberfläche befinden sich Papillen unterschiedlicher Form.

Wallpapillen
200–300
X 8–15

Blattpapillen
110–120
X 10–15

4.000–6.000
Geschmacksknospen auf der Zunge

Fadenpapillen
0
X mehr als 50

2

PAPILLEN
Die Papillen unterstützen das Erfassen und Bewegen des Essens beim Kauen. Es gibt vier Hauptarten von Papillen:
Wallpapillen: groß und rund;
Blattpapillen: falten- oder laschenartig;
Pilzpapillen: meist vorn, aber auch auf der Haupt-oberfläche und den Seiten zu finden, rötlich;
Fadenpapillen: Fäden oder Büschel, die die größte Oberfläche bedecken.

X Anzahl der Papillen auf der Zunge

Anzahl der Geschmacks-knospen auf jeder Papille

Pilzpapillen
1–20
X 200

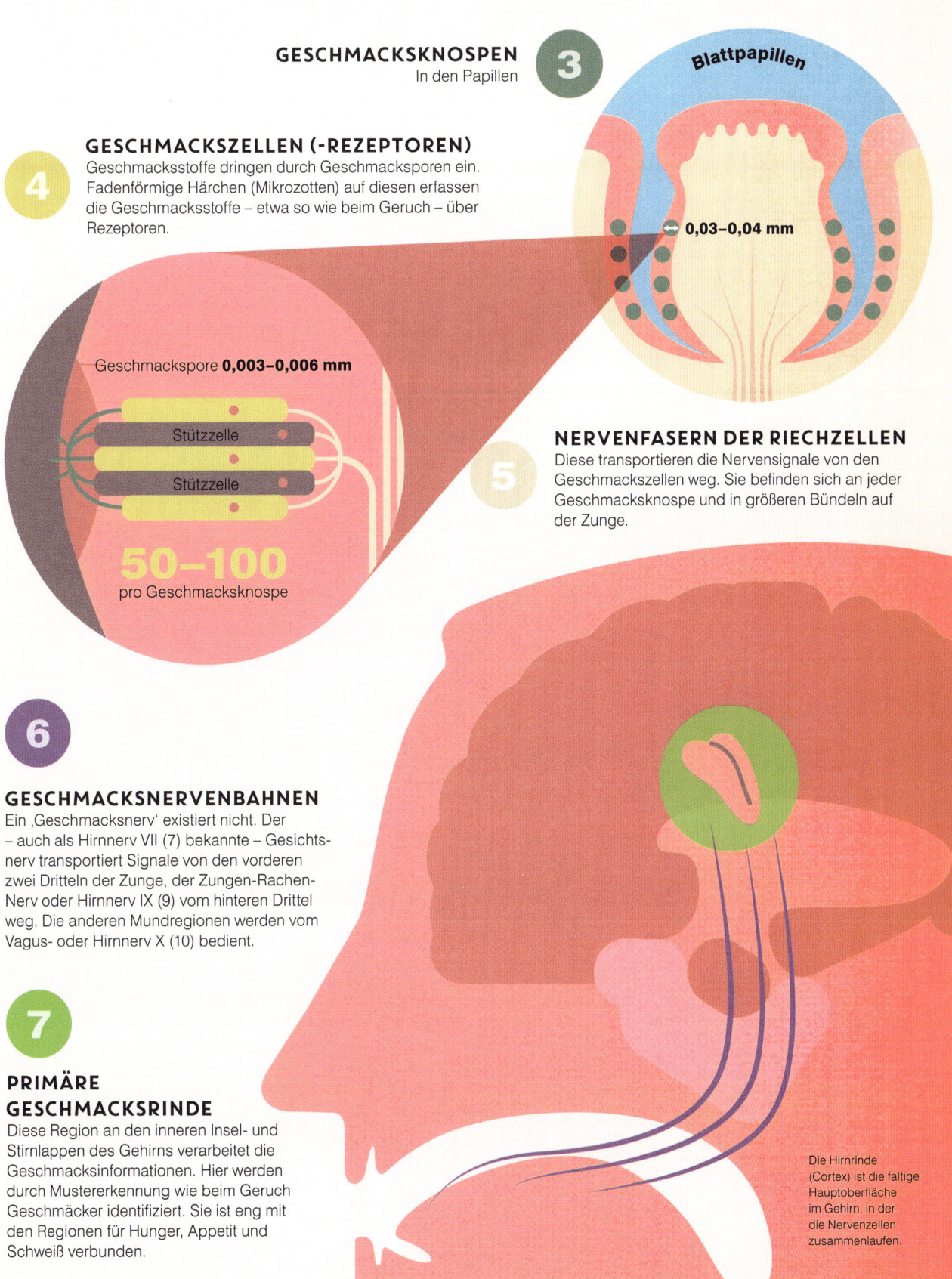

GESCHMACKSKNOSPEN
In den Papillen

3

Blattpapillen

4

GESCHMACKSZELLEN (-REZEPTOREN)
Geschmacksstoffe dringen durch Geschmacksporen ein. Fadenförmige Härchen (Mikrozotten) auf diesen erfassen die Geschmacksstoffe – etwa so wie beim Geruch – über Rezeptoren.

0,03–0,04 mm

Geschmackspore **0,003–0,006 mm**

Stützzelle

Stützzelle

50–100
pro Geschmacksknospe

NERVENFASERN DER RIECHZELLEN
Diese transportieren die Nervensignale von den Geschmackszellen weg. Sie befinden sich an jeder Geschmacksknospe und in größeren Bündeln auf der Zunge.

5

6

GESCHMACKSNERVENBAHNEN
Ein ‚Geschmacksnerv' existiert nicht. Der – auch als Hirnnerv VII (7) bekannte – Gesichtsnerv transportiert Signale von den vorderen zwei Dritteln der Zunge, der Zungen-Rachen-Nerv oder Hirnnerv IX (9) vom hinteren Drittel weg. Die anderen Mundregionen werden vom Vagus- oder Hirnnerv X (10) bedient.

7

PRIMÄRE GESCHMACKSRINDE
Diese Region an den inneren Insel- und Stirnlappen des Gehirns verarbeitet die Geschmacksinformationen. Hier werden durch Mustererkennung wie beim Geruch Geschmäcker identifiziert. Sie ist eng mit den Regionen für Hunger, Appetit und Schweiß verbunden.

Die Hirnrinde (Cortex) ist die faltige Hauptoberfläche im Gehirn, in der die Nervenzellen zusammenlaufen.

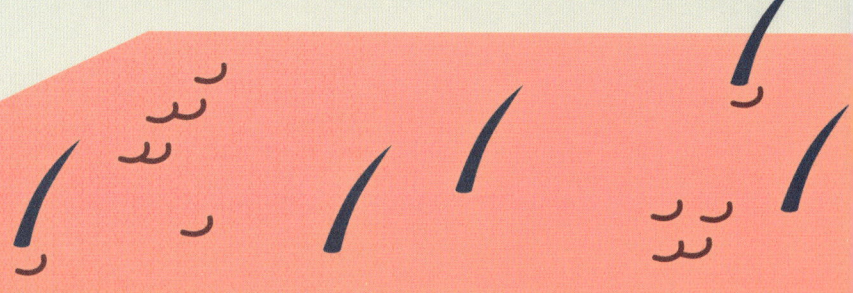

HAUT UND OBERFLÄCHENSENSOREN

Spezialisierte Nervenenden, die als einzelne Zellen betrachtet jeweils eine Nervenfaser abgeben.

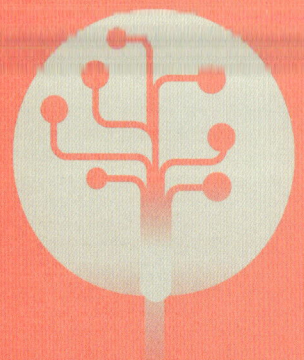

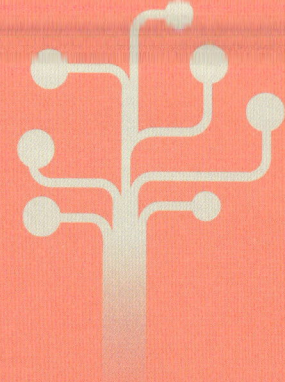

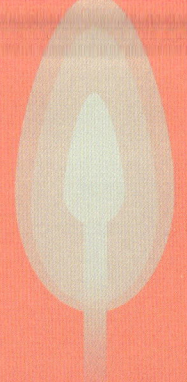

20–100

Krause

Temperaturveränderungen,
insbesondere Kälte

Wilhelm Krause (1833–1910)

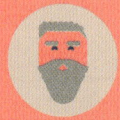

5–20

Merkel

Leichte Berührung, leichter Druck,
kantige Formen wie Ecken

Friedrich Merkel (1845–1919)

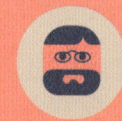

100–300

Meissner

Leichte Berührung, langsame Vibrationen,
Oberflächen-Texturen

Georg Meissner (1829–1905)

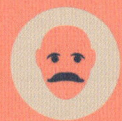

ALLES ZUM ANFASSEN

Die sichtbare Oberfläche der Haut besteht aus toten Zellen, die zur Abnutzung und zum Schutz geschaffen werden. Unter diesen tummeln sich allerdings Millionen von Sinneszellen. ‚Tastsinn': ein viel zu simples Wort. Berührungen können grob oder sanft, nass oder trocken, starr oder nachgiebig, warm oder kalt u. v. m. sein. Sie stammen von Nervensignalströmen von sechs Sinneszellarten. Die Signale wandern durch das ganze Nervennetz bis zu einem Streifen auf der Hirnoberfläche, dem Tastzentrum (somatosensorischer Cortex), wo sie bewusst wahrgenommen werden.

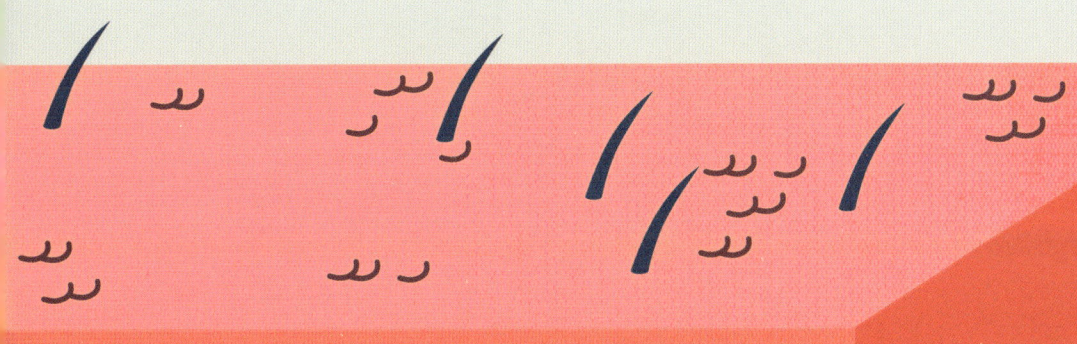

Größe in μm (Mikrometer) 1 μm = 0,001 mm

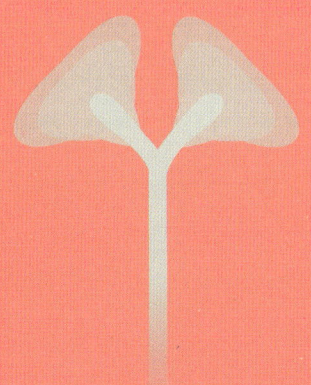

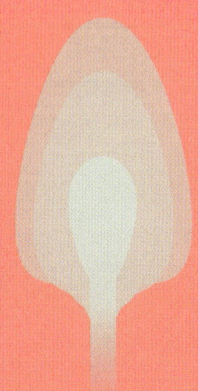

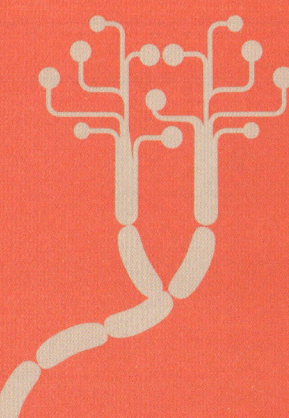

100–500

Ruffini
Langsam ausgeführter, anhaltender Druck, Temperaturveränderungen, insbesondere Hitze

500–1.200

Pacini
Schnelle Vibrationen, starker Druck

Freie Nervenenden
Verschiedene Arten von Berührung, Temperaturveränderungen, Schmerzen

Angelo Ruffini (1864–1929)

Filippo Pacini (1812–1883)

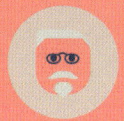

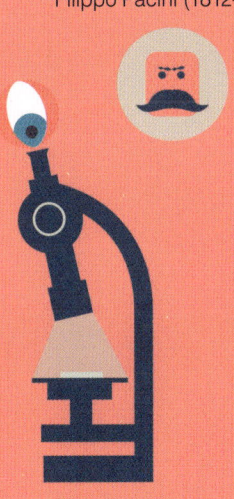

Warum diese Namen?
Mehrere Hautsensoren wurden nach den Anatomisten, Biologen oder anderen Wissenschaftlern des 19. Jhs. benannt, die diese entdeckt und unter dem Mikroskop untersucht haben.

TIEFENWAHRNEHMUNG

Was machen die Arme und Beine, wenn man nicht hinsieht? Sind sie überschlagen, abgeknickt, ausgestreckt, gebeugt, unbewegt oder bewegen sie sich? Das Wissen oder Wahrnehmen dieser Körperpositionen, -haltungen und -bewegungen nennt man Eigenwahrnehmung. Obwohl wir diesem Sinn kaum Beachtung schenken, sind seine sekündlichen Berichte lebenswichtig. Informationen erhält er von kleinen Sinnesorganen und Nervenenden: Mechanorezeptoren (reagieren auf physische Kraft). Diese befinden sich fast überall in Organen und Geweben, besonders in den Muskeln und Sehnen und in Gelenkbändern und -kapseln. Manche ähneln den Hautrezeptoren, wie den Ruffini- und Pacini-Sensoren (s. Seite 111). So wie bei Hautberührungen senden die Eigenrezeptoren über die Nerven Signale zum Gehirn, wo diese mit anderen Informationen zusammen eine Wahrnehmung von Position und Bewegung eines jeden Körperteils erzeugen.

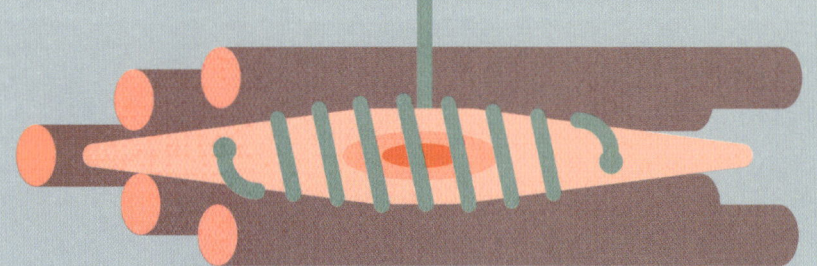

MUSKELSPINDELN

Dutzende bis Hunderte im Muskelkörper oder -bauch. Reagieren auf Änderungen in der Länge, nehmen Anspannung (Kompression) oder Dehnung (Tension) wahr.

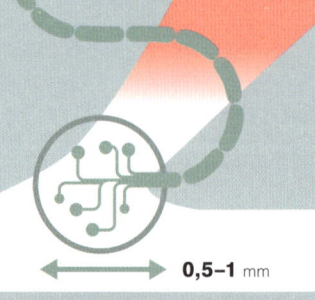

0,5–1 mm

SEHNENSPINDELN (GOLGI-ORGAN)

In Sehnen, die Muskeln und Knochen verbinden. Reagieren auf Änderungen beim Anspannen (Kompression), wenn der Muskel kontrahiert wird.

EIGENWAHR-NEHMUNGSKAPSEL

Faserige Gehäuse um die Knochenenden in den Gelenkkapseln. Ähnlich wie die Ruffini- und Pacini-Sensoren der Haut.

0,1–1 mm

0,1–1 mm

EIGENWAHR-NEHMUNGSBAND

In dehnbaren Bändern, die die Knochen verbinden. Ähnlich wie die Ruffini- und Pacini-Sensoren der Haut.

EIGENWAHRNEHMUNGSTESTS

Mit diesen Tests können Sie Ihren Tiefensinn testen. Beachten sollten Sie dabei:

- Führen Sie den Test zunächst schnell aus, ohne viel nachzudenken.
- Wiederholen Sie ihn dann langsamer und konzentrieren Sie sich auf die Lage von Armen und Händen.
- Achten Sie bei weiteren Versuchen darauf, um wie viel präziser Sie sich auf die Eigenwahrnehmung konzentrieren können.

1 Strecken Sie beide Arme und Hände nach vorn.

2 Schließen Sie die Augen.

3 Berühren Sie mit der linken Hand Ihre Nasenspitze mit dem Daumen und dann mit jedem Finger.

4 Machen Sie dasselbe mit der rechten Hand.

Sie brauchen:

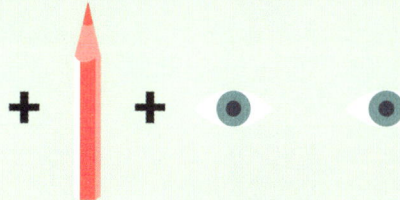

1 Setzen Sie sich an einen Tisch und halten Sie ein Stück Papier mit einer Hand nach unten.

2 Schließen Sie die Augen und lassen Sie sie während der Übung geschlossen.

3 Zeichnen Sie mit einem Bleistift ein X auf das Papier.

4 Tauschen Sie die blatt- und bleistifthaltende Hand.

5 Zeichnen Sie ein zweites X, dem ersten so nah wie möglich.

6 Öffnen Sie die Augen.

BALANCEAKT

Das Gleichgewicht wird manchmal etwas mystisch als ‚sechster Sinn' bezeichnet. Zunächst einmal nimmt das Gleichgewicht die Sinne in Anspruch – tatsächlich beinahe alle Sinneswahrnehmungen, plus weiterer, die sich tief im Ohr befinden. Besagte Gebilde im Innenohr werden allgemein als Gleichgewichtsorgan bezeichnet. Dieses besteht aus den Vorhöfen des Innenohrs, seinen drei Bogengängen, dem Utrikulus und dem Sakkulus. Die winzigste Wahrnehmung wandert zu Bereichen, die als Macula und Ampulla bekannt sind, auf gleichen Linien zur Hörschnecke, sobald bei einer Stimulierung der Mikrohärchen die Haarzellen Nervensignale abfeuern. Doch das Gleichgewicht ist eine noch viel weitreichendere Angelegenheit. Ergänzt wird es durch Informationen, die von den Augen, der Haut und den Eigenwahrnehmungssensoren stammen. Dabei kontrolliert es ständig die Muskeln – von den augenbewegenden bis hin zu den beinstabilisierenden.

INNENOHR

Beim Bewegen des Kopfes werden die Haarzellen in Bogengangs-kuppeln und Makulae der Vorhöfe von der Flüssigkeit im Ohr gebogen.

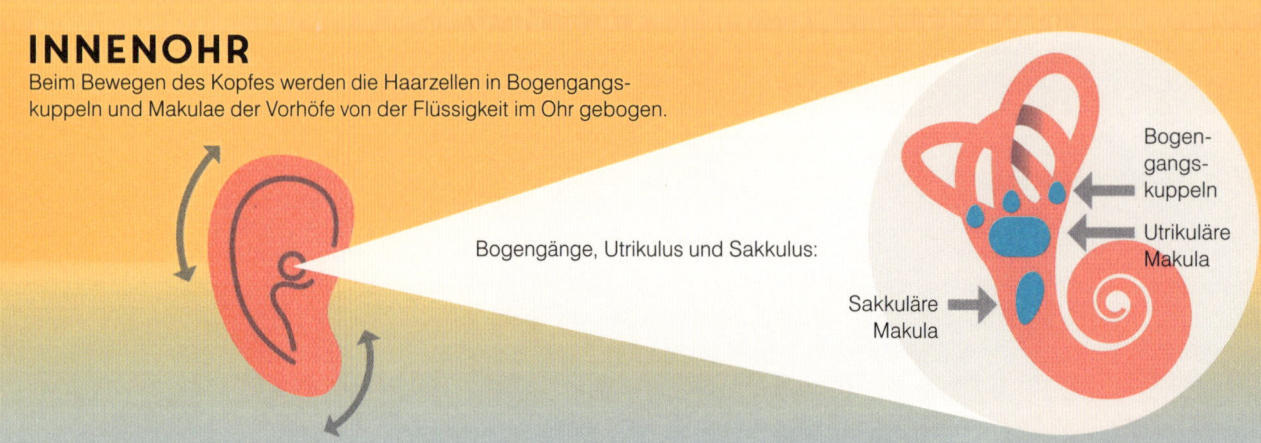

Bogengänge, Utrikulus und Sakkulus:

Bogen-gangs-kuppeln

Utrikuläre Makula

Sakkuläre Makula

AUGEN

Registrieren Horizontal- und Vertikalachsen.

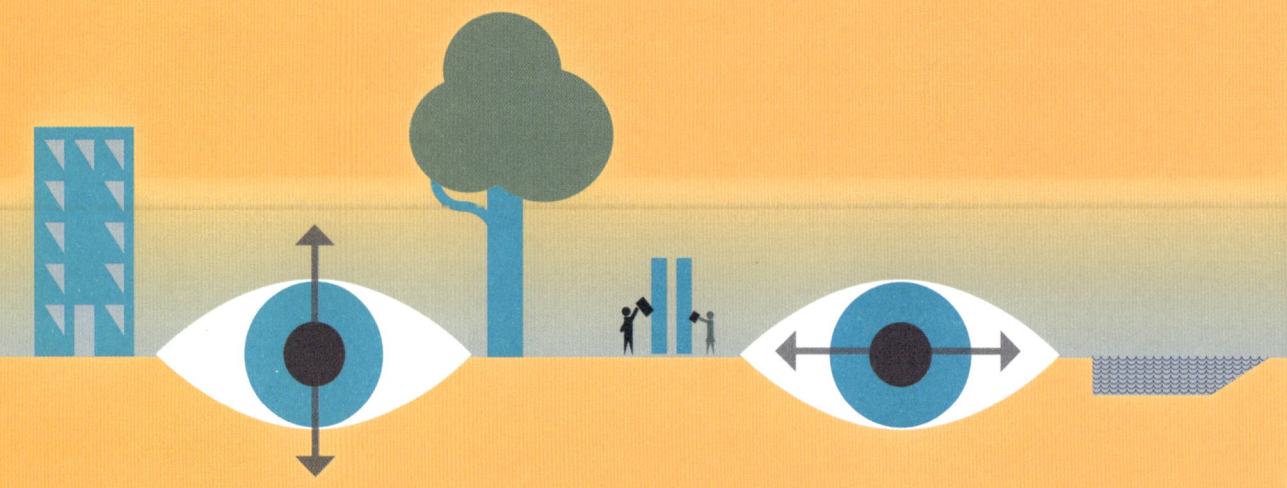

PROPRIOZEPTOREN

Druck- und Spannungssensoren finden sich in:

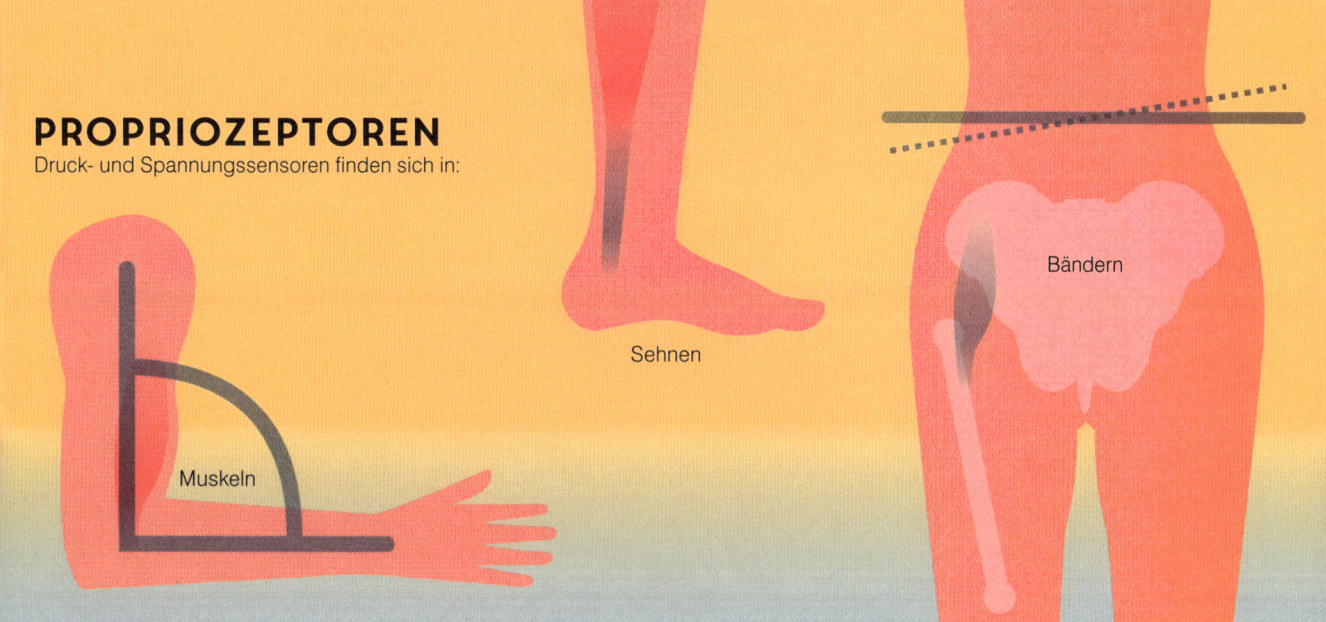

Sehnen

Bändern

Muskeln

HAUT

Empfindet Druck, zum Beispiel das Drücken von Händen und Armen oder die Schieflage der Füße.

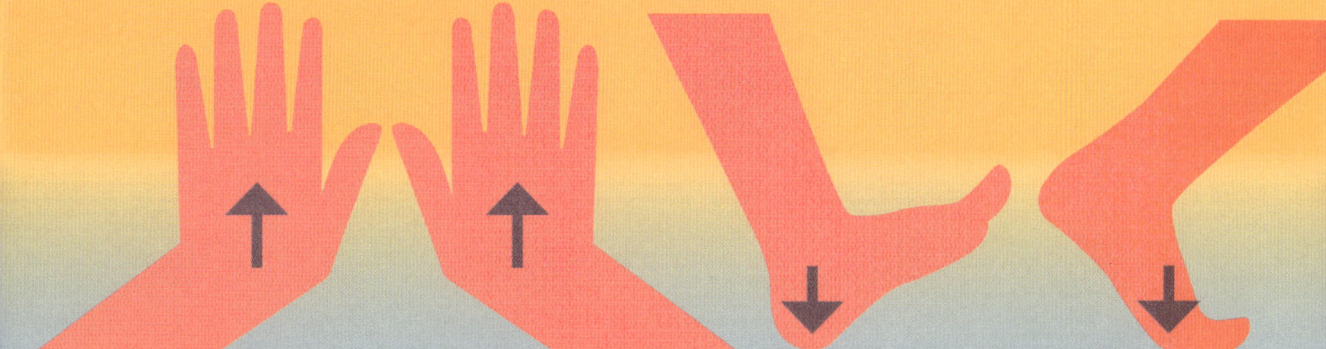

OHREN

Erfassen eingehenden und reflektierten Schall.

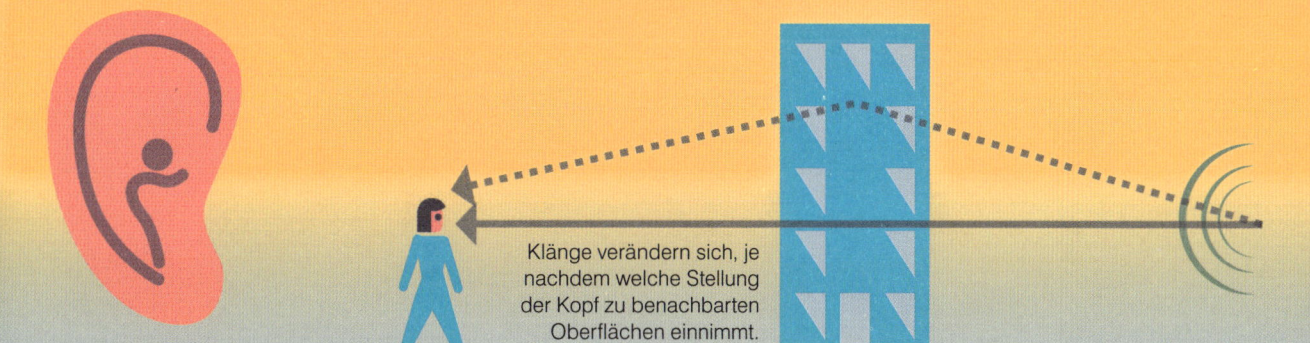

Klänge verändern sich, je nachdem welche Stellung der Kopf zu benachbarten Oberflächen einnimmt.

WIE ENTSTEHT SINN?

Jeder der Hauptsinne sendet Nervensignale an seine eigene Region der dünnen Hirnrinde (Cortex). Auf dem Weg dorthin durchlaufen diese Signale und die sie repräsentierenden Informationen viele Phasen der Verarbeitung, Entschlüsselung, Analyse und Weitergabe. In der Hirnrinde angekommen, werden die Informationen gleichmäßig verteilt und mit anderen Sinnzentren zum Erinnern, Erkennen, Benennen, Assoziieren, Entscheidungen treffen und Reagieren koordiniert. Deshalb ruft ein Geruch aus der Kindheit Bilder, Töne, Geschmäcker, Gefühle und sogar eine ganze Szene aus der Vergangenheit ins Gedächtnis. Hügelige Pinienwälder, Meeresgischt, Freizeitpark-Snacks, erbrochene Babymilch ...

Hirnlappen

Die Hirnlappen des wichtigsten Teils des Gehirns – der Gehirnhälften – sind anatomische Bereiche, die schon seit der Antike bekannt sind. Begrenzt werden sie durch tiefe Furchen, Fissuren oder Sulci genannt.

STIRNLAPPEN
- bewusstes Denken • Selbstwahrnehmung
- Entscheidungen • Persönlichkeit • Erinnerungen
- Aspekte des Geruchs und des Sprechens
- Planung und Kontrolle von Bewegungen

ZENTRALFURCHE (SULCUS CENTRALIS)
Trennt Stirn- und Scheitellappen

SCHEITELLAPPEN
- Koordination von Sinnesinformationen • visuell-räumliche Aspekte • verschiedene Berührungsaspekte • Geschmack
- Aspekte des Sprechens • Eigenwahrnehmung

SYLVISCHE FISSUR (SULCUS LATERALIS)
Trennt Stirn- und Scheitellappen vom Schläfenlappen.

LIMBISCHER LAPPEN
- Gefühle
- Erinnerungen
- Erfahrungen

SULCUS PARIETOOCCIPITALIS
Trennt Scheitel- und Hinterhauptslappen.

HINTERHAUPTS-LAPPEN
- Sehen und damit zusammenhängende Eigenschaften • Sinneskoordination
- Erinnerungen

SCHLÄFENLAPPEN
- Gehör • Aspekte des Geruchs und des Sehens
- Koordination von Sinnesinformationen • Sprechen
- Sprache • Lang- und Kurzzeitgedächtnis

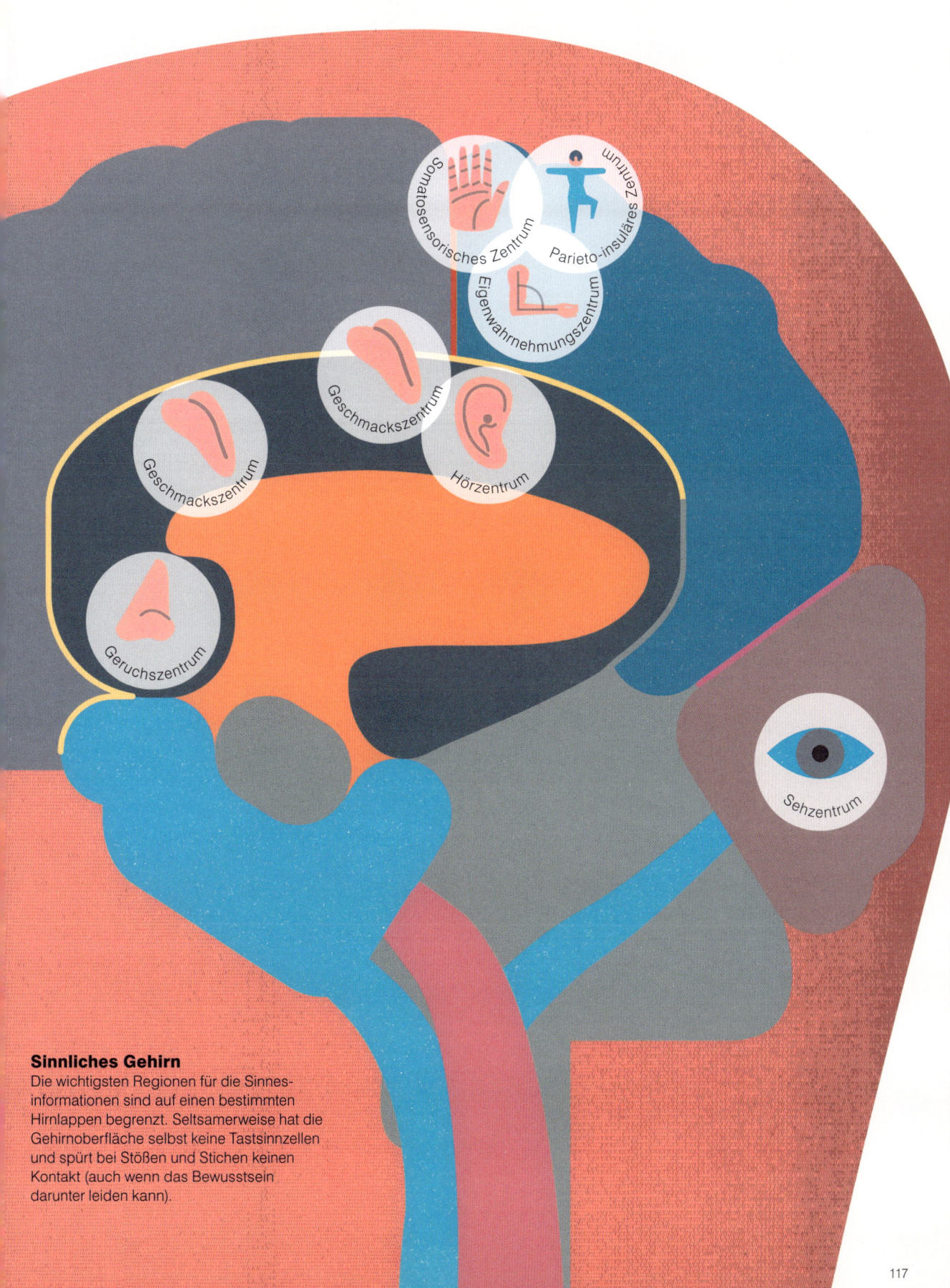

Sinnliches Gehirn

Die wichtigsten Regionen für die Sinnesinformationen sind auf einen bestimmten
Hirnlappen begrenzt. Seltsamerweise hat die
Gehirnoberfläche selbst keine Tastsinnzellen
und spürt bei Stößen und Stichen keinen
Kontakt (auch wenn das Bewusstsein
darunter leiden kann).

BERÜHRUNGSKARTE

Der somatosensorische Cortex
(Tastzentrum) auf jeder Seite des
Gehirns ist eine gestreifte Karte
des Körpers. Sensiblere Teile
wie Lippen und Fingerkuppen
nehmen darauf mehr Platz ein.

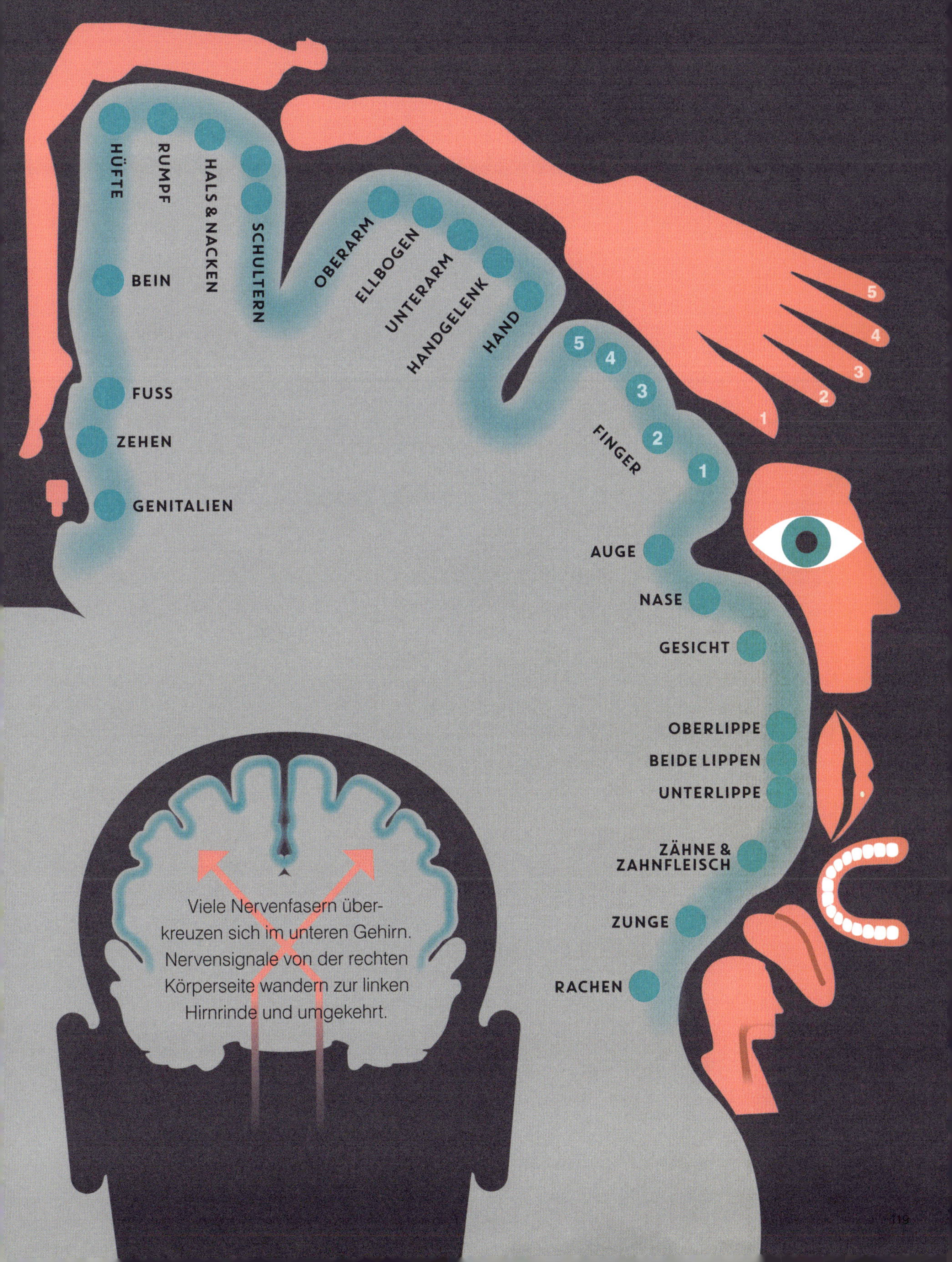

HÜFTE

RUMPF

HALS & NACKEN

SCHULTERN

OBERARM

ELLBOGEN

UNTERARM

HANDGELENK

HAND

BEIN

FUSS

ZEHEN

GENITALIEN

FINGER

5
4
3
2
1

5
4
3
2
1

AUGE

NASE

GESICHT

OBERLIPPE

BEIDE LIPPEN

UNTERLIPPE

ZÄHNE & ZAHNFLEISCH

ZUNGE

RACHEN

Viele Nervenfasern über-
kreuzen sich im unteren Gehirn.
Nervensignale von der rechten
Körperseite wandern zur linken
Hirnrinde und umgekehrt.

DER KOORDINIERTE KÖRPER

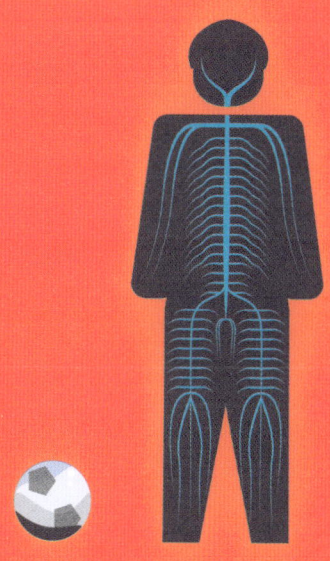

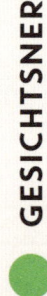

NERVÖS?

Milliarden von Körperzellen, Hunderte von Geweben und Dutzende von Organen arbeiten harmonisch zusammen – doch wie? Dafür sorgen zwei körperweite Koordinations-Kontroll-Befehlssysteme: das Nerven- und das endokrine oder Hormonsystem. Ersteres funktioniert via elektrischer Signale, die über kabelähnliche Nerven flitzen, zweiteres basiert auf chemischen Substanzen, den Hormonen. Das Gehirn ist die Zentrale für beide Systeme.

GESICHTSNERV

HIRNNERV

ZWERCHFELLNERV

GEHIRN

RÜCKENMARK

HALSNERV

ARMGEFLECHT
(PLEXUS BRACHIALIS)

SPEICHENNERV

MITTELARMNERV

ELLENNERV

BRUSTKORBNERV

LENDENNERV

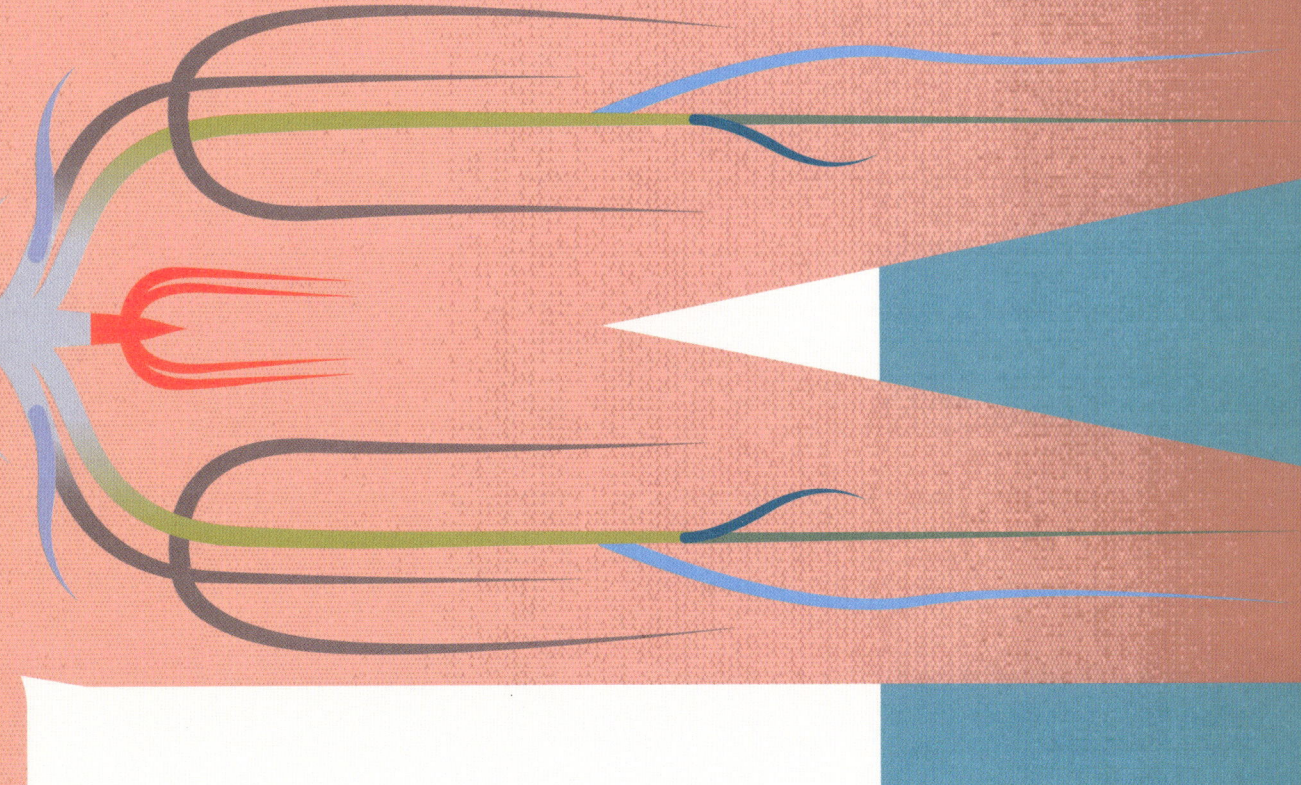

NERVENNETZ

Nerven stammen vom Gehirn oder Rückenmark und verzweigen sich, um in jedes Körperteil zu gelangen, mehrmals. Dabei werden sie mikroskopisch dünn.

- KREUZBEINNERV
- GESÄSSNERV
- SCHAMNERV
- ISCHIASNERV
- OBERSCHENKELNERV
- NERVUS PERONAEUS
- WADENBEINNERV
- SCHIENBEINNERV

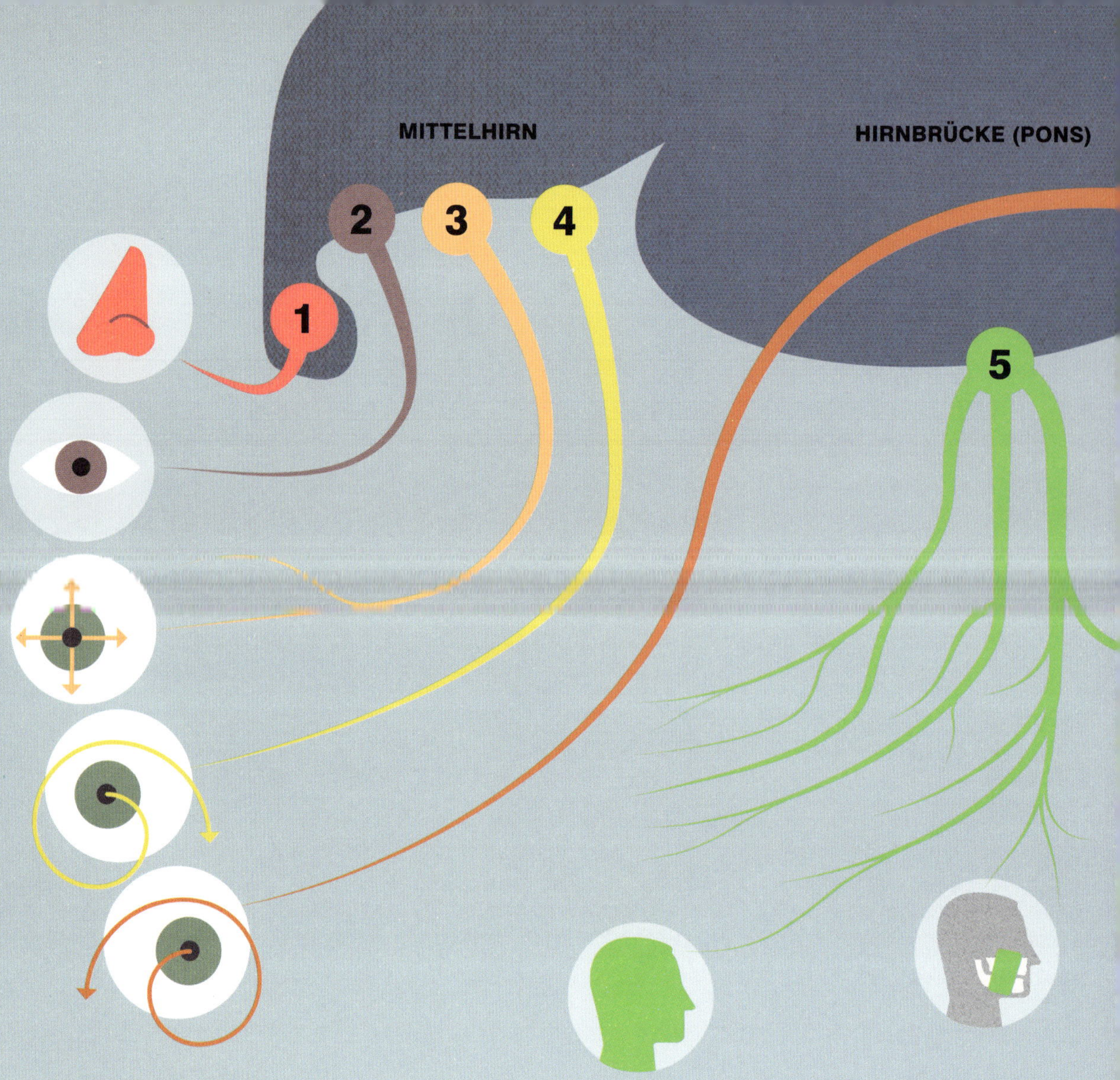

MITTELHIRN

HIRNBRÜCKE (PONS)

2 **3** **4**

1

5

EIN KOPF VOLLER NERVEN

43 Nervenpaare zweigen links und rechts von Gehirn und Rückenmark in den Körper. Zwölf von diesen stammen direkt vom Gehirn und sind daher als Hirnnerven bekannt, die anderen 31 Paare vom Rückenmark nennt man Spinalnerven. Die Hirnnerven transportieren Informationen von den wichtigsten Sinnen zum Gehirn und von diesem Signale zu den Muskeln in Gesicht, Kopf und Hals – und in einem Fall auch Richtung Herz, Magen und Lungen.

Motorisch: Signale vom Gehirn zu den Muskeln

Sensorisch: Signale von den Sinnen zum Gehirn

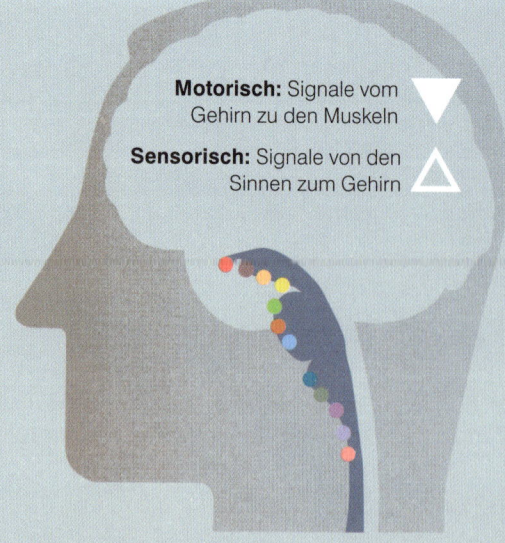

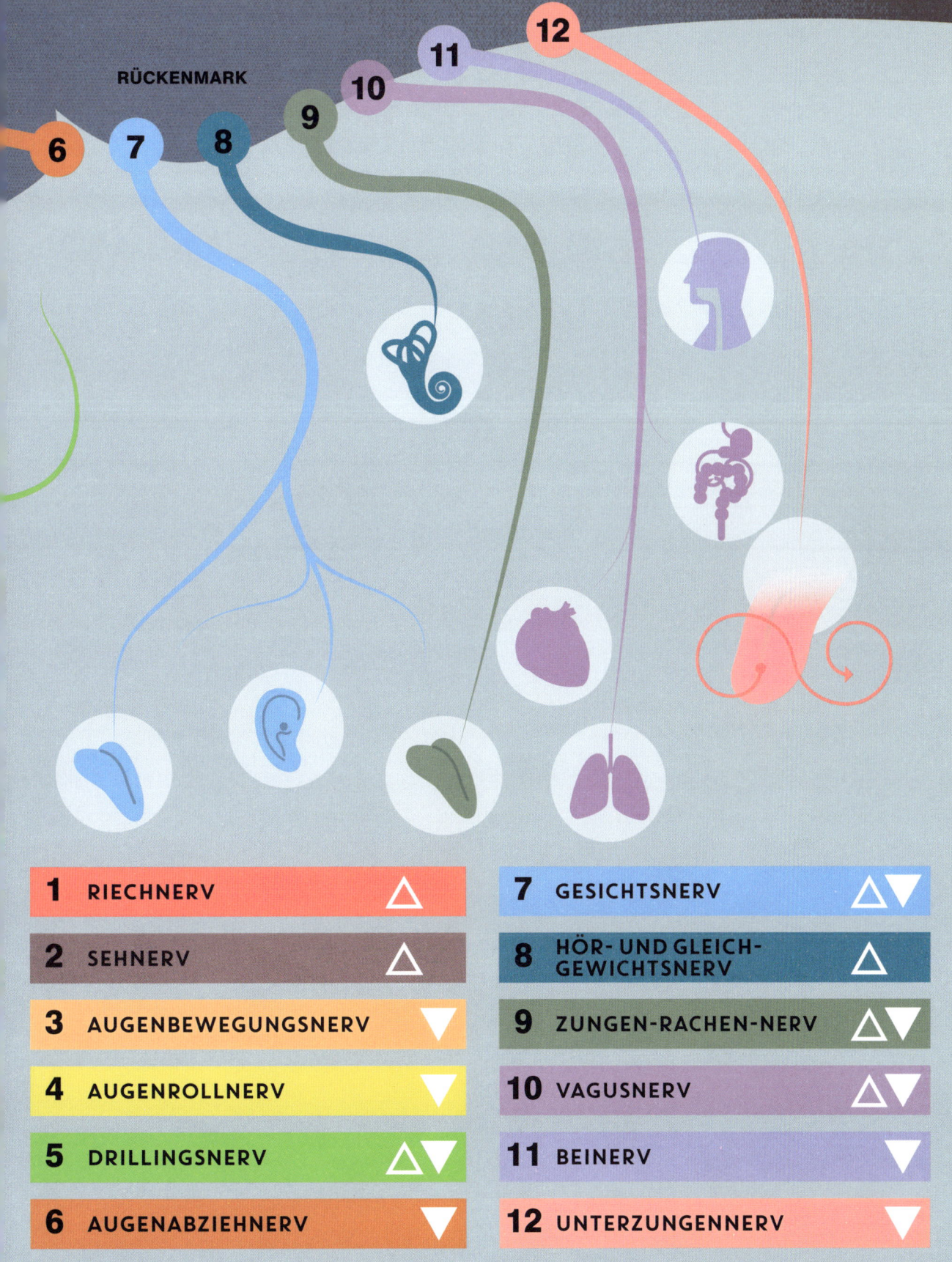

RÜCKENMARK

1	RIECHNERV	△
2	SEHNERV	△
3	AUGENBEWEGUNGSNERV	▽
4	AUGENROLLNERV	▽
5	DRILLINGSNERV	△▽
6	AUGENABZIEHNERV	▽

7	GESICHTSNERV	△▽
8	HÖR- UND GLEICH-GEWICHTSNERV	△
9	ZUNGEN-RACHEN-NERV	△▽
10	VAGUSNERV	△▽
11	BEINERV	▽
12	UNTERZUNGENNERV	▽

ACHTEN SIE AUF DIE LÜCKE

Nerven nutzen im ganzen Körper dasselbe Kommunikationssystem. Dieses ist größtenteils elektrisch, hat aber auch einige chemische Phasen. Ein einzelnes Nervensignal ist ein kleiner elektrischer Impuls, der nur kurze Zeit anhält. Das ist bei allen Nerven so – jederzeit, überall im Körper. Die übertragene Information hängt davon ab, wie schnell die Impulse aufeinander folgen, woher sie kommen und wohin sie gehen.

1 EINGEHENDE SIGNALE

Die Nervensignale werden von den Dendriten der Nervenzellen erfasst.

Größe der Dendriten
0,1–5 μm

2 DAS SIGNAL

Das auch Aktionspotential genannte Signal wird von elektrisch geladenen Partikeln (Ionen) ausgelöst, die sich die Zellmembran entlangbewegen.

0,1 VOLT
1 MILLISEKUNDE

4 ABGEHENDE SIGNALE

Die entstandenen Signale verlassen den Zellkörper über Axone (Nervenfasern).

Diameter eines Axons
0,2–20 μm

3 EINBINDUNG

Die Nervenzelle (Neuron) empfängt Millionen von Signalen pro Sekunde. Manche von ihnen führen zu weiteren Interaktionen, während andere sie widerrufen.

Größe des Nervenzellkörpers
5–50 μm

Manche Nervenzellen haben über

10.000

Dendriten, die zusammen mehrere Zentimeter lang sind.

5

BESSERE ÜBERTRAGUNG

Die Myelinscheide ummantelt viele Axonen. Das fetthaltige Myelin umschließt sie spiralförmig. Das bedeutet mehr Geschwindigkeit, da die Signale das Axon ‚entlangspringen'. Die Scheide verhindert auch, dass die Signale schwächer werden, und reduziert undichte Stellen.

6

AN DER VERBIN-DUNGSSTELLE

Die Verbindungen zwischen Nervenzellen heißen Synapsen. Dabei berührt das Ende eines Axons nicht direkt die nächste Nervenzelle.

Durchschnittlicher synaptischer Spalt 0,02 μm

8

VORWÄRTS

Der Empfänger ist ein anderer Dendrit oder Zellkörper der Nervenzelle. Neurotransmitter lösen neue elektrische Signale aus, die sich dann von der Synapse wegbewegen.

0,1 MILLISEKUNDE
Übersprungzeit

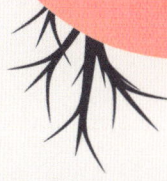

7

CHEMISCHE ÜBERTRAGUNG

Chemische Stoffe – sogenannte Neurotransmitter – transportieren das Signal. Jedes Signal kann Tausende, sogar Millionen von Neurotransmitter-Molekülen haben.

Das längste Axon
1 m (vom Zeh zum Rückenmark)

1 μm = Mikrometer = 0,001 mm = 0,000.001 m (ein millionstel Meter)

LEBENSWICHTIGE VERBINDUNG

Das Rückenmark ist die lange, U-Bahn-artige Verbindung zwischen Gehirn und Körper.
31 Spinalnervenpaare zweigen zwischen den Wirbeln von ihm ab. Alle Spinalnerven
transportieren sensorische Informationen von der Haut oder den inneren Organen
über das Rückenmark zum Gehirn und motorische Signale vom Gehirn über
das Rückenmark zu den Muskeln.

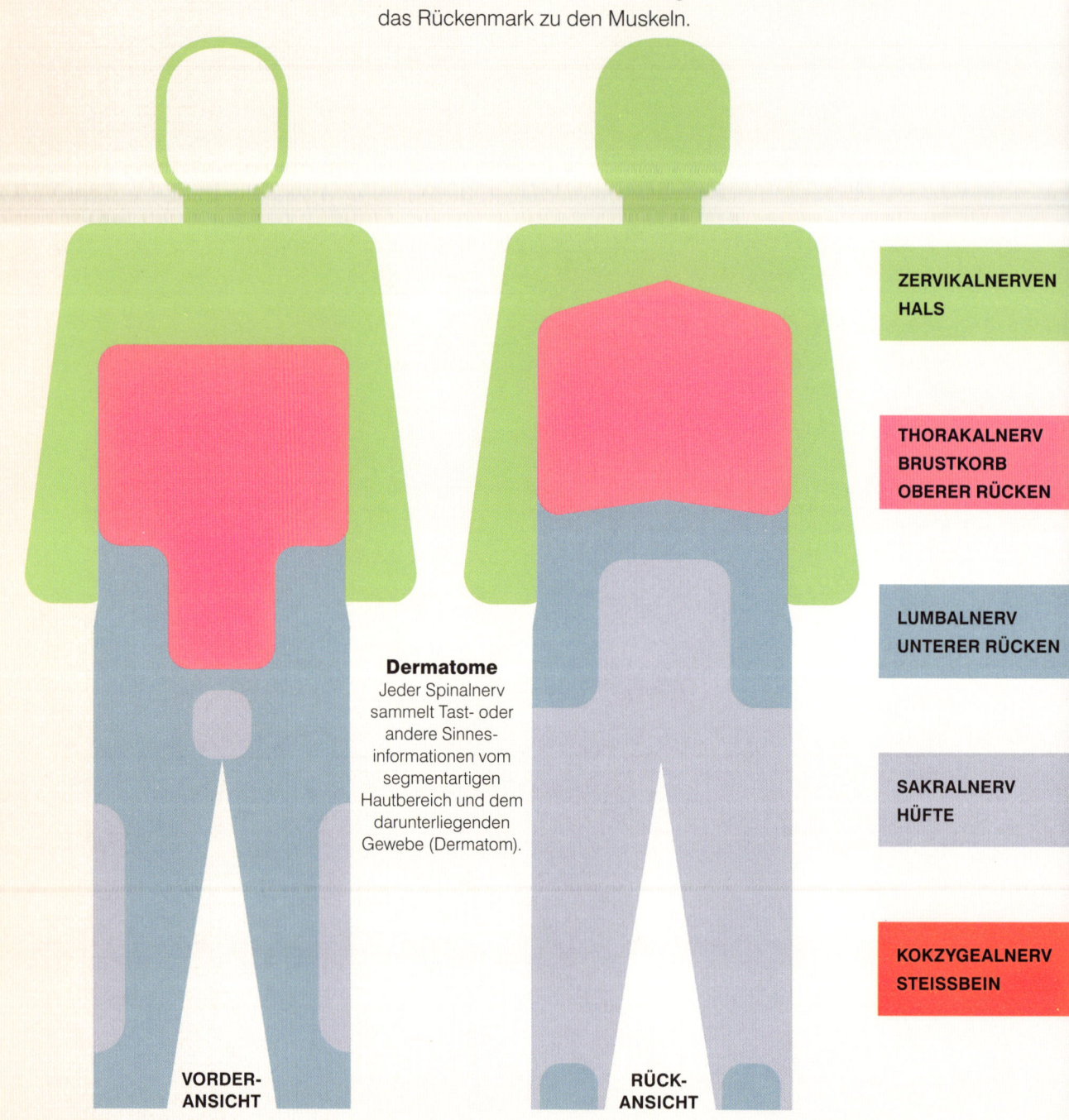

Dermatome
Jeder Spinalnerv
sammelt Tast- oder
andere Sinnes-
informationen vom
segmentartigen
Hautbereich und dem
darunterliegenden
Gewebe (Dermatom).

VORDER-
ANSICHT

RÜCK-
ANSICHT

ZERVIKALNERVEN
HALS

THORAKALNERV
BRUSTKORB
OBERER RÜCKEN

LUMBALNERV
UNTERER RÜCKEN

SAKRALNERV
HÜFTE

KOKZYGEALNERV
STEISSBEIN

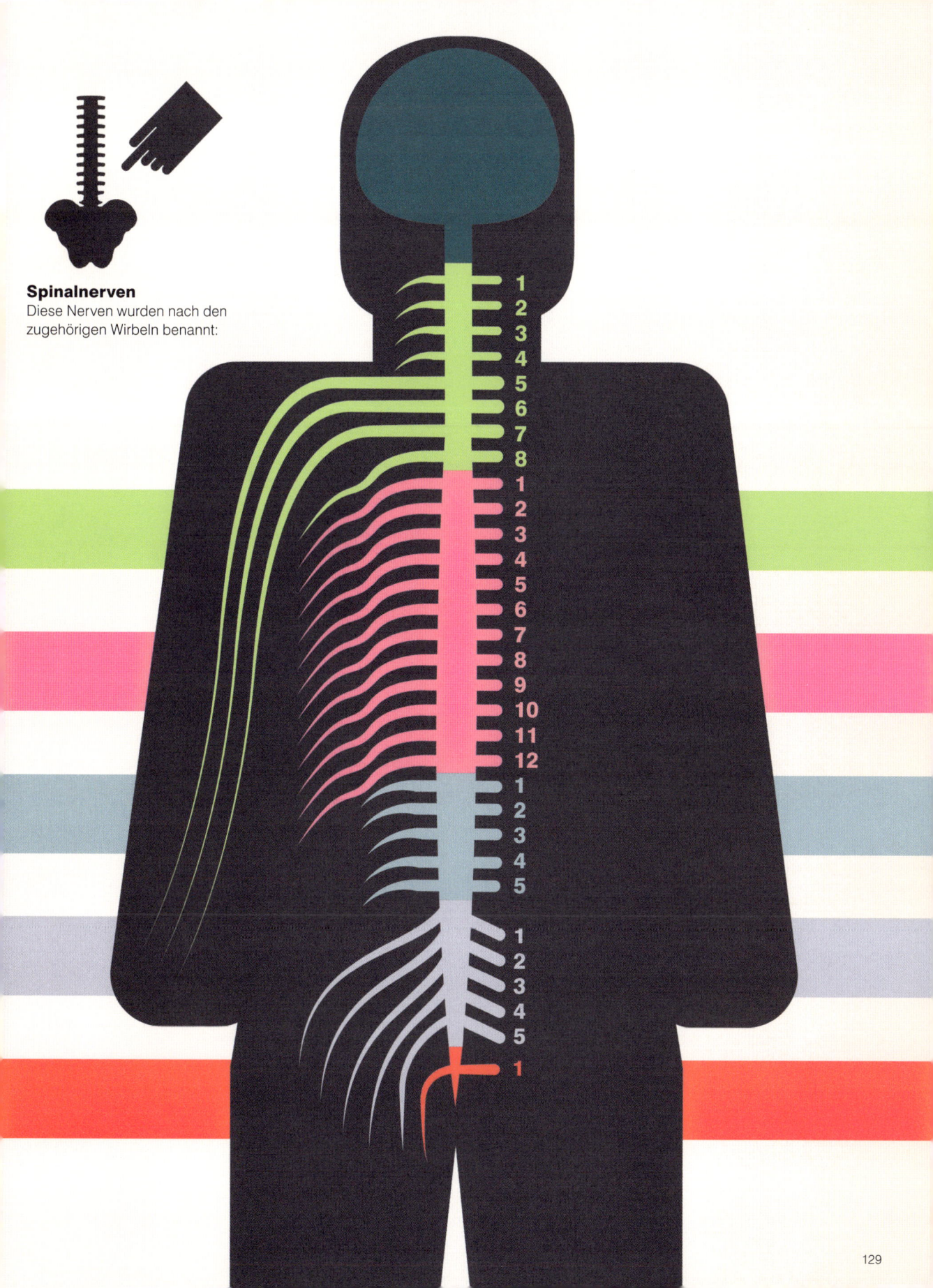

Spinalnerven
Diese Nerven wurden nach den
zugehörigen Wirbeln benannt:

REFLEXE UND REAKTIONEN

Das Gehirn muss sich oft auf eine Aufgabe konzentrieren, wie z. B. auf das Lesen eines Buchs – oder das Fliegen eines Überschallflugzeugs. Um diese nicht zu unterbrechen, versorgen sich viele Körperteile selbst durch automatische Bewegungen (Reflexe). Sie reagieren dabei auf einen Stimulus (z. B. eine Berührung) – und zwar mit einem Nervensignal, das zum Rückenmark und wie ein ‚Kurzschluss' sofort zurück zu den Muskeln geht, die dann die Bewegung ausführen. Das Gehirn wird, wenn nötig, später informiert. Reaktionen sind schnelle gezielte Bewegungen, die die Aufmerksamkeit des Gehirns erfordern. Dieses erfasst die Situation, denkt schnell und befiehlt eine rasche Reaktion.

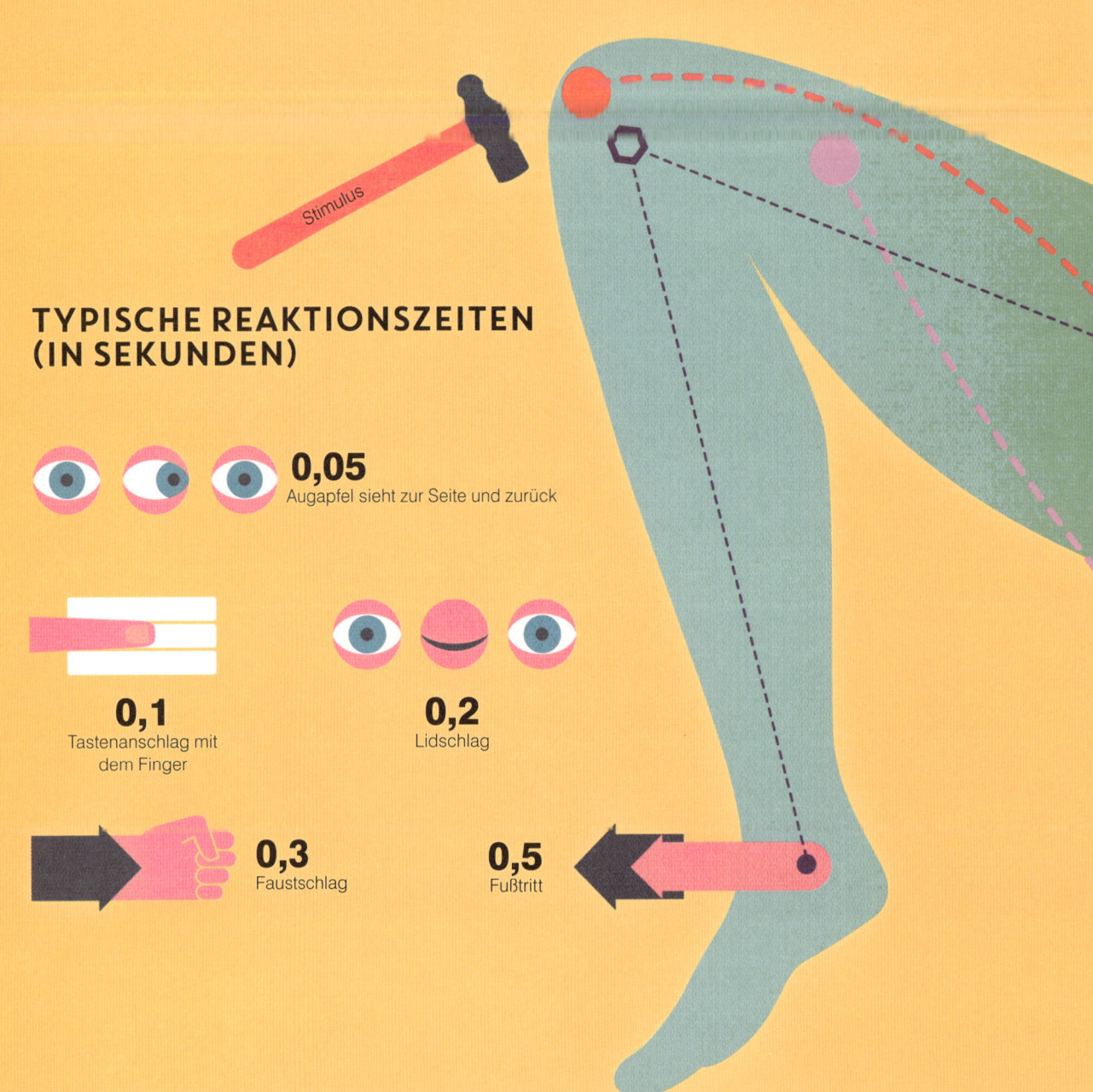

Stimulus

TYPISCHE REAKTIONSZEITEN (IN SEKUNDEN)

0,05
Augapfel sieht zur Seite und zurück

0,1
Tastenanschlag mit dem Finger

0,2
Lidschlag

0,3
Faustschlag

0,5
Fußtritt

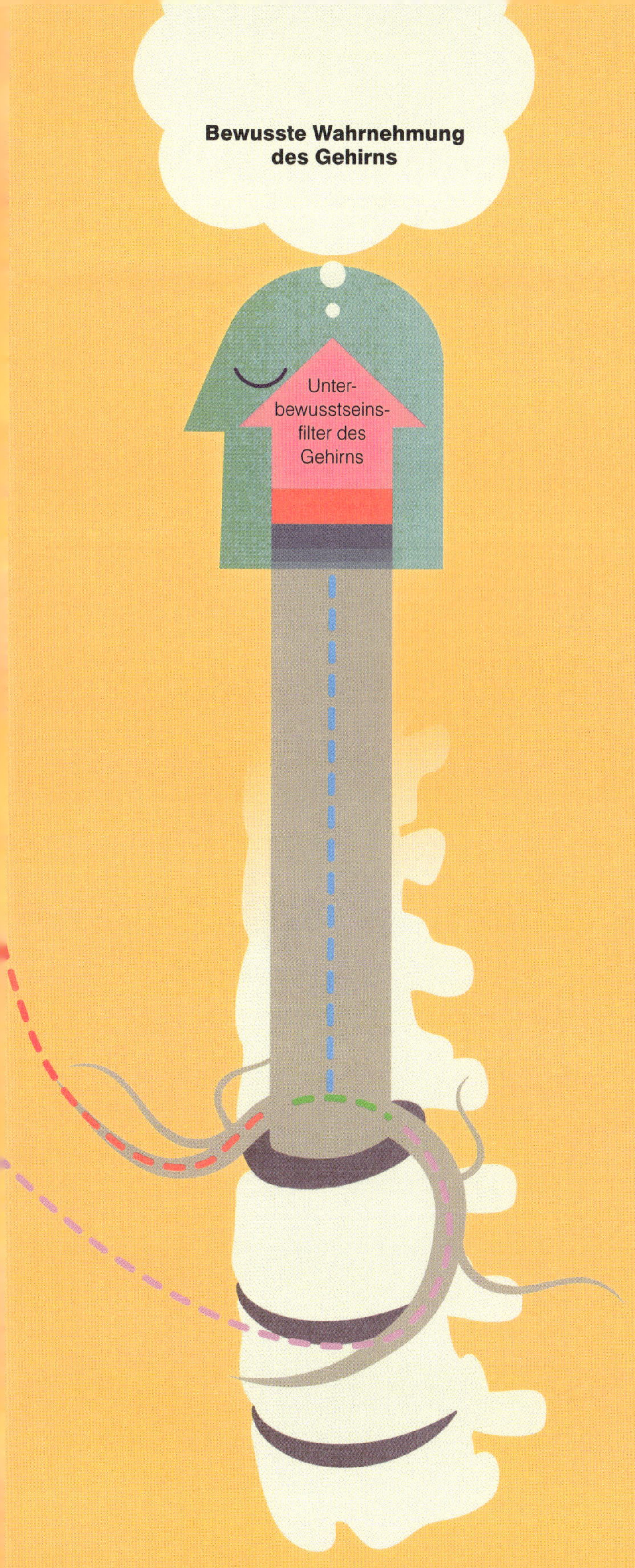

Bewusste Wahrnehmung des Gehirns

Unterbewusstseinsfilter des Gehirns

SO ENTSTEHT EIN REFLEX

Der Körper spürt einen Stimulus – wie eine plötzliche Bewegung, eine ungewohnte Berührung – und fordert sofortiges Handeln. Nervensignale wandern auch zum Gehirn, wo sie unterbewusst gefiltert werden. So zeigt sich, ob sie wichtig genug für die bewusste Wahrnehmung sind.

- - - - - Sensorischer Nerv

- - - - - Schaltnerv

- - - - - Motorischer Nerv

- - - - - Wird über das Rückenmark weitergegeben

AUF DAS NICHT DAZUGEHÖRIGE ZEIGEN

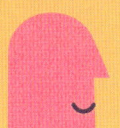 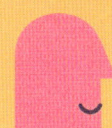 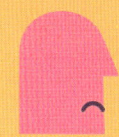

Zeigen auf das nicht dazugehörige aus drei Objekten 0,7 Sekunden

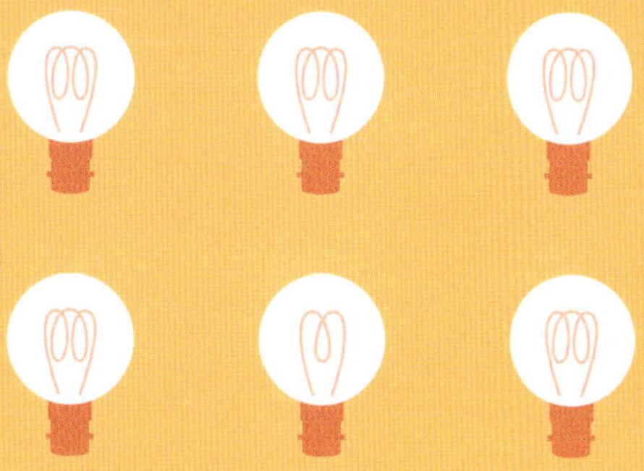

Zeigen auf das nicht dazugehörige aus sechs Objekten 1 Sekunde

SVNS: ACHTUNG

Der sympathische Teil des VNS bereitet
zusammen mit dem Hormonsystem den Körper
auf Aktion, Energieverbrauch und Selbstschutz
vor – ,Kampf, Flucht oder Erstarrung'. Das
meiste wird dabei vom Vagusnerv und den
sympathischen Nervenketten (Ganglien)
entlang des Rückenmarks gesteuert.

BLUTZUCKER
Mehr zur Energiegewinnung abrufbar

PUPILLEN
Geweitet

VERDAUUNGSAKTIVITÄT
Reduziert

BLUTDRUCK
Erhöht

HERZSCHLAG
Schneller

ATMUNG
Schneller, tiefer

MUSKELN
Gespannt, bereit mit
extra Blutversorgung

**HIRN-
NERVEN**

HALSNERVEN

BRUSTKORBNERVEN

LENDENNERVEN

PVNS: NORMALER BETRIEB

Das parasympathische VNS kümmert sich um den
alltäglichen ,Haushalt'. Die meisten seiner Nerven
kommen über das Rückenmark vom Gehirn. Seine
Handlungen sind denen des sympathischen Teils
entgegengesetzt. Im Alltag ergänzen sich ihre Wirkungen.

BLUTZUCKER
Normale Menge zur Energiegewinnung abrufbar

PUPILLEN
Eng

VERDAUUNGSAKTIVITÄT
Angemessen

BLUTDRUCK
Standard

HERZSCHLAG
Normal

ATMUNG
Gleichmäßig

MUSKELN
Entspannt

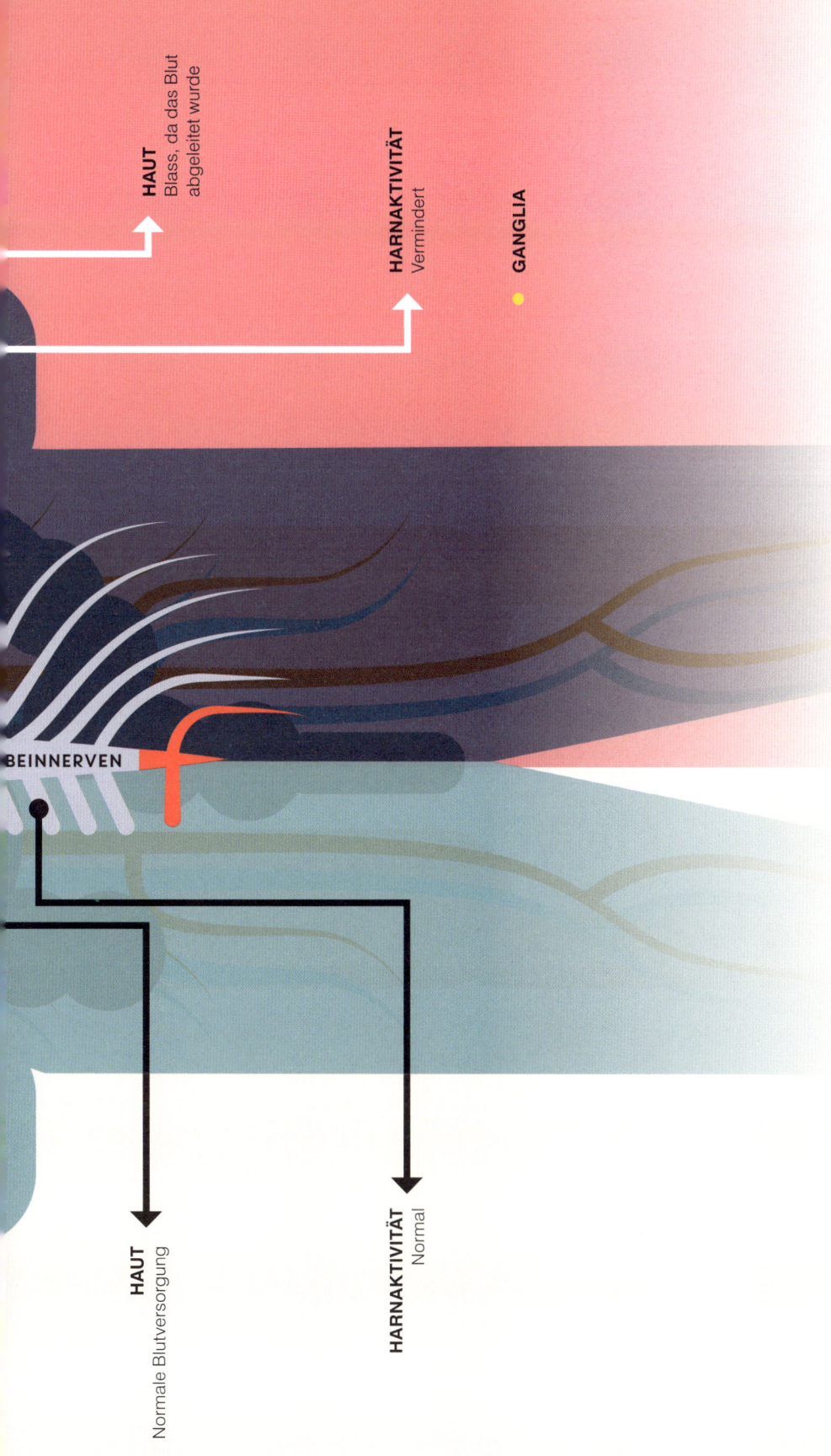

HAUT
Blass, da das Blut
abgeleitet wurde

HARNAKTIVITÄT
Vermindert

GANGLIA

BEINNERVEN

HAUT
Normale Blutversorgung

HARNAKTIVITÄT
Normal

AUF AUTOMATIK

Das menschliche Gehirn ist wirklich erstaunlich, hat allerdings nur eine begrenzte Verarbeitungsleistung für Informationen, die bewusst wahrgenommen werden müssen. Daher lässt es viele innere Abläufe wie Nahrungsverdauung, Herzschlag, Atmung und das Aufsammeln von Abfallstoffen unter der Federführung des vegetativen Nervensystems (VNS) automatisch ablaufen. Dieses ist Teil des peripheren Systems und organisiert innere Abläufe selbst. Es alarmiert das Gehirn nur dann, wenn etwas nicht ordnungsgemäß abläuft.

DER HAUPTSCHALTER

In Zusammenarbeit mit dem Gehirn und den Nerven gibt es ein zweites Koordinations-Kontroll-Befehlssystem: das endokrine oder Hormonsystem. Es basiert auf natürlichen chemischen Substanzen (Hormonen), die in Drüsen hergestellt werden. Die zwei Systeme werden von einem traubengroßen Bereich im unteren vorderen Gehirn, dem Hypothalamus, verbunden, die bohnenförmige Hypophyse baumelt darunter. Leitender Direktor und ausführender Angestellte sind also ein leckeres Duo.

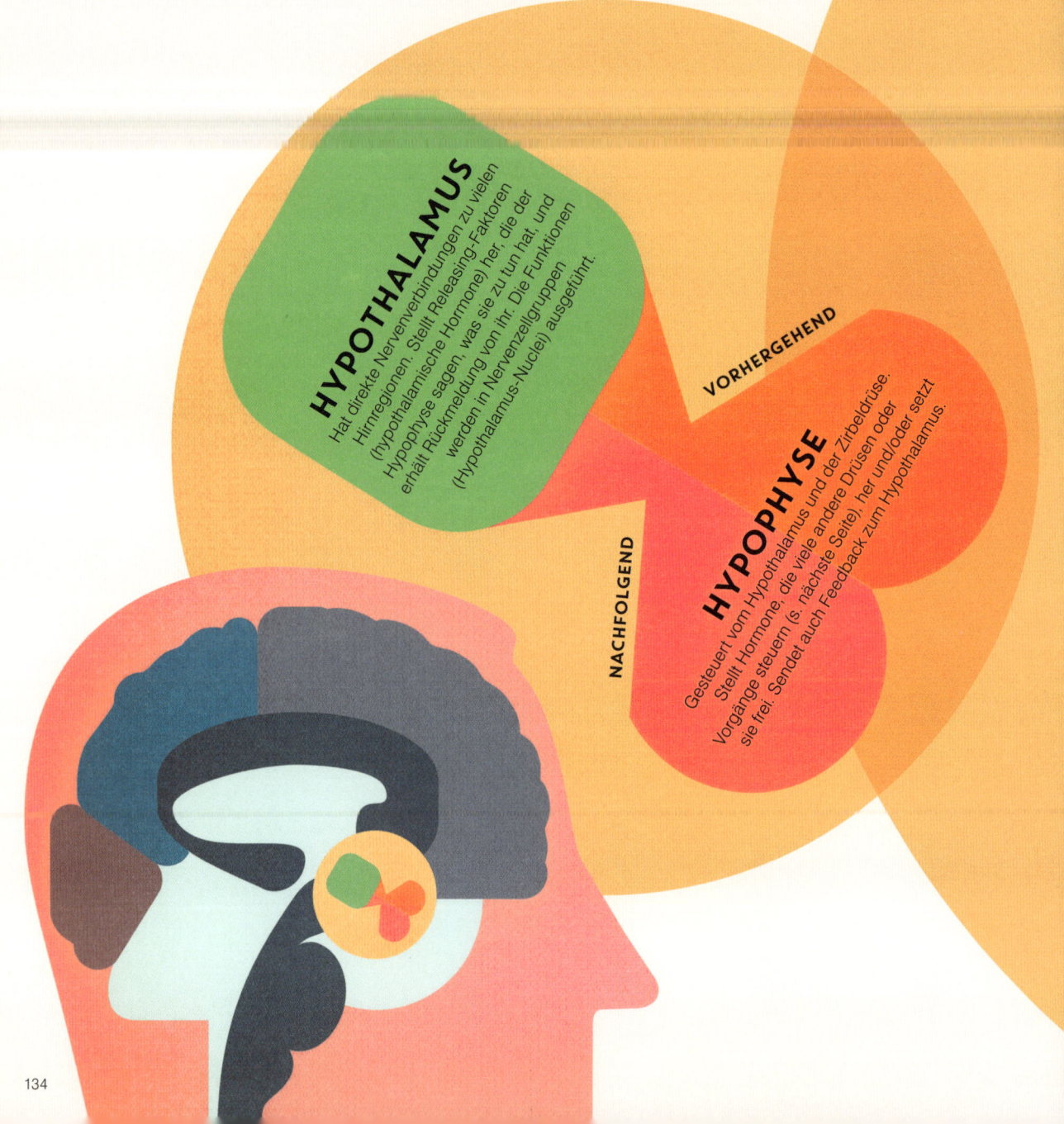

HYPOTHALAMUS
Hat direkte Nervenverbindungen zu vielen Hirnregionen. Stellt Releasing-Faktoren (hypothalamische Hormone) her, die der Hypophyse sagen, was sie zu tun hat, und erhält Rückmeldung von ihr. Die Funktionen werden in Nervenzellgruppen (Hypothalamus-Nuclei) ausgeführt.

VORHERGEHEND

NACHFOLGEND

HYPOPHYSE
Gesteuert vom Hypothalamus und der Zirbeldrüse. Stellt Hormone, die viele andere Drüsen oder Vorgänge steuern (s. nächste Seite), her und/oder setzt sie frei. Sendet auch Feedback zum Hypothalamus.

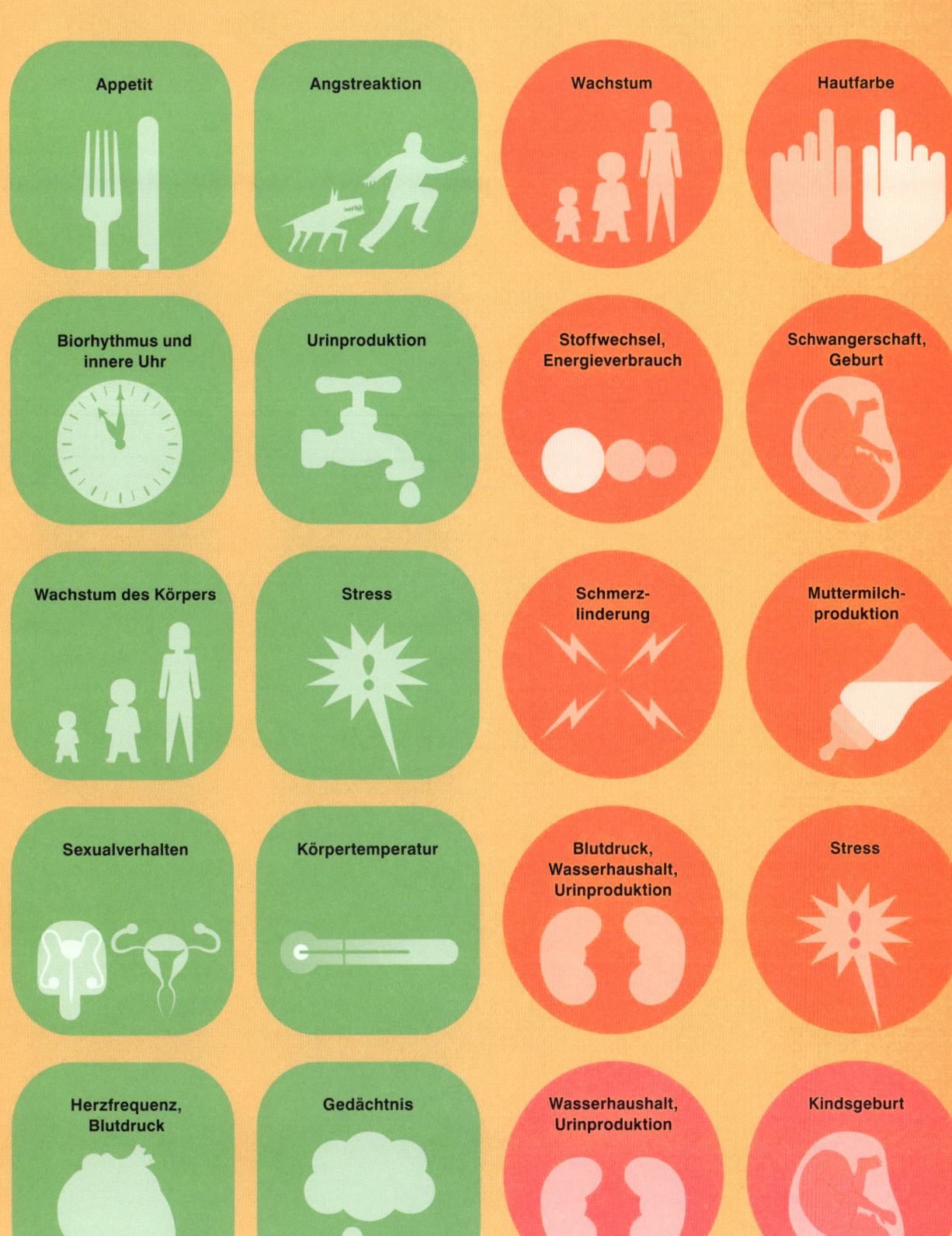

Appetit

Angstreaktion

Wachstum

Hautfarbe

Biorhythmus und innere Uhr

Urinproduktion

Stoffwechsel, Energieverbrauch

Schwangerschaft, Geburt

Wachstum des Körpers

Stress

Schmerz-linderung

Muttermilch-produktion

Sexualverhalten

Körpertemperatur

Blutdruck, Wasserhaushalt, Urinproduktion

Stress

Herzfrequenz, Blutdruck

Gedächtnis

Wasserhaushalt, Urinproduktion

Kindsgeburt

CHEMISCHE SUBSTANZEN UNTER KONTROLLE

Das Blut nährt nicht nur und verteilt. Es ist auch ein Autobahn-Netz für Hormone, die so im ganzen Körper verteilt werden. Jedes Hormon ist eine kleine, vom Blut übertragene chemische Substanz. Es stammt aus einer bestimmten Hormondrüse, kann überallhin gelangen, hat aber nur Wirkung auf bestimmte Gewebe in den Organen (Zielzellen).

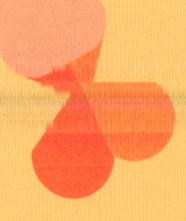

HYPOPHYSE
,Meisterdrüse' des Hormonsystems

Produkte
Über zehn Hormone und ähnliche Substanzen
(s. vorherige Seite)

Ziel
Viele Körperteile, von Zellen bis
hin zu großen Organen

Größe
15 x 10 mm

ZIRBELDRÜSE
Reguliert den Schlaf-Wach-Rhythmus,
Biorhythmus

Produkte
Melatonin

Ziel
Viele Körperteile, insbesondere Gehirn

Größe
9 x 6 mm

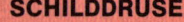

SCHILDDRÜSE
Reguliert den Stoffwechsel, die Geschwindigkeit von
Körpervorgängen, kontrolliert den Kalziumanteil im Blut

Produkte
Thyroxin, Triiodothyronin, Calcitonin

Ziel
Thyroxin, Triiodothyronin, Calcitonin

Größe
100 x 30 mm

NEBENSCHILDDRÜSEN
Kontrollieren den Kalziumanteil des Bluts

Produkte
Parahormon

Ziel
Die meisten Körperzellen

Größe
6 x 4 mm

BAUCHSPEICHELDRÜSE
Regulierung des Blutzuckerspiegels (s. nächste Seite)

Produkte
Insulin, Glucagon

Ziel
Die meisten Körperzellen

Größe
13 x 4 cm

MAGEN
Freisetzen von Säure und anderen Magensäften

Produkte
Gastrin, Cholecystokinin, Sekretin

Ziel
Magen, Bauchspeicheldrüse, Gallenblase

Größe
30 x 15 cm

NEBENNIERENRINDE
Reguliert den Wasser- und Mineralstoffhaushalt,
reagiert auf Stress, sexuelle Entwicklung, Aktivität

Produkte
Aldosteron, Cortisol, Geschlechtshormone

Ziel
Nieren und Darm; die meisten Körperteile;
Geschlechtsorgane

Größe
Ganze Drüse 5 x 3 cm

NEBENNIERENMARK
Bereitet den Körper auf Aktionen vor
(Kampf, Flucht, Erstarrung)

Produkte
Adrenalin und ähnliche Hormone

Ziel
Viele Körperteile

Größe
Ganze Drüse 5 x 3 cm

THYMUS
Stimuliert die weißen Blutkörperchen
dazu, Krankheiten zu bekämpfen

Produkte
Thymosin und ähnliche Hormone

Ziel
Weiße Blutkörperchen

Größe
5 x 5 cm in der Kindheit,
schrumpft im Erwachsenenalter

NIERE
Wasser- und Mineralstoffhaushalt, Blutdruck,
Herstellung der roten Blutkörperchen

Produkte
Renin (ein Enzym), Erythropoietin

Ziel
Nieren und Durchblutung,
Knochenmark

Größe
12 x 6 cm

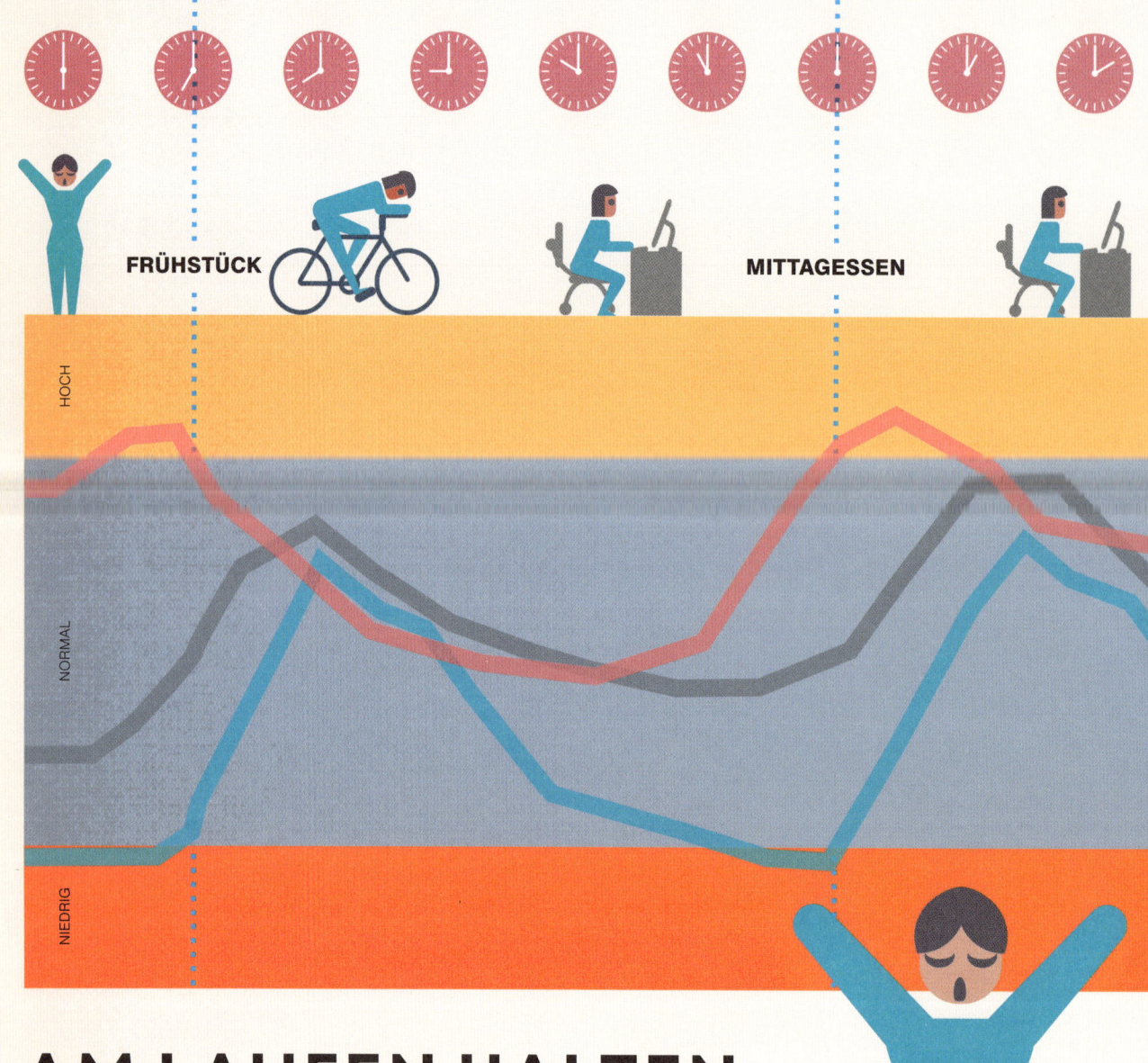

FRÜHSTÜCK

MITTAGESSEN

HOCH

NORMAL

NIEDRIG

AM LAUFEN HALTEN

Hormone müssen kontrolliert werden. Auch wenn sie in äußerst geringen Mengen – manchmal ist es nur der Bruchteil eines Gramms – durch den Körper kreisen, ist ihre Wirkung groß. Bei vielen gilt das ‚Push-Pull-System': Ein Hormon lasst das Niveau der Zielzellen steigen oder einen Vorgang schneller ablaufen, ein anderes – sein Gegenspieler – hat die entgegengesetzte Wirkung. Gezeigt wird dies am Blutzuckerspiegel, der Energiequelle, die jede Zelle zum Leben und Funktionieren braucht, und wie dieser durch zwei Hormone der Bauchspeicheldrüse im Gleichgewicht gehalten wird.

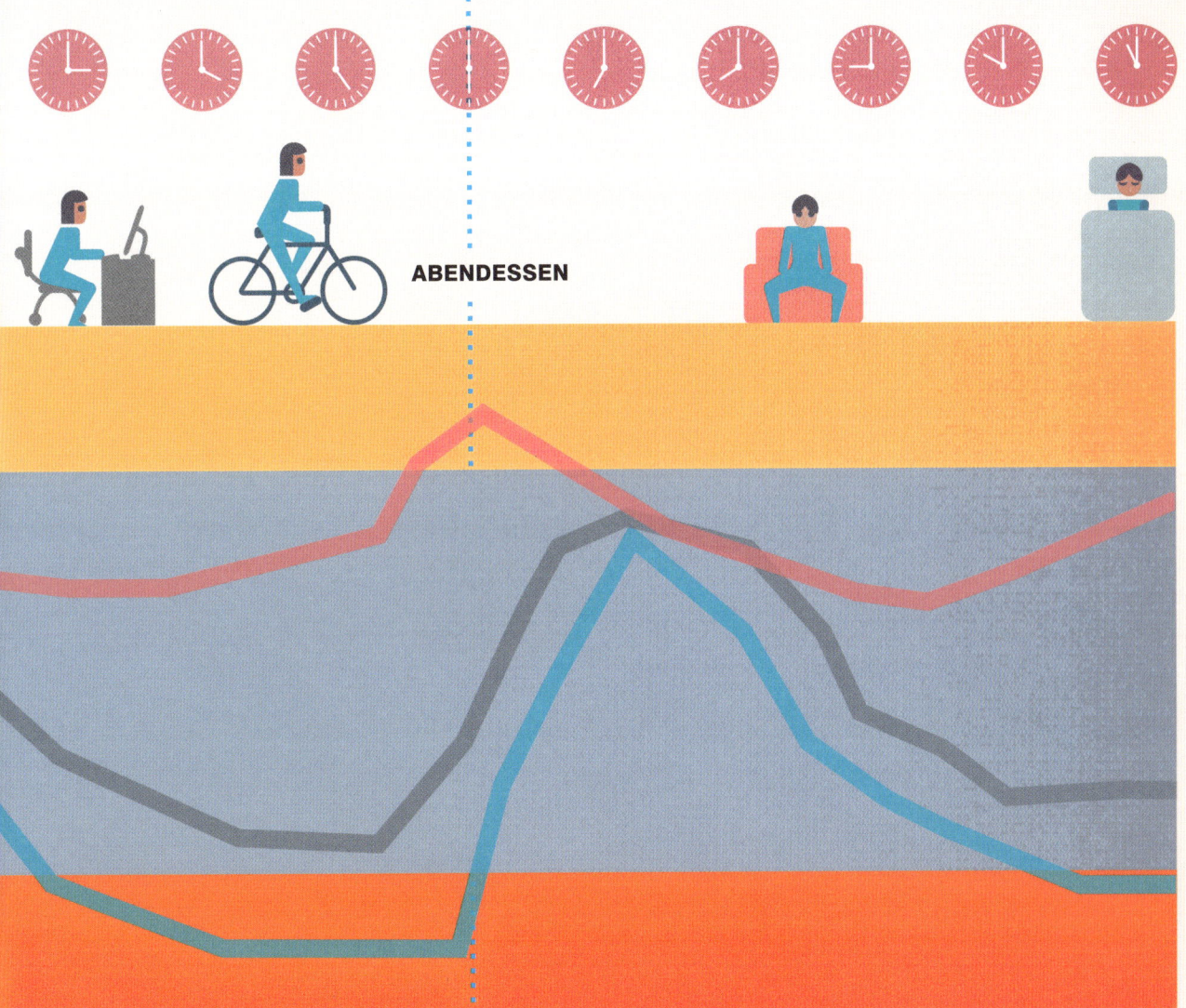

ABENDESSEN

GLUCAGON

Quelle: Alphazellen in den Inselzellen der Bauchspeicheldrüse.

Funktion: Hebt den Blutzuckerspiegel im Blut, indem es die Leber beauftragt, Glycogen (Stärke) in Glucose zu verwandeln.

Niveau: Glucagon sinkt, wenn die anderen steigen, und nach einer zeitlichen Verzögerung von 1–2 Stunden.

BLUTZUCKER

Quelle: Essen und Trinken, insbesondere von Zucker und Stärke (Kohlenhydrate).

Funktion: Liefert Energie für Stoffwechselvorgänge in allen Zellen.

Niveau: Steigt nach der Nahrungsaufnahme (besonders bei kohlenhydratreichen Speisen) und sinkt bei Aktivität und Bewegung.

INSULIN

Quelle: Betazellen in den Inselzellen der Bauchspeicheldrüse.

Funktion: Senkt den Blutzuckerspiegel im Blut, indem es dessen Aufnahme durch die Zellen und die Umwandlung in Glycogen in der Leber anregt.

Niveau: Insulin folgt der Glucose, ein paar Minuten später.

ALLES STABIL

Ein ausgewogenes Verhältnis von Wasser und Mineralstoffen ist lebenswichtig. Durch Essen, Trinken, Atmen, Schwitzen, Sport und fast allem anderen wird dieses Gleichgewicht jedoch gestört. Viele Körperteile und Hormone arbeiten zusammen daran, dass dies nicht passiert und der Status quo erhalten bleibt.

HYPOTHALAMUS
Erfasst den Wasser- und Mineralstoffanteil im Blut, produziert manche Hormone wie ADH (antidiuretisches Hormon oder Vasopressin).

HYPOPHYSE
Produziert, speichert und setzt Hormone frei. ADH eingeschlossen.

Nieren
Erzeugen Renin. Filtern Abfallstoffe aus dem Blut. Enthalten ca. eine Million Mikrofilter (Nephrone).

Abfallstoffe, Wasser und Mineralstoffe werden in ein Kanälchen ausgefiltert.

Von Hormonen (ADH, Aldosteron, ANP) gesteuert, werden Wasser und Mineralstoffe je nach körperlichen Bedürfnissen zurück ins Blut geleitet.

Ungefiltertes Blut fließt durch Kapillarknoten.

Urin wird zur Harnblase hinausbefördert.

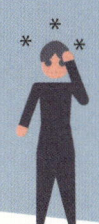

NIEDRIGER BLUTDRUCK

Wenn der Wasserspiegel im Blut abnimmt und der Blutdruck fällt

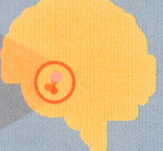

Die Hypophyse setzt ADH (antidiuretisches Hormon oder Vasopressin) frei.

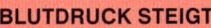

BLUTDRUCK STEIGT

Das von den Nieren freigesetzte Renin wandelt AT1 (Angiotensin 1) von der Leber in AT2 um.

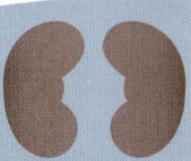

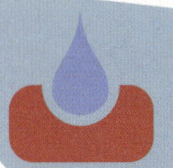

Das ADH weist die Nieren dazu an, mehr Wasser aus dem Urin ins Blut zurückzuführen.

Engere Blutgefäße und mehr Wasser im Blut

Das AT2 verengt zur Steigerung des Blutdrucks die Blutgefäße und stimuliert die Nebenniere dazu, Aldosteron freizusetzen.

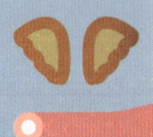

Das ADH verengt ebenfalls zur Erhöhung des Blutdrucks die Blutgefäße.

Das Aldosteron weist die Nieren dazu an, mehr Wasser aus dem Urin ins Blut zurückzuführen.

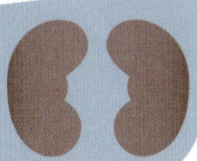

Weist die Nieren dazu an, weniger Wasser aus dem Urin ins Blut zurückzuführen.

Weniger Wasser gelangt von den Nieren ins Blut, das Volumen des Bluts sinkt.

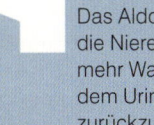

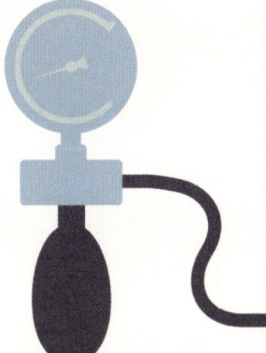

Das im Vorhof (obere Kammer) des Herzens hergestellte ANP wird freigesetzt.

BLUTDRUCK SINKT

HOHER BLUTDRUCK

Wenn der Wasserspiegel im Blut steigt und die Blutgefäße enger werden

DER DENKENDE KÖRPER

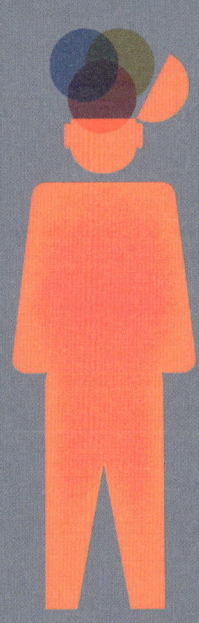

DAS GEHIRN IN ZAHLEN

Es gibt ein breites Spektrum für ‚normal große Gehirne' (gezeigt wird hier der allgemeine Durchschnitt) und keinen direkten Zusammenhang zwischen Größe und Intelligenz. Trotz seiner stillen, trägen Erscheinung ist das Gehirn elektrisch und chemisch äußerst aktiv, was es zum – durchschnittlich – energiehungrigsten Organ des ganzen Körpers macht.

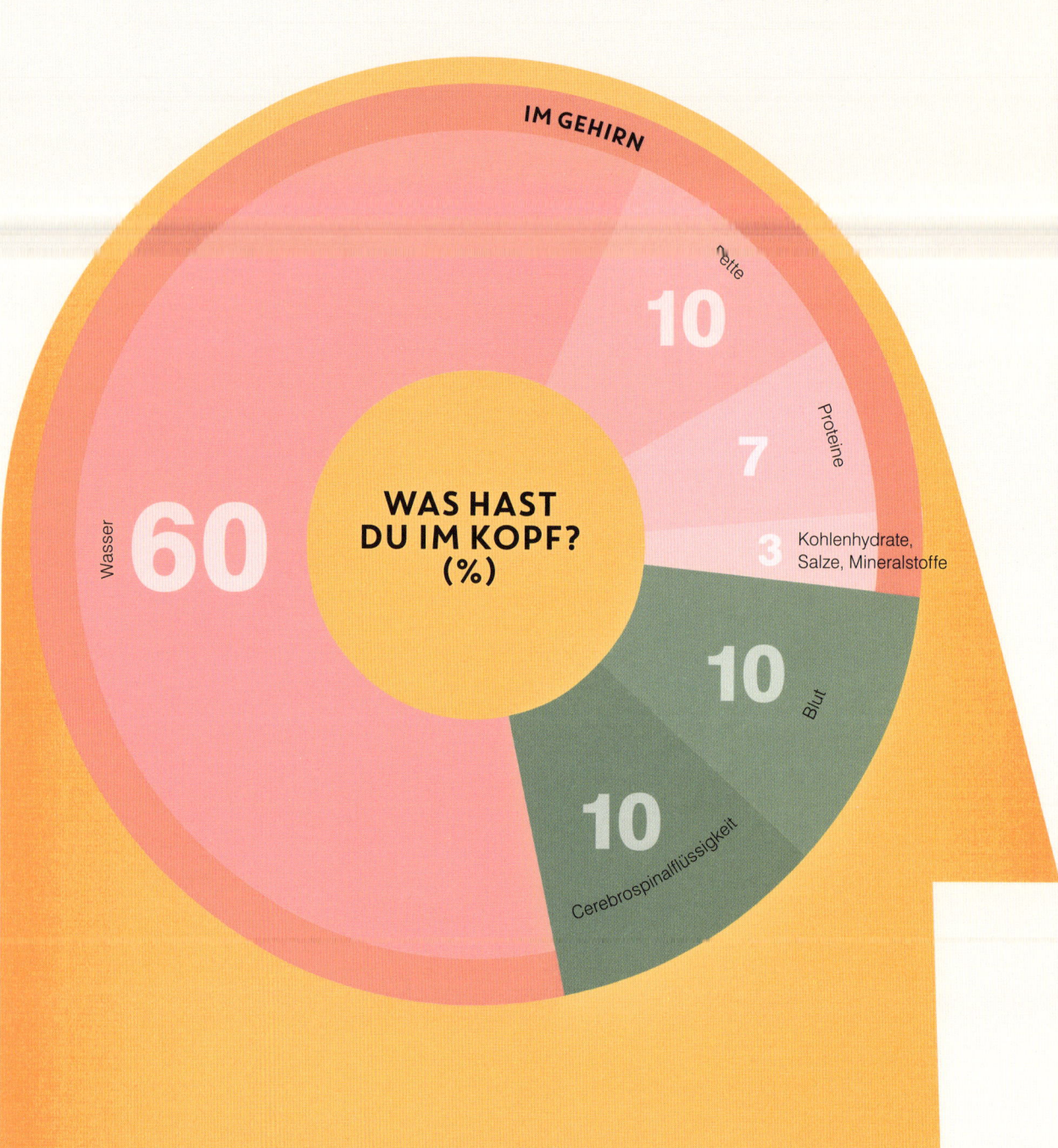

IM GEHIRN

WAS HAST DU IM KOPF? (%)

Wasser **60**

Fette **10**

Proteine **7**

3 Kohlenhydrate, Salze, Mineralstoffe

Blut **10**

Cerebrospinalflüssigkeit **10**

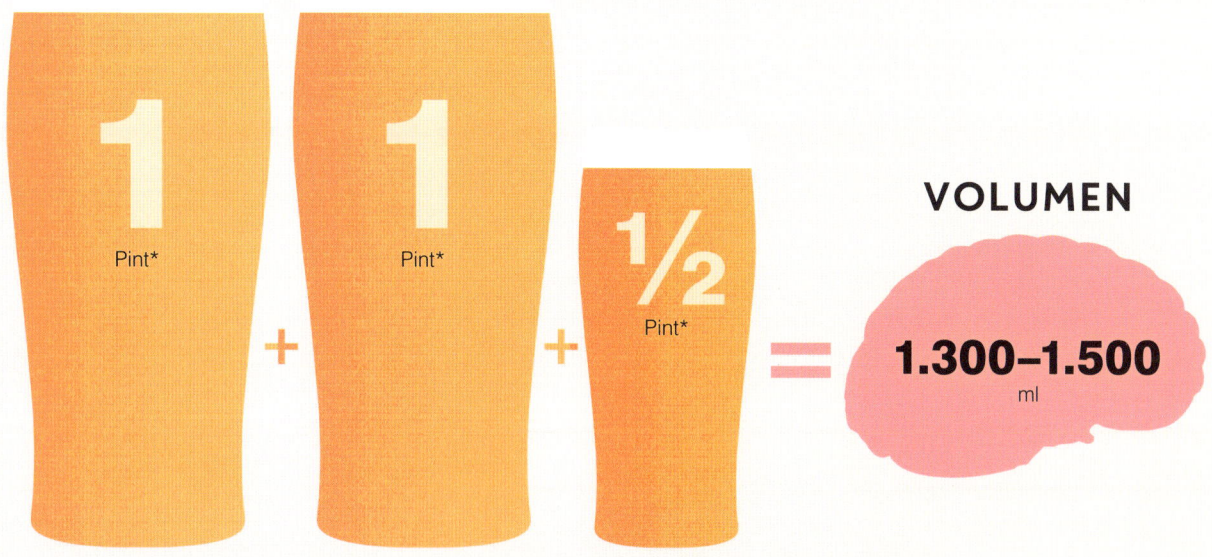

1 Pint* + **1** Pint* + **½** Pint* =

VOLUMEN

1.300–1.500
ml

* Ein englisches Pint fasst 0,568 Liter, also in etwa eine halbe bayerische Maß.

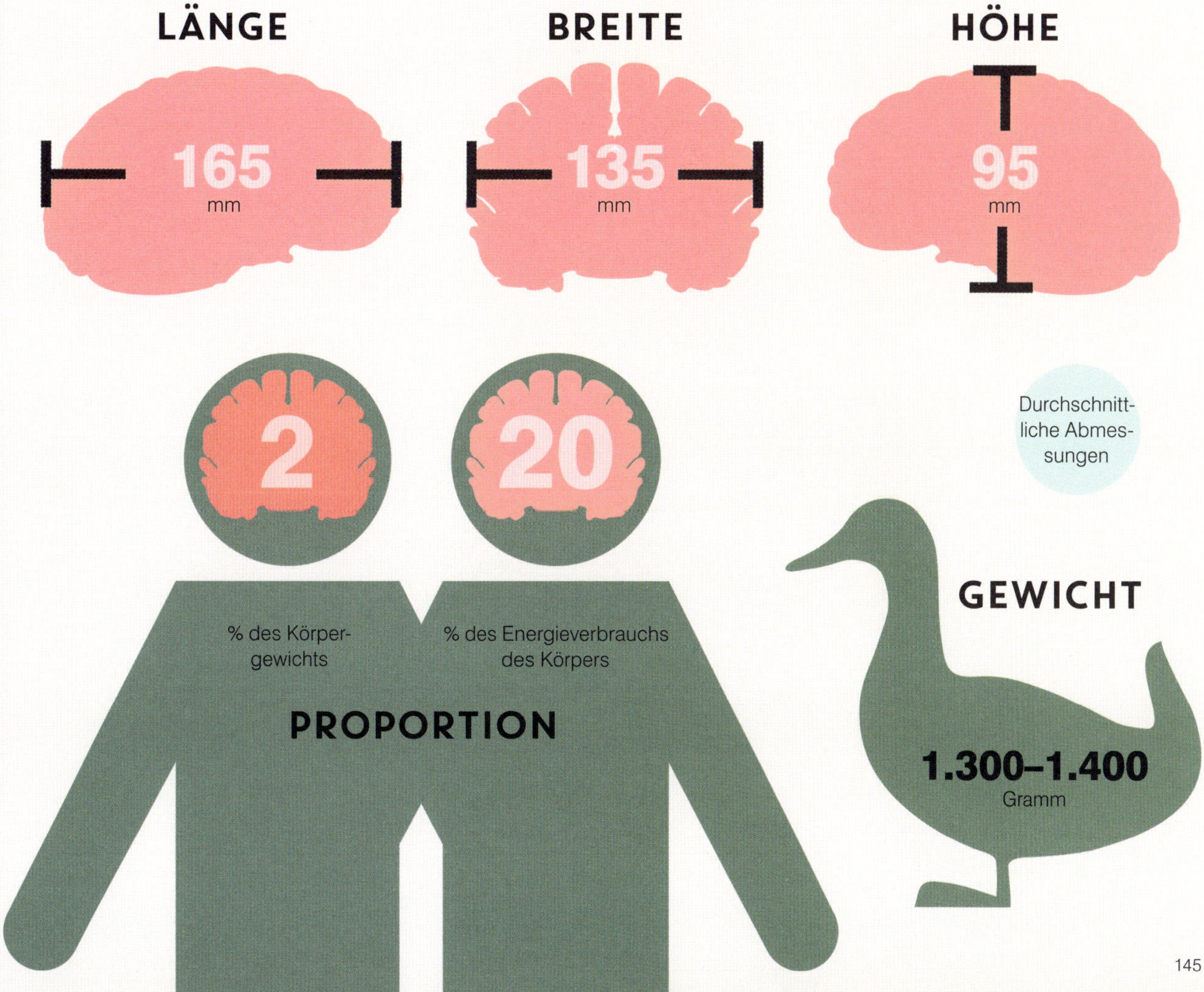

LÄNGE

165
mm

BREITE

135
mm

HÖHE

95
mm

Durchschnitt-
liche Abmes-
sungen

2

% des Körper-
gewichts

20

% des Energieverbrauchs
des Körpers

PROPORTION

GEWICHT

1.300–1.400
Gramm

DAS BRODMANN-GEHIRN

Bei genauerer Betrachtung der faltigen Hirnrinde (Cortex) sieht man, dass nicht alle der mikroskopischen Nervenzellen gleich sind. Wie bei einem Patchwork unterscheiden sie sich in Form, Anzahl, Größe und sechsschichtigem Aufbau. Die ‚Flicken' heißen Brodmann-Areale, die alle eine eigene Nummer und Rolle haben. Eine Auswahl der wichtigsten Areale und Funktionen wird hier gezeigt.

4 BEWEGUNGEN

Primär motorischer Cortex (Bewegungsrinde)
Ordnet für das Durchführen von Bewegungen Muskelkontraktionen an.

8 ENTSCHEIDUNGEN

Präfrontaler Cortex
Zusammen mit anderen Regionen an Zweifel, Entscheidungen und Unsicherheit beteiligt.

11 BELOHNUNG

Präfrontaler Cortex
Zusammen mit anderen für Entscheidungsfindung, das Festlegen von Belohnungen, Argumentieren und das Langzeitgedächtnis verantwortlich.

17 SEHEN

Primär visueller Cortex (Sehrinde)
Hauptempfänger für Nachrichten von den Augen (Sehvermögen).

22 SPRACHE

Verstehen von Wörtern
Wernicke-Areal (linke Seite), Zweideutigkeit (rechte Seite).

35, 36 SEHEN & GEDÄCHTNIS

Temporaler Cortex
Lässt Objekte erkennen und ihnen Bedeutung verleihen.

41, 42 HÖREN

Primär auditiver Cortex (Hörrinde)
Hauptempfänger für Nachrichten von den Ohren (Schall).

48 BEWUSSTHEIT

Präfrontaler Cortex
Zusammen mit anderen für das Verarbeiten von Erinnerungen, Bewusstheit, Aufmerksamkeit und Konzentration verantwortlich.

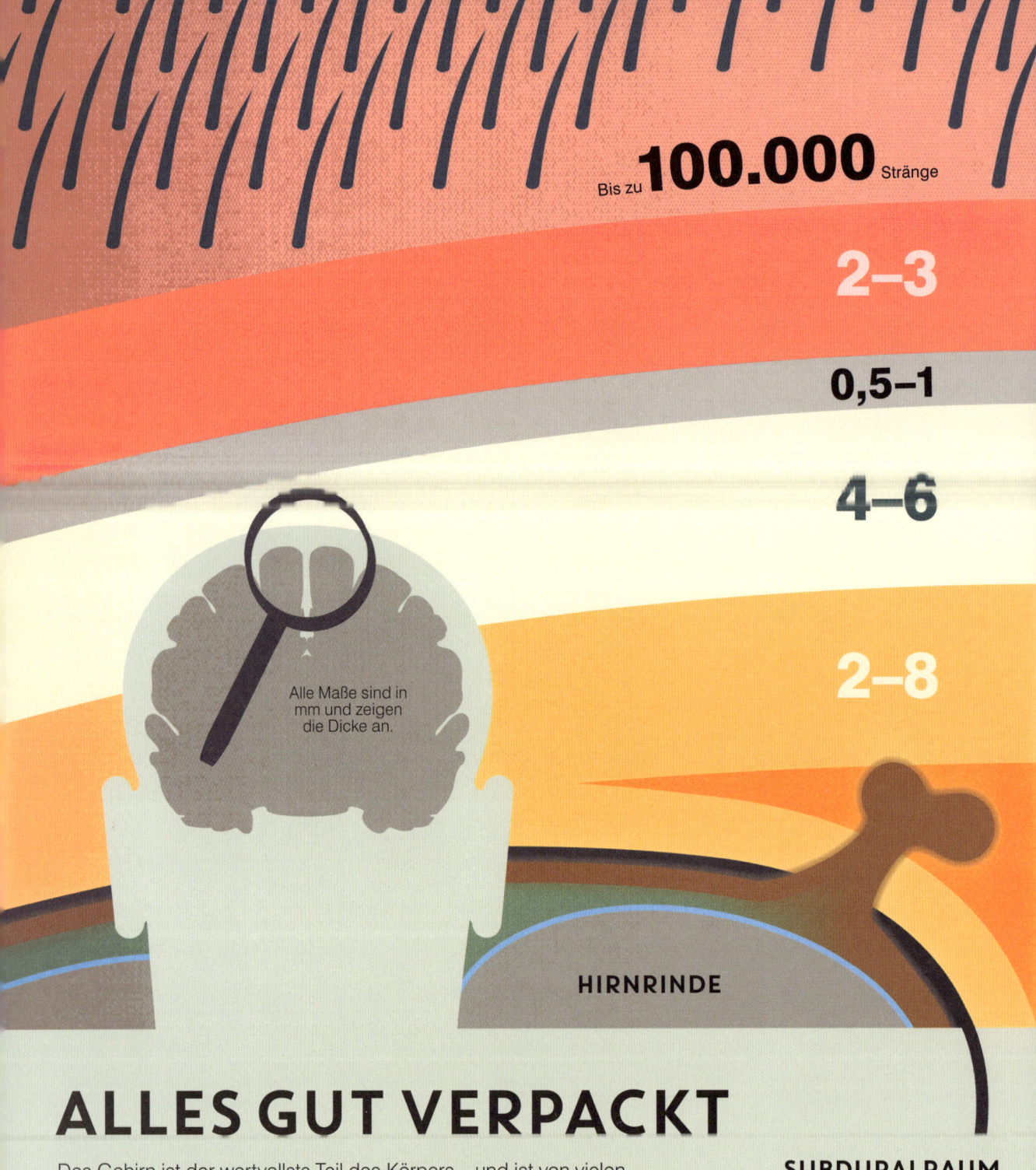

Bis zu **100.000** Stränge

2–3

0,5–1

4–6

2–8

Alle Maße sind in mm und zeigen die Dicke an.

HIRNRINDE

ALLES GUT VERPACKT

Das Gehirn ist der wertvollste Teil des Körpers – und ist von vielen natürlichen Schichten gut geschützt. Eine feinmaschige Kombination aus Festigkeit, Sicherheit, Polsterung und Flexibilität. Die drei Hauptschichten heißen Dura, Arachnoidea und Pia, zusammen werden sie als Meningen (Hirnhäute) bezeichnet. Man kann das Gehirn natürlich noch von außen schützen, zum Beispiel mit einem Helm …

SUBDURALRAUM
Ein ‚potenzieller Zwischenraum', liegt doch die Dura direkt auf der Arachnoidea auf und löst sich nur bei Problemen (Krankheit, Verletzung) von dieser.

HAAR

Aus Keratin bestehende Stränge, die sich nach 3–5 Jahren selbst erneuern.

KOPFHAUT

Größtenteils aus Kollagen-, Elastin- und Keratinproteinen, erneuert sich nach 4 Wochen selbst.

PERIOST (KNOCHENHAUT) Starke äußere ‚Haut' um das Knochengewebe

SCHÄDELKNOCHEN

Der Schädel, der das Gehirn umgibt, besteht aus acht Schädelknochen, die durch feste Knochennähte (Suturen) verbunden sind.

HIRNHAUT 1: DURA MATER

Deutsch ‚harte Mutter': Diese Schicht ist die harte, feste äußere Hülle der anderen Hirnhäute und des Gehirns. Sie besteht aus dichten, in Schichten (Laminae) angelegten, Fasern. In ihr befinden sich Blutgefäße und verschiedene Blutleiter (Sinusen).

0,1–3

HIRNHAUT 2: ARACHNOIDEA

Die ‚Spinnwebenhaut' ist ein feingliedriges schwammiges Netz aus Kollagen, anderen Bindegeweben und Flüssigkeiten. Ein schaumstoffartiges Kissen, das Stöße auf den Kopf dämpft.

0,1

HIRNHAUT 3: PIA MATER

Das maschenartige Fasernetzwerk der ‚weichen Mutter' ist die letzte Schutzschicht vor dem Kontakt mit der Hirnrinde (Cortex), die den Konturen der Hirnoberfläche folgt.

0,3–8 **SUBARACHNOIDALRAUM**
Enthält Gehirn-Rückenmarks-Flüssigkeit – ein fließfähiges Kissen, das Stöße gegen den Kopf abfängt.

DAS GEHIRN IM QUERSCHNITT

Es gibt nicht viel zu sehen – einen faltigen weiß-grauen Lappen mit ein paar schnörkeligen Stückchen. Dennoch ist es das Zentrum des physischen Körpers, der Hauptkoordinator des chemischen Körpers, der Sitz des mentalen Körpers, der Speicherplatz für Erinnerungen, der Ursprung der Emotionen und der ständig arbeitende Posten für bewusste Wahrnehmung.

GROSSHIRN (CEREBRUM)

Großes oberes Faltengewölbe, das in zwei Hirnhälften (Hemisphären) geteilt ist. Bildet 80 % des Gesamtvolumens des Gehirns.
Inhalt: Hauptsächlich weiße Hirnsubstanz, Nervenfasern (Axone).
Funktion: Verbindung zwischen Hirnrinde und restlichem Gehirn.

HIRN-BALKEN

10 cm langer Verbindungsriemen zwischen linker und rechter Hirnhälfte.
Inhalt: Über 200 Millionen Nervenfasern.
Funktion: Lässt – wörtlich – jede Körperseite wissen, was die andere tut.

MITTELHIRN

Bildet 10 % des Gesamtvolumens des Gehirns.
Inhalt: Mix aus Nervenzellen und -fasern.
Funktion: Hauptsächlich automatische, körpererhaltende Funktionen.

THALAMUS

Zwei eiförmige 5–6 cm lange Klumpen.
Inhalt: Nervenzellen und -fasern, die in Gruppen (Nuclei) organisiert sind.
Funktion: ‚Torhüter' der Hirnrinde und des bewussten Geistes.

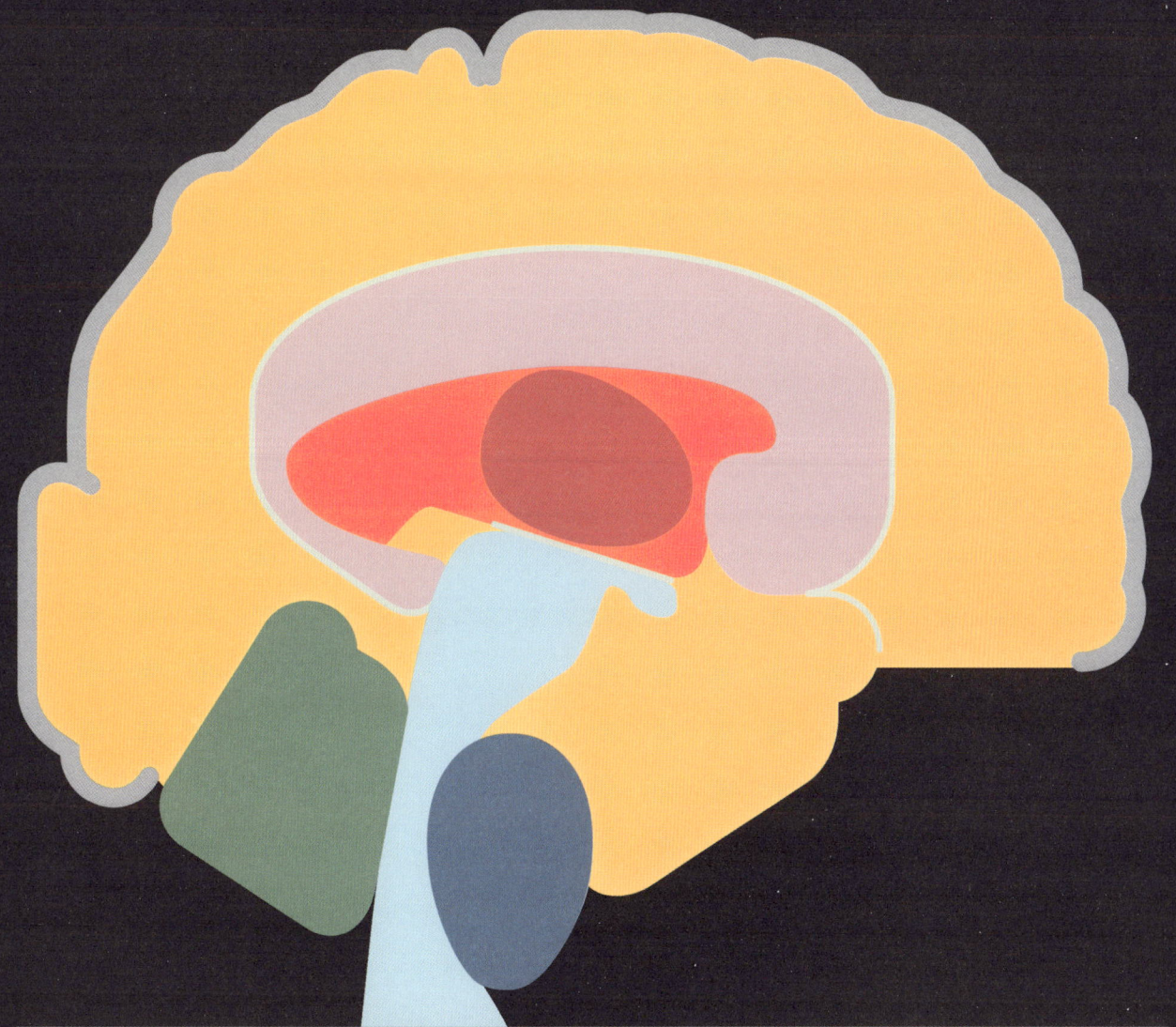

CORTEX (HIRNRINDE)

Dünne graue Schicht um das Großhirn.

Inhalt: 20 Millionen Nervenzellen (Neuronen).

Funktion: Ort für das Bewusstsein und die meisten bewussten Denkvorgänge.

HIRNSTAMM

Unterster Teil des Gehirns, verschmilzt mit dem Rückenmark.

Inhalt: Mix aus Nervenzellen und -fasern.

Funktion: Ort für Zentren, die grundlegende Körpervorgänge wie Atmung, Herzschlag steuern (s. Seiten 128/132).

PONS (HIRN-BRÜCKE)

Größe von oben nach unten 2–3 cm.

Inhalt: Hauptsächlich Nervenfasern.

Funktion: Verbindung zwischen unteren und oberen Teilen des Gehirns.

KLEINHIRN (CEREBELLUM)

Bildet 10 % des Gesamtvolumens des Gehirns.

Inhalt: Über 50 Milliarden Nervenfasern.

Funktion: An Bewegung und Koordination beteiligt (s. Kapitel 4).

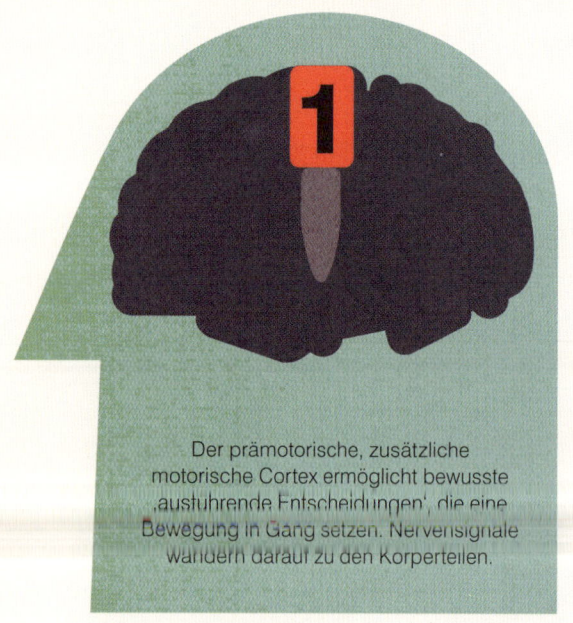

Der prämotorische, zusätzliche motorische Cortex ermöglicht bewusste ‚ausführende Entscheidungen', die eine Bewegung in Gang setzen. Nervensignale wandern darauf zu den Körperteilen.

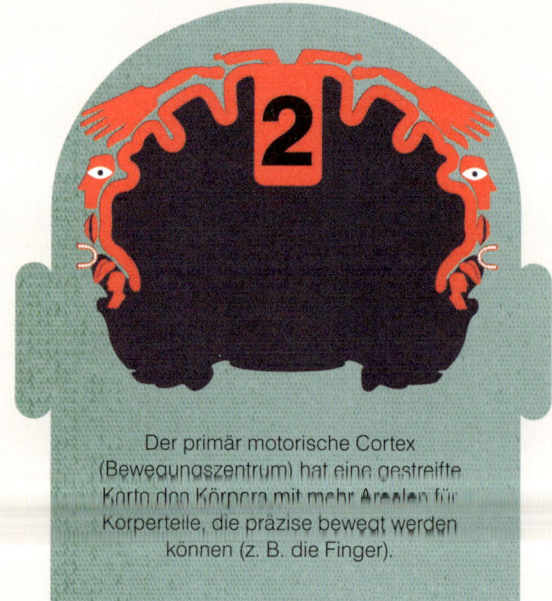

Der primär motorische Cortex (Bewegungszentrum) hat eine gestreifte Karte des Körpers mit mehr Arealen für Körperteile, die präzise bewegt werden können (z. B. die Finger).

BEWEGUNGEN SCHRITT FÜR SCHRITT

Bewegungen sehen so einfach aus. Das Gehirn denkt – und sie geschehen. Dabei sind jedoch verschiedene Teile des Gehirns beteiligt, die Nachrichten zwischen sich hin- und hersenden – insbesondere die Motorrinde genannten Streifen auf der Oberfläche, doch auch das Kleinhirn auf der Rückseite, der Thalamus in der Mitte die kleinen Basalganglien tief im Gehirn u. a. Dann ist da noch der Weg vom Gehirn über die Nerven zu den Muskeln, damit diese kontrahieren, am Knochen ziehen und ihn so bewegen. Also nicht ganz so einfach …

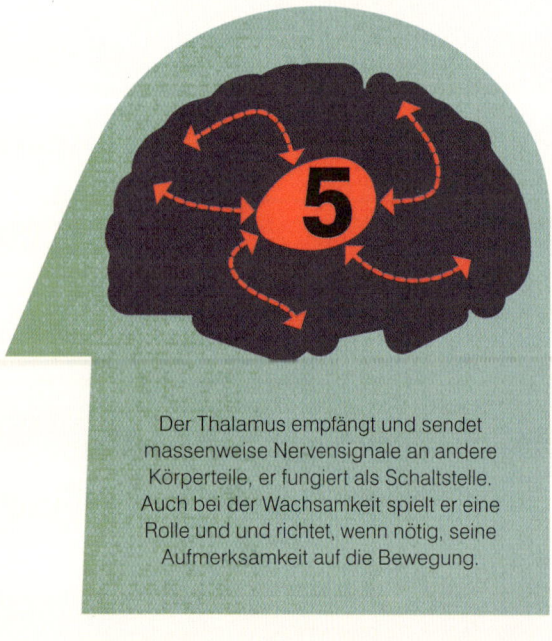

Der Thalamus empfängt und sendet massenweise Nervensignale an andere Körperteile, er fungiert als Schaltstelle. Auch bei der Wachsamkeit spielt er eine Rolle und und richtet, wenn nötig, seine Aufmerksamkeit auf die Bewegung.

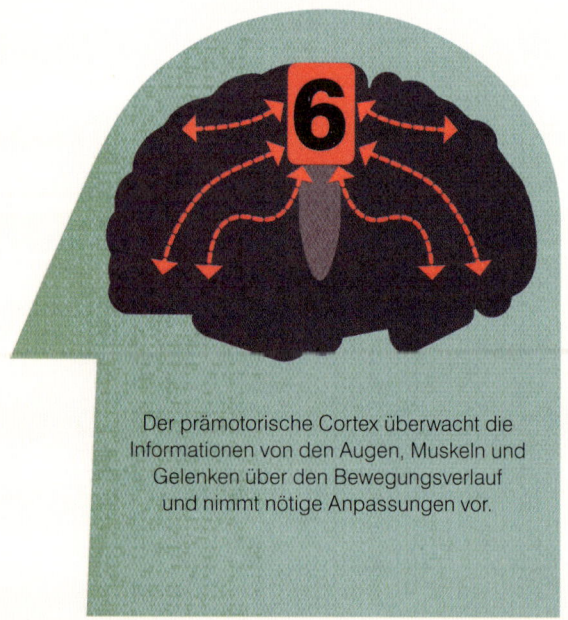

Der prämotorische Cortex überwacht die Informationen von den Augen, Muskeln und Gelenken über den Bewegungsverlauf und nimmt nötige Anpassungen vor.

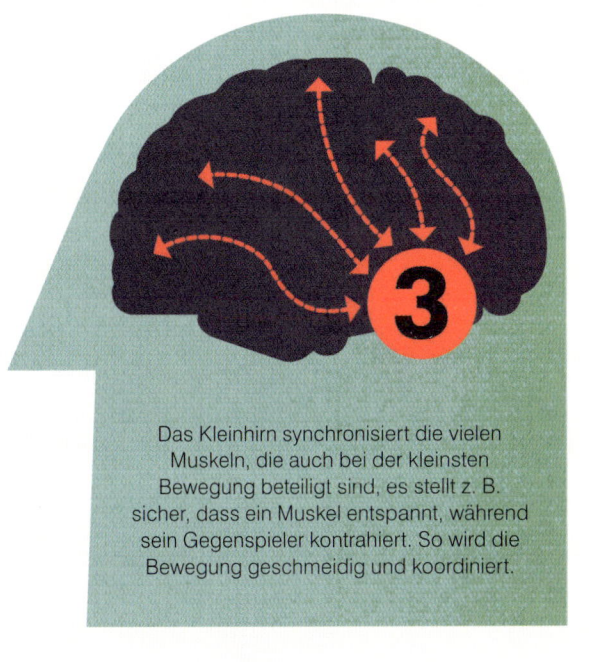

Das Kleinhirn synchronisiert die vielen Muskeln, die auch bei der kleinsten Bewegung beteiligt sind, es stellt z. B. sicher, dass ein Muskel entspannt, während sein Gegenspieler kontrahiert. So wird die Bewegung geschmeidig und koordiniert.

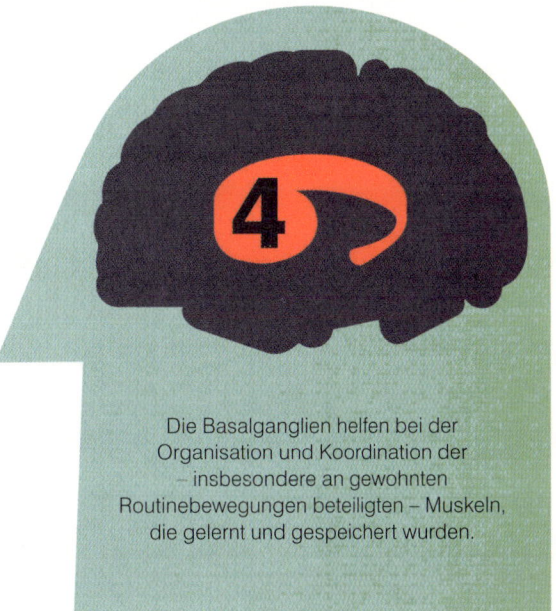

Die Basalganglien helfen bei der Organisation und Koordination der – insbesondere an gewohnten Routinebewegungen beteiligten – Muskeln, die gelernt und gespeichert wurden.

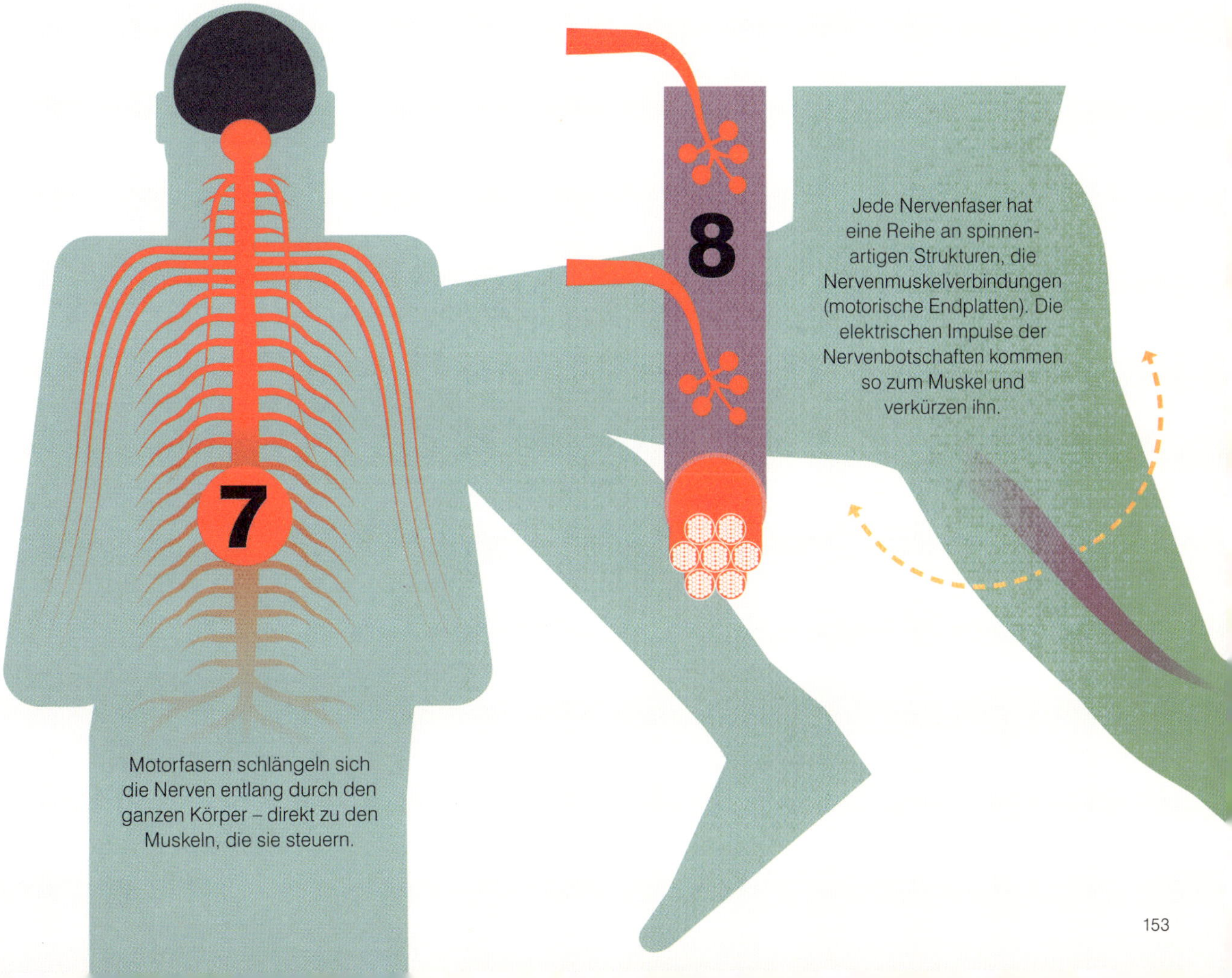

Jede Nervenfaser hat eine Reihe an spinnen-artigen Strukturen, die Nervenmuskelverbindungen (motorische Endplatten). Die elektrischen Impulse der Nervenbotschaften kommen so zum Muskel und verkürzen ihn.

Motorfasern schlängeln sich die Nerven entlang durch den ganzen Körper – direkt zu den Muskeln, die sie steuern.

LINKS ODER RECHTS?

Die beiden Hirnhälften sind fast identisch. Wie sie arbeiten und was sie kontrollieren, jedoch nicht. Manche dieser Unterschiede hängen davon ab, ob man Rechts- oder Linkshänder ist. Einige zeigen, wie das Gehirn verschiedene Tätigkeiten erlernt. Andere sind im Nervenschaltkreis des Gehirns ‚vorprogrammiert'. Allgemein bezeichnet man dies als Lateralisierung der Gehirnfunktionen. Forschungen haben aber gezeigt, dass die Unterschiede komplexer sind, als man dachte.

Am 13. August ist jedes Jahr der Linkshändertag.

Egoistisch
Tendiert dazu, mehr mit sich selbst als mit der rechten Hirnhälfte zu interagieren.

Gesprächig
Ist – besonders bei Rechtshändern – tendenziell dominant an Vokabular, Syntax, Grammatik beteiligt.

In den meisten menschlichen Gesellschaften ist im Durchschnitt **1 von 10 Personen Linkshänder**, das heißt, sie benutzen lieber ihre linke Hand, besonders bei Tätigkeiten, die Geschick und Feinfühligkeit erfordern. Allerdings verdeckt dieser Durchschnitt, dass die Spanne sehr breit ist: von 1 von 4 bis zu 1 von 50.

Entgegen vieler Mythen gibt es keine Beweise dafür, dass ein größerer Anteil an Künstlern, Musikern oder allgemein an kreativen Menschen Linkshänder sind.

Linkshänder tendieren dazu, manipulative Aufgaben besser mit der rechten Hand auszuführen, als Rechtshänder mit der linken.

Hart
Soll oftmals analytische ‚harte' Vorgänge wie numerische Aufgaben, Berechnungen, Formeln, Logik, Schritt-für-Schritt-Argumentation, Kategorisierungen, Definitionen, Effizienz, Wissenschaft und Technologie übernehmen.

ABER: Neuere Studien haben gezeigt, dass dies nicht so klar abgegrenzt ist, wie man dachte.

1   2   3   4   5   6   7   8   9   10

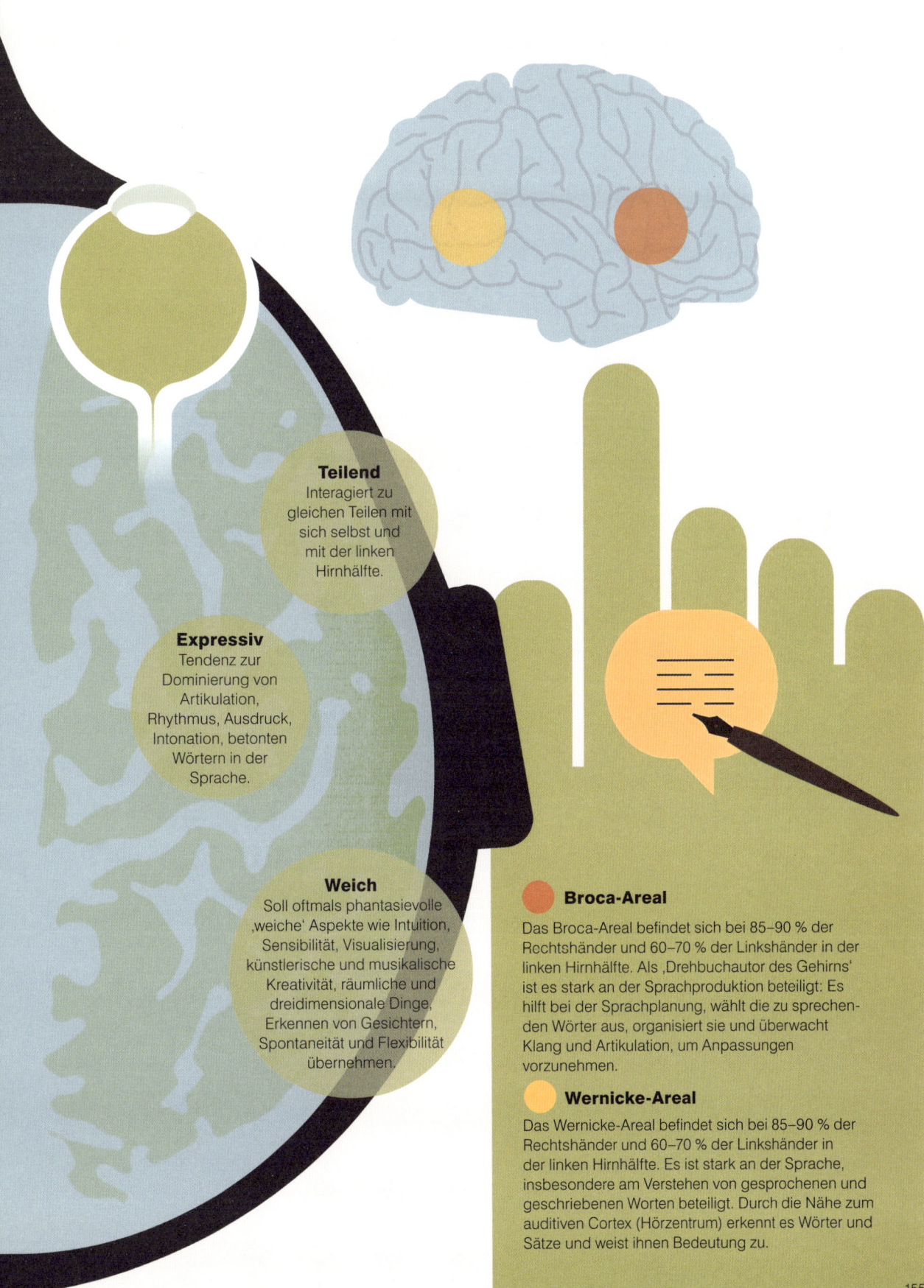

Teilend
Interagiert zu gleichen Teilen mit sich selbst und mit der linken Hirnhälfte.

Expressiv
Tendenz zur Dominierung von Artikulation, Rhythmus, Ausdruck, Intonation, betonten Wörtern in der Sprache.

Weich
Soll oftmals phantasievolle ‚weiche' Aspekte wie Intuition, Sensibilität, Visualisierung, künstlerische und musikalische Kreativität, räumliche und dreidimensionale Dinge, Erkennen von Gesichtern, Spontaneität und Flexibilität übernehmen.

Broca-Areal

Das Broca-Areal befindet sich bei 85–90 % der Rechtshänder und 60–70 % der Linkshänder in der linken Hirnhälfte. Als ‚Drehbuchautor des Gehirns' ist es stark an der Sprachproduktion beteiligt: Es hilft bei der Sprachplanung, wählt die zu sprechenden Wörter aus, organisiert sie und überwacht Klang und Artikulation, um Anpassungen vorzunehmen.

Wernicke-Areal

Das Wernicke-Areal befindet sich bei 85–90 % der Rechtshänder und 60–70 % der Linkshänder in der linken Hirnhälfte. Es ist stark an der Sprache, insbesondere am Verstehen von gesprochenen und geschriebenen Worten beteiligt. Durch die Nähe zum auditiven Cortex (Hörzentrum) erkennt es Wörter und Sätze und weist ihnen Bedeutung zu.

DAS FLÜSSIGE GEHIRN

Nun ist es offiziell: Das Gehirn ist ein Brei. Ca. 75 % dieses lebenswichtigsten Organs sind Wasser, das sich meist zwischen den Zellen befindet. Außer dem Gehirn basieren auch fast alle anderen Schädelinhalte auf Wasser. Die hauptsächlichen Flüssigkeiten sind Blut und eine kuriose, dem Nervensystem einzigartige Substanz, bekannt als CSF (Zerebrospinalflüssigkeit oder Hirnwasser), die langsam durch alle Hirnkammern (Ventrikel) fließt. Das Gehirn ist nämlich hohl!

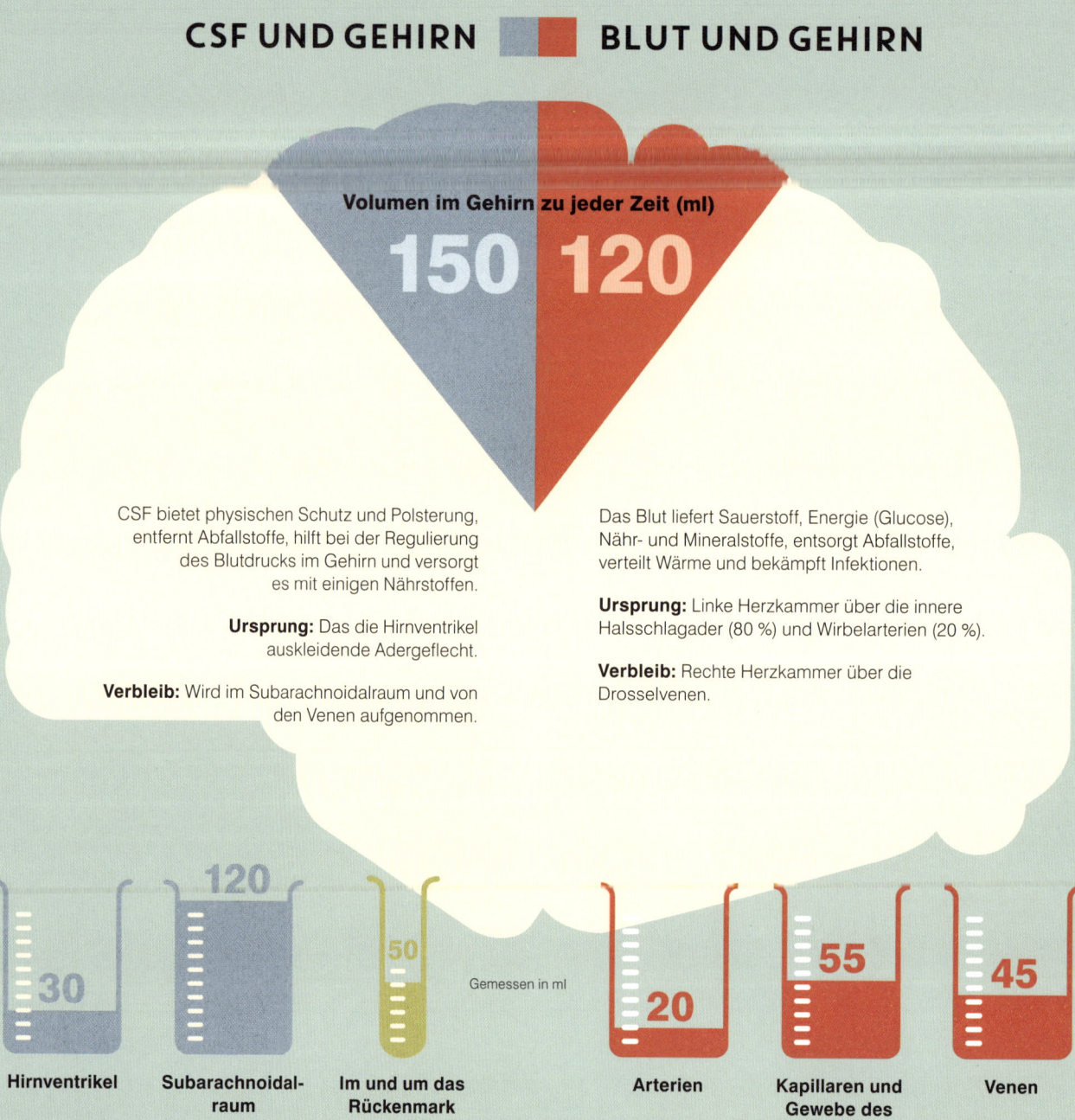

CSF UND GEHIRN   BLUT UND GEHIRN

Volumen im Gehirn zu jeder Zeit (ml)

150   120

CSF bietet physischen Schutz und Polsterung, entfernt Abfallstoffe, hilft bei der Regulierung des Blutdrucks im Gehirn und versorgt es mit einigen Nährstoffen.

Ursprung: Das die Hirnventrikel auskleidende Adergeflecht.

Verbleib: Wird im Subarachnoidalraum und von den Venen aufgenommen.

Das Blut liefert Sauerstoff, Energie (Glucose), Nähr- und Mineralstoffe, entsorgt Abfallstoffe, verteilt Wärme und bekämpft Infektionen.

Ursprung: Linke Herzkammer über die innere Halsschlagader (80 %) und Wirbelarterien (20 %).

Verbleib: Rechte Herzkammer über die Drosselvenen.

30	120	50		20	55	45
Hirnventrikel	**Subarachnoidalraum**	**Im und um das Rückenmark**	Gemessen in ml	**Arterien**	**Kapillaren und Gewebe des Gehirns**	**Venen**

156

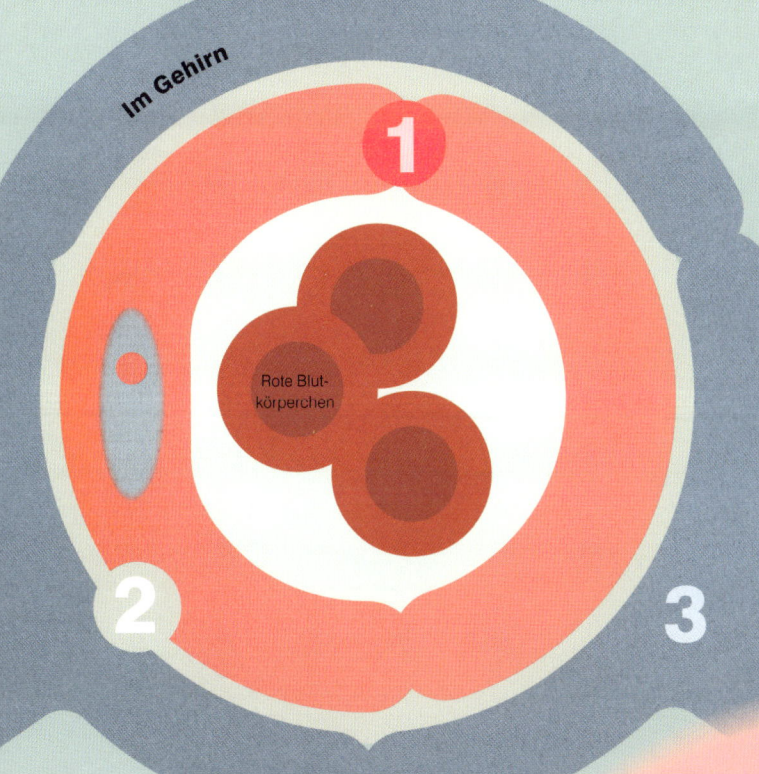

Im Gehirn

1

Rote Blut-
körperchen

2

3

BLUT-HIRN-
SCHRANKE

Das Gehirn hat einen besonderen
Schutz gegen Bedrohungen im Blut,
wie die vielzähligen Keime oder
toxischen Chemikalien. Diese Barriere,
die Blut-Hirn-Schranke, basiert auf
drei Unterschieden zwischen den
Kapillaren des Gehirns und denen
des restlichen Körpers.

1 **Kapillarwände zwischen den Zellen**
Im Gehirn: Keine Lücke
Restlicher Körper: Lücken

2 **Membranbasis der Kapillarwände**
Im Gehirn: Durchgängig
Restlicher Körper: Lücken

3 **Schutzzellen um die Kapillaren**
Im Gehirn: Schützende Sternzellen
(Astrozyten)
Restlicher Körper: Keine

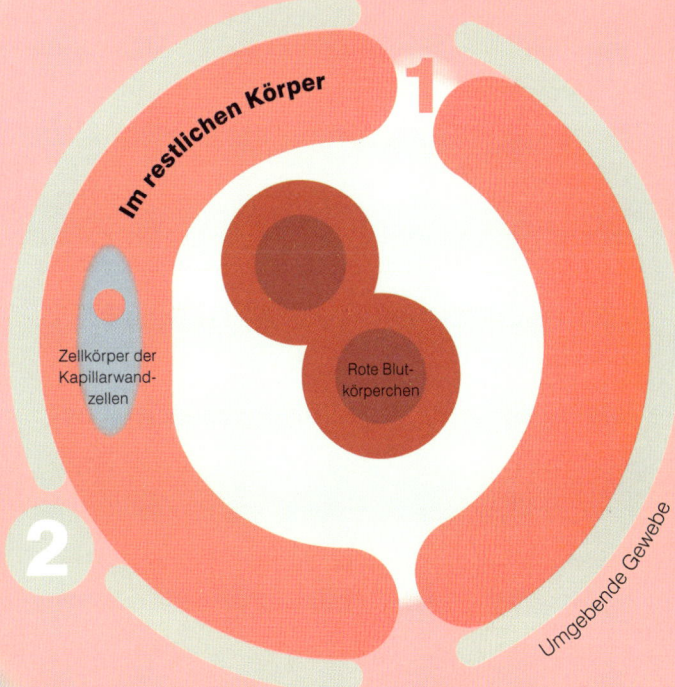

Im restlichen Körper

1

Zellkörper der
Kapillarwand-
zellen

Rote Blut-
körperchen

2

Umgebende Gewebe

INTERNET IM KOPF

Die Mikrostrukturen des Gehirns sind Nervenzellen (Neuronen) – und zwar über 100 Milliarden davon. Das Großhirn auf der hinteren Rückseite hat die meisten davon, die Hirnrinde ca. 20 Millionen. Doch es gibt noch andere Zellen im Gehirn. Nervenzellen sind so empfindlich und spezialisiert, dass sie Hilfe und Unterstützung brauchen. Und diese bekommen sie von den Gliazellen. Es gibt 20 Mal mehr Glia- (griechisch ‚Leim') als Nervenzellen und sie tun viel mehr, als nur alles zusammenzuhalten. Es gibt verschiedene Arten: Astrozyten, Oligodendrozyten und Mikroglia-Zellen.

ASTROZYTEN

Sie unterstützen die Nervenzellen physisch und mit Energie, Nährstoffen und anderen Notwendigkeiten, erhalten die Synapsen und wirken auf sie ein, unterstützen die Blut-Hirn-Schranke und reparieren Nerven- und die anderen Gliazellen.

OLIGODENDROZYTEN

Diese Zellen produzieren die fetthaltige Schicht (Myelin-Scheide) der Axone (s. Seite 126) und unterstützen die Nervenzellen physisch und mit Nährstoffen.

250 Milliarden

MIKROGLIA-ZELLEN

Auf die ‚Verteidigung des Wohnsitzes' spezialisierte Zellen, die – wie die weißen Blutkörperchen – Eindringlinge, beschädigte Gehirnzellen und unerwünschtes Material entfernen.

Hochgeschwindigkeit

Mikroglia-Zellen sind die sich am schnellsten bewegenden Zellen im Gehirn (außer denjenigen, die in Flüssigkeiten wie Blut entstanden sind). Sie rasen mit 0,1 mm pro Stunde dahin. Bei dieser Geschwindigkeit bräuchten sie vier Tage für 1 cm. Ihre Fortsätze können sich doppelt so schnell verlängern oder verkürzen.

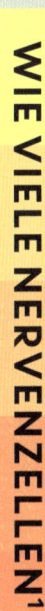

WIE VIELE NERVENZELLEN?[1]

Durchschnittliche Anzahl
an Nervenzellverbindungen
(Synapsen) im menschlichen Gehirn:

1.000.000.000.000.000

(eine Billiarde)

0 — Schwamm

300 — Fadenwurm

10.000 — Qualle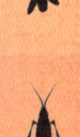

150.000 — Fruchtfliege

1 Million — Kakerlake

70 Millionen — Maus

100 Millionen — Buschbaby (Galago)

500 Millionen — Oktopus

10 Milliarden — Mensch · Elefant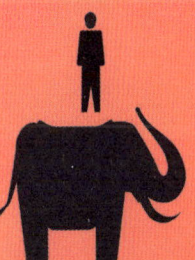

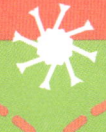

1   2   3   4

Tage

1 CM

1 Neurone im gesamten Nervensystem

DAS UNTERE GEHIRN

Unter dem großen faltigen Gewölbe aus rechter und linker Hirnhälfte und gegenüber dem Kleinhirn befinden sich Mittelhirn, Hirnstamm und andere nicht so bekannte Teile. Diese arbeiten ständig daran, dass die automatischen Körperfunktionen reibungslos ablaufen, die Informationen zwischen den Bewusstseinszentren des oberen Gehirns und dem restlichen Körper fließen, haben aber auch ihre eigenen geheimnisvollen Aufgaben.

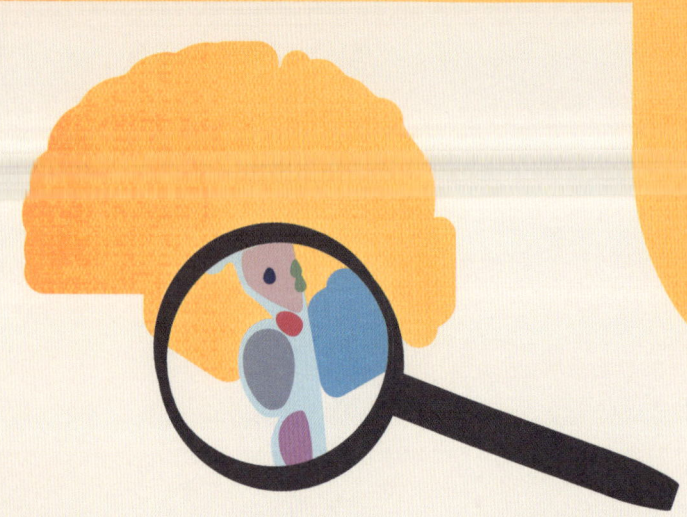

Nucleus ruber („roter Kern')
Manche automatischen Aspekte der Bewegung wie das Schwingen der Arme beim Laufen und Rennen.

Substantia nigra („schwarze Substanz') oder Soemmering-Ganglion
Teil des Mittelhirns. Planung und Ausführung von Bewegungen, Augen-Kopf-Bewegungen, Koordination, Suche nach Befriedigung und Belohnung sowie Suchtverhalten.

Tectum oder Mittelhirndach
Dieser Teil des Mittelhirns ist für das Verarbeiten von visuellen und akustischen Informationen sowie für die Augenbewegungen zuständig.

Pons oder Hirnbrücke
Dieses Verbindungsstück zwischen unterem und oberem Gehirn ist an verschiedenen Vorgängen wie Atmung, Basisreflexen (Schlucken, Wasserlassen), dem Seh- und anderen Sinnen, Gesichtsbewegungen, Schlafen und Träumen beteiligt.

Cerebellum oder Kleinhirn
Wichtigste Schaltstelle für Bewegung, Gleichgewicht und Koordination.

Medulla („Zentrum, Kern')
Auch Medulla oblongata oder ‚verlängertes Mark' genannt, ist unten mit dem Rückenmark verbunden und an verschiedenen automatischen (vegetativen oder unwillkürlichen) Prozessen, Handlungen und Reflexen wie Herz- und Atemfrequenz, Blutdruck, Verdauung, Niesen, Husten, Schlucken und Erbrechen beteiligt.

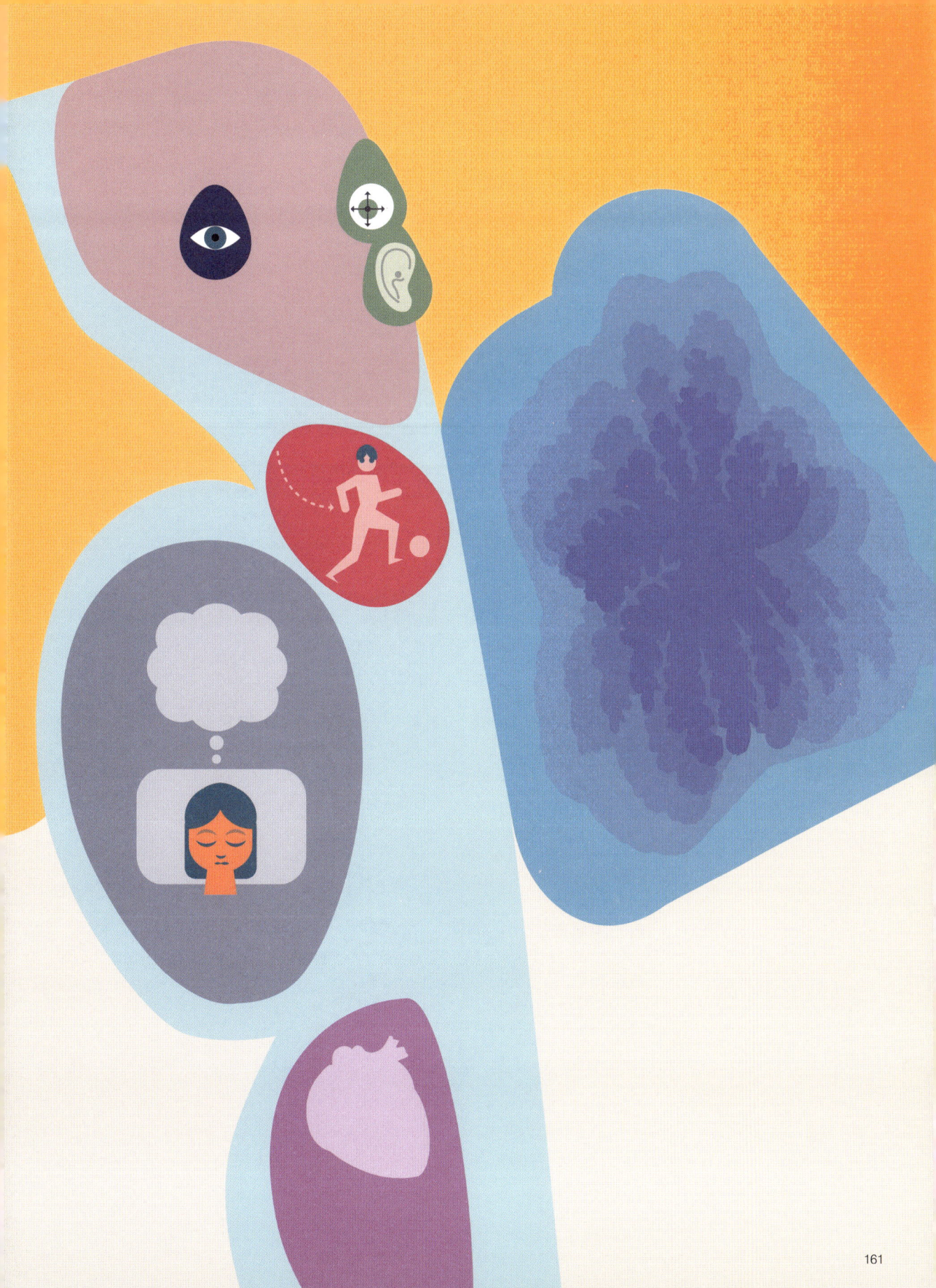

GROSSKÖPFIG

DAS GRÖSSTE GEHIRN

Größere Lebewesen haben in der Regel auch ein größeres Gehirn. Aber sie sind nicht immer schlauer, zumindest nach unseren Maßstäben von Intelligenz. Ein Pottwal kann nicht Schach spielen oder sich die Planeten der Sonne merken. (Ein Mensch kann aber einen Kilometer unter dem Meeresspiegel auch keinen Tintenfisch jagen.) Gewichte sind in Gramm angegeben.

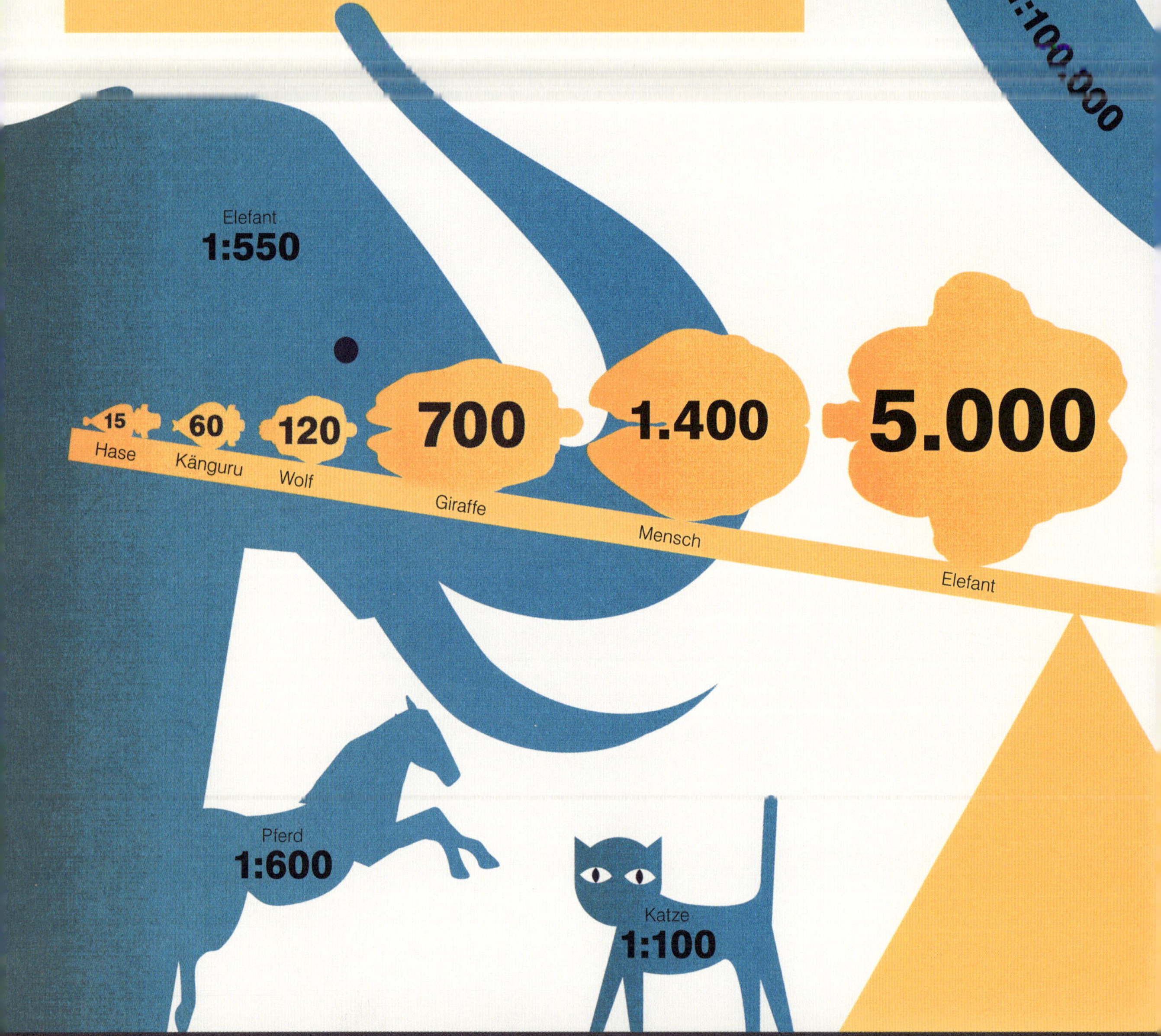

Diplodocus 1:100.000

Elefant
1:550

15
Hase

60
Känguru

120
Wolf

700
Giraffe

1.400
Mensch

5.000
Elefant

Pferd
1:600

Katze
1:100

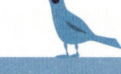

GRÖSSTES GEHIRN NACH KÖRPERGRÖSSE

Wenn man die Größe des Gehirns mit der Körpergröße vergleicht, gibt dies einen anderen Wert, der mehr mit Intelligenz zu tun zu haben scheint. Lebewesen mit einem größeren Quotienten weisen Merkmale wie Planung, Problemlösung und Anpassung an neue Lebenssituationen auf. Quotient aus Gehirnmasse zu Körpermasse.

Delfin
1:100

Hai
1:2.500

Spatz
1:15

Spitzhörnchen
1:10

7.500

Pottwal

Mensch
1:40

Ameise
1:7

ÜBERKREUZTE SINNE

Das Gehirn verarbeitet die Sinne getrennt voneinander. Manchmal werden sie aber auch vermischt. Kurz kann das jedem passieren, z. B. wenn ein bestimmter Klang einen Geschmack auf der Zunge auslöst, oder ein Geruch lang vergangene Erinnerungen vor dem inneren Auge entstehen lässt. Bei manchen Menschen ist diese Sinnesmischung jedoch Standard: Das nennt man Synästhesie. Wörter haben Farben (auch wenn schwarz gedruckt), Formen rufen einen Geschmack hervor, bestimmte Berührungen Klänge.

% SYNÄSTHETIKER[1]
ERLEBTE KOMBINATIONEN

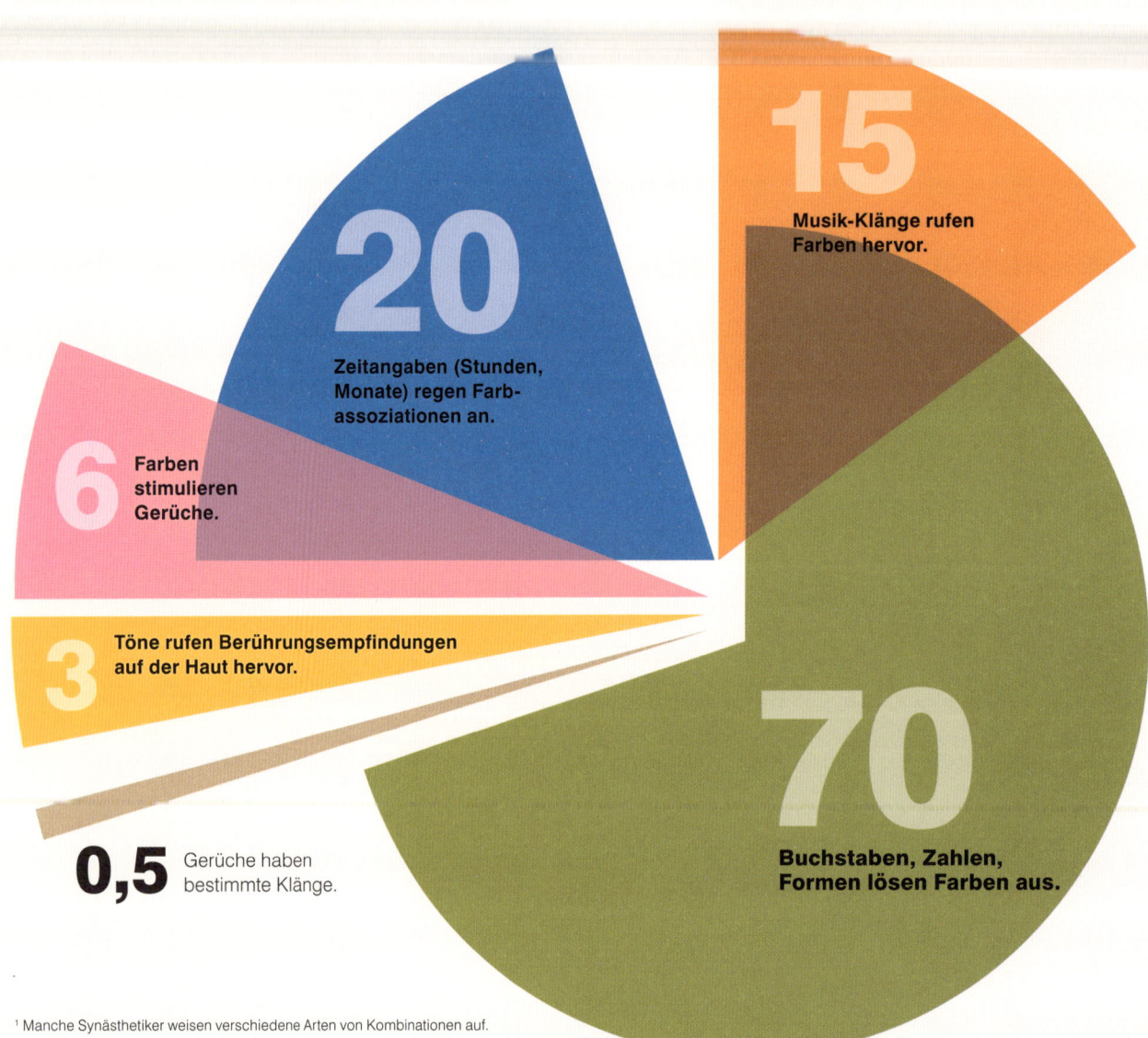

15 Musik-Klänge rufen Farben hervor.

20 Zeitangaben (Stunden, Monate) regen Farb-assoziationen an.

6 Farben stimulieren Gerüche.

3 Töne rufen Berührungsempfindungen auf der Haut hervor.

0,5 Gerüche haben bestimmte Klänge.

70 Buchstaben, Zahlen, Formen lösen Farben aus.

[1] Manche Synästhetiker weisen verschiedene Arten von Kombinationen auf.

[2] Diese Assoziationen sind nicht repräsentativ, variieren doch Erfahrungen von Mensch zu Mensch.

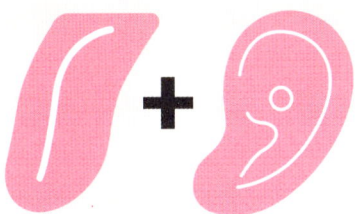

GESCHMACK-KLANG-KOMBINATIONEN[2]

In manchen Fällen von Synästhesie löst ein Geräusch einen bestimmten Geschmack im Mund aus:

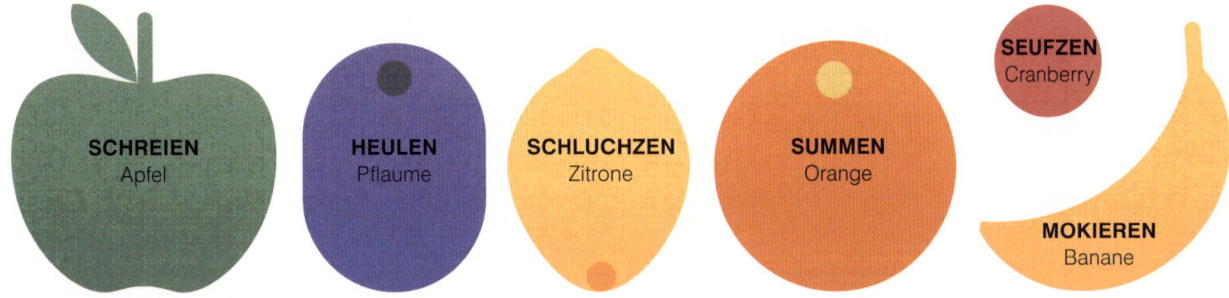

SCHREIEN
Apfel

HEULEN
Pflaume

SCHLUCHZEN
Zitrone

SUMMEN
Orange

SEUFZEN
Cranberry

MOKIEREN
Banane

FARBIGE MONATE[2]

In anderen Fällen wird ein Monat mit einer Farbe assoziiert:

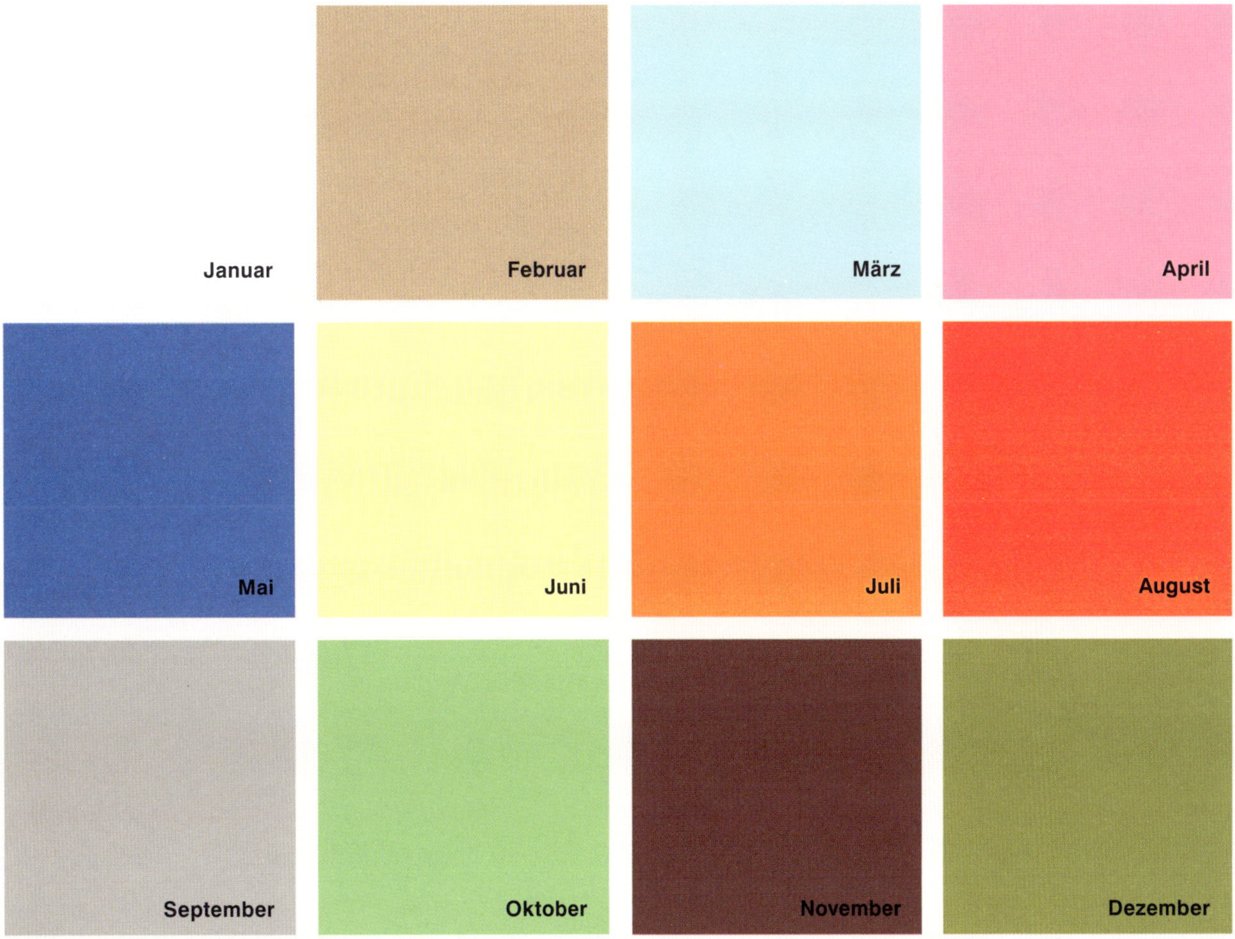

Januar	Februar	März	April
Mai	Juni	Juli	August
September	Oktober	November	Dezember

GEDÄCHTNIS IN ZAHLEN

Das Gedächtnis ist immens. Das Gehirn speichert nicht nur Fakten und Informationen – die Telefonnummer eines Freundes oder den Autor von *Die Entstehung der Arten*[1]. Es erinnert sich auch an Gesichter, Szenen, Geräusche, Gerüche, Berührungen, Fähigkeiten und Bewegungsmuster wie Schreiben und Radfahren sowie Erlebnisse und Gefühle. Vereinfachend lässt sich die Speicherkapazität von Gehirn und Computer vergleichen. Lebenswichtig ist aber auch die Größe des ‚Arbeitsspeichers' (bei Computern: RAM) und wie schnell Informationen gespeichert und abgerufen werden.

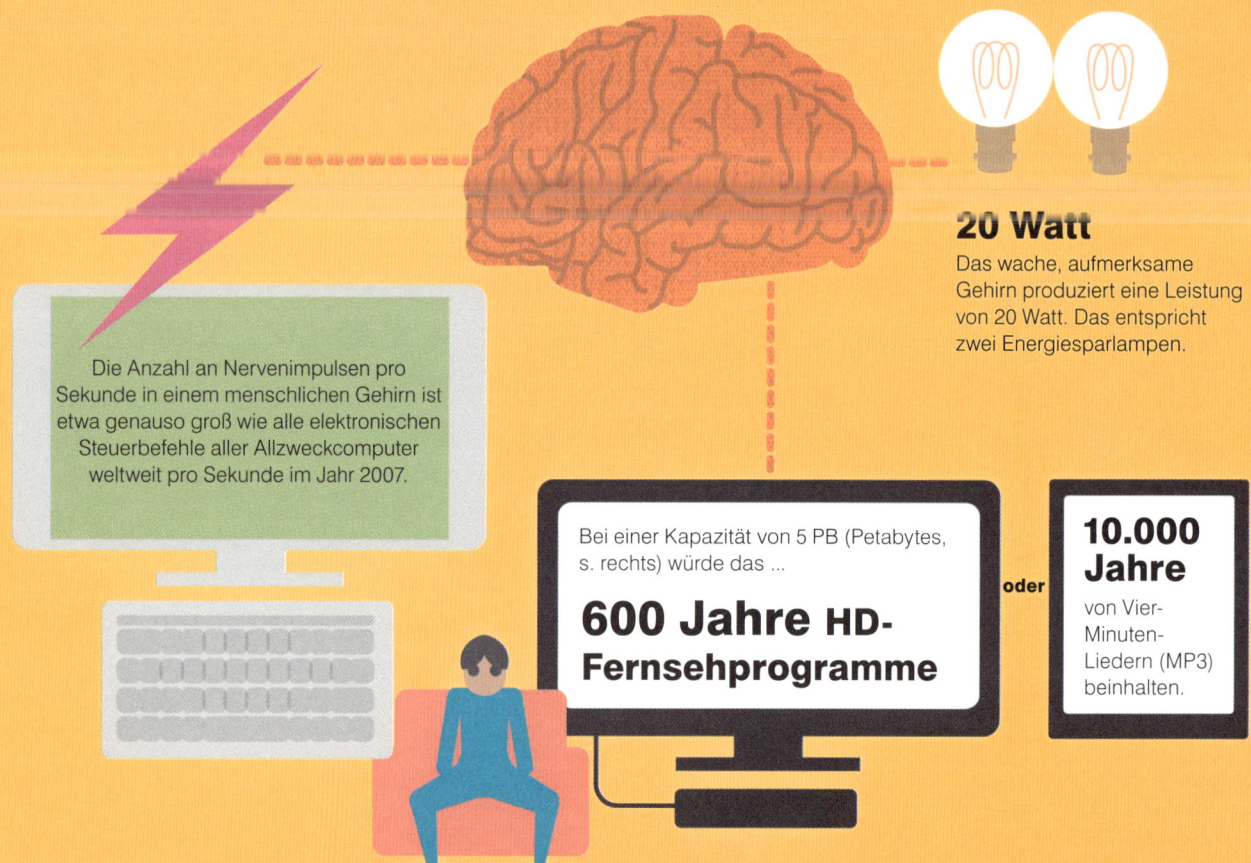

20 Watt

Das wache, aufmerksame Gehirn produziert eine Leistung von 20 Watt. Das entspricht zwei Energiesparlampen.

Die Anzahl an Nervenimpulsen pro Sekunde in einem menschlichen Gehirn ist etwa genauso groß wie alle elektronischen Steuerbefehle aller Allzweckcomputer weltweit pro Sekunde im Jahr 2007.

Bei einer Kapazität von 5 PB (Petabytes, s. rechts) würde das ...

600 Jahre HD-Fernsehprogramme

oder

10.000 Jahre

von Vier-Minuten-Liedern (MP3) beinhalten.

WIE SCHNELL IST DAS GEHIRN?

Eine Maßeinheit für die Verarbeitungsgeschwindigkeit von Computern sind FLOPS (Floating Point Operations per Second, deutsch: Gleitkommaoperationen pro Sekunde).
Eine FLOP kann man sich als Rechnung vorstellen. Nehmen wir mal an:

- Das Gehirn hat 100 Millionen Nervenzellen.
- Jede Nervenzelle ist durchschnittlich mit 1.000 anderen verbunden.
- Jede Synapse (Verbindung zwischen Nervenzellen) hat ca. 20 verschiedene Formen.
- Neuronen senden bis zu 200 Signale pro Sekunde.

Multipliziert man das alles, liegt der Wert des Gehirns bei 400 petaFLOPS (eine Billiarde FLOPS).
Ein Supercomputer ist dagegen nur 10–50 petaFLOPS schnell.

1 Charles Darwin, Veröffentlichung des Buchs: 1859. Nicht vergessen!

WIE VIEL SPEICHERPLATZ?

Typische Speicherkapazität eines alltäglichen Arbeitsgerätes

1
Festplatte eines Heimcomputers

NWNM

150
1 A4-Seite
(Word-Dokument)

100–200
TV-HD-Festplattenrekorder

8–64
USB-Stick

16–64
Tablet oder Smartphone

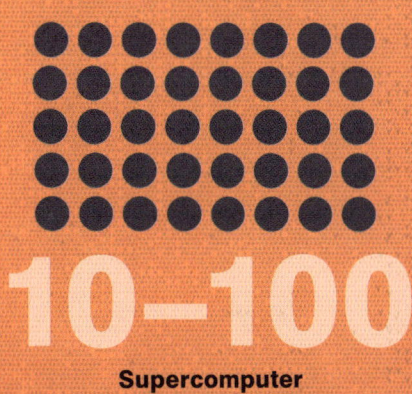

10–100
Supercomputer

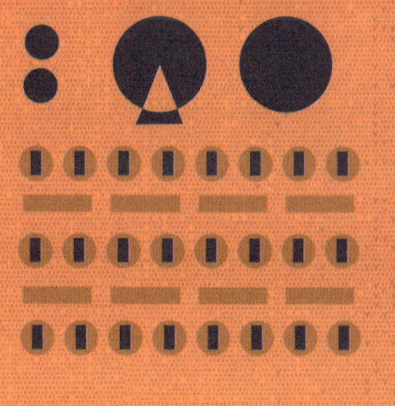

**1 Hirnsynapse
0,0047**

1–10
Das menschliche Gehirn
nach oberen Schätzungen

10–100
Das menschliche
Gehirn nach
niedrigen
Schätzungen

B: Byte	Gewöhnlich 8 Bits, 1 Arbeitsspeichereinheit	
KB: Kilobyte	1.000 Bytes	
MB: Megabyte	1.000 KB	1 Million Bytes
GB: Gigabyte	1.000 MB	1 Milliarde Bytes
TB: Terabyte	1.000 GB	1 Billion Bytes
PB: Petabyte	1.000 TB	1 Billiarde Bytes

DAS GEDÄCHTNISSPIEL

Ungünstigerweise hat das Gehirn nicht ein einziges ‚Erinnerungszentrum'. Es gibt allerdings auch nicht nur eine Art Gedächtnis, sondern mehrere. Die verschiedenen Aspekte des Lernens, Speicherns und Abrufens werden von unterschiedlichen Teilen des Gehirns geleistet, die mit anderen (z. B. emotionalen) Hirnregionen vernetzt sind. Daher wirken sich Stimmungen und Gefühle, aber auch Müdigkeit, Hunger, Ablenkung und viele andere Faktoren stark auf das Gedächtnis aus. Auf Zellebene ist eine Erinnerung ein neues Muster von Verbindungen und Bahnen zwischen den Milliarden von Nervenzellen im Gehirn.

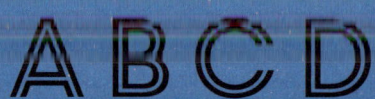

Deklarativ (explizit)
Benötigt Bewusstsein und bewusste Anstrengung zum Erinnern.

Episodisch – Ereignisse (Episoden) mit Ort, Zeit, anderen Personen, zugehörigen Gefühlen und Emotionen.

Semantisch – allgemeines Wissen, Fakten, Konzepte, Bedeutungen, gewöhnlich durch Worte ausdrückbar.

Prozessual (implizit)
Wird automatisch – ohne bewusstes Denken – ins Gedächtnis gerufen, wie gut geübte Bewegungsmuster und Denkprozesse.

Emotional
Erinnerungen von hochemotionalem Inhalt. Erregung und starke Gefühle, die beim Abrufen der Erinnerung geweckt werden.

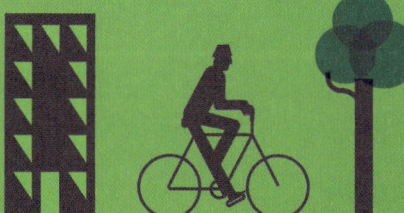

Topografisch (visuell-räumlich)
Wahrnehmung von und Erinnerungen an Umgebungen, Erkennen und Lokalisierung von Gegenständen und Szenen, Fahren einer Route.

ERINNERUNGS-KATEGORIEN

Bewegungs-rinde (motori-scher Cortex
Speichert die Bewegungs-erinnerungen (prozessual).

Berührungs-rinde (somato-sensorischer Cortex)
Speichert Berührungs-erinnerungen.

Hörrinde (auditiver Cortex)
Speichert akus-tische Erinne-rungen.

Stirnlappen
Hauptsitz des kurzzeitigen ‚Arbeitsgedächtnisses' wie topografische Wahr-nehmung. Speichert viele assoziative Informationen, die für verschiedene Ele-mente einer Erinnerung mit anderen Regionen verbunden sind.

Geschmacks-rinde (gustato-rischer Cortex)
Speichert Geschmacks-erinnerungen.

Riechrinde (olfaktorischer Cortex)
Speichert Geruchs-erinnerungen.

Amygdala (Mandelkern)
Wichtige Rolle beim Schaffen von Erinnerungen mit großem Anteil an Gefühlen (emotiona-les Gedächtnis). Entscheidend auch für die Festigung, Umformung von Kurzzeit- in Langzeiterinnerungen (mit dem Hippocampus).

Hippocampus
Wichtige Rolle bei der Festigung von Erinnerungen, Umformung von Kurzzeit- in Langzeiterin-nerungen (mit dem Mandelkern). Am räumlichen Erinnern von Gegenständen in der Umgebung und Orientierung (topografisches Gedächtnis) beteiligt.

Sehrinde (visueller Cortex)
Speichert visuelle Erinnerungen.

Cerebellum (Kleinhirn)
Speichert Bewegungs-erinnerungen (prozessual).

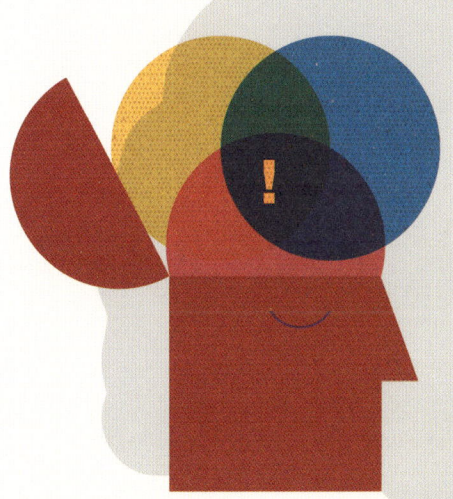

TEILEN VON ERINNERUNGEN

Die verschiedenen Aspekte der Erinnerung werden von verschiedenen Teilen des Gehirns gespeichert. Das Sehzentrum (visueller Cortex) speichert z. B. bildbasierte Informationen, durch die Objekte wiedererkannt, benannt und in eine stärkere Erinnerungserfahrung integriert werden können. Das Verbinden von Elementen zu einer bewussten Wahrnehmung erfolgt größtenteils in den Stirnlappen.

DAS EMOTIONALE GEHIRN

‚Ist das wahr? Oh nein, schrecklich! Eine Tragödie!' Der Körper reagiert mit Schwäche, Zittern, Unsicherheit, eventuell Schluchzen. Man ist verstört, kann nicht klar denken und keine sinnvollen Entscheidungen treffen. ‚Nein, warte – es ist nicht wahr. Fantastisch!' Die Stimmung steigt, der Körper hüpft vor Freude. Schreie der Qual werden zu Entzückung, Tränen der Freude ersetzen die des Schmerzes. Doch wo im Gehirn kommen diese starken Gefühle her?

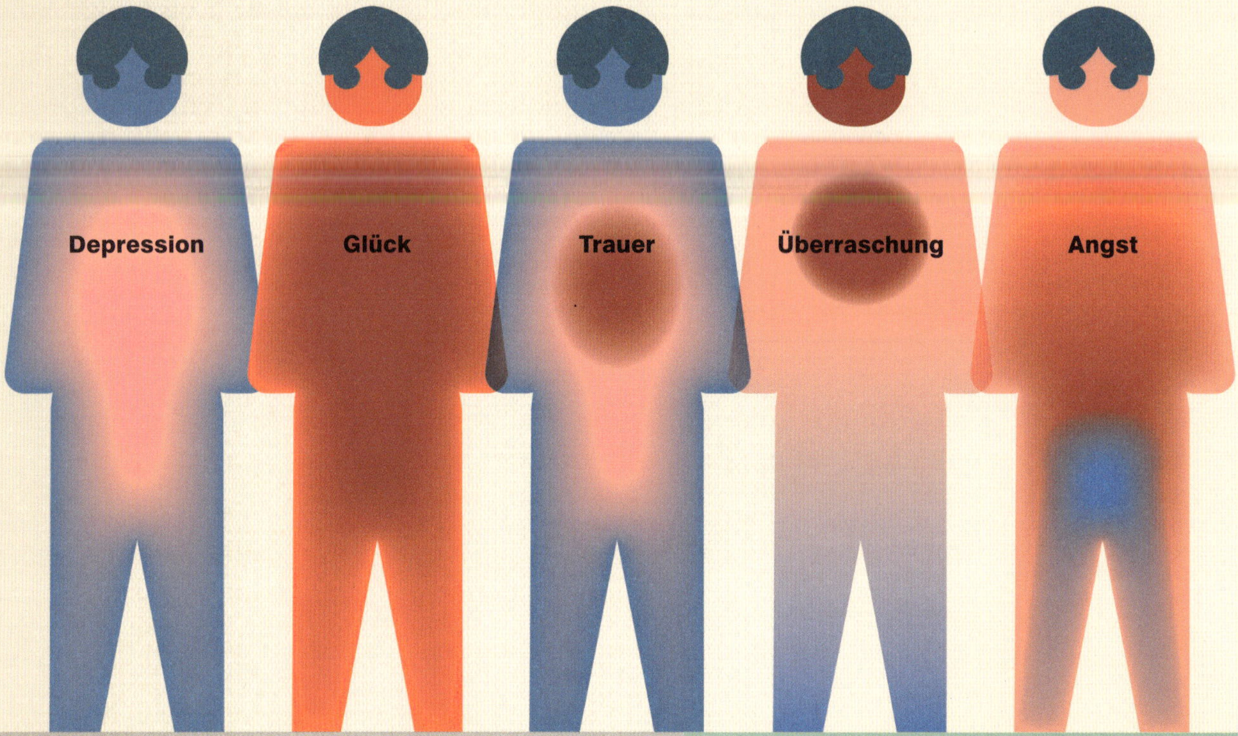

Depression **Glück** **Trauer** **Überraschung** **Angst**

DAS LIMBISCHE SYSTEM

Dieses System wird durch seine jeweiligen Funktionen bestimmt, d. h. Teile davon steuern Gefühle, Stimmungen und Emotionen bei. (Die Teile haben auch noch verschiedene andere Aufgaben.)

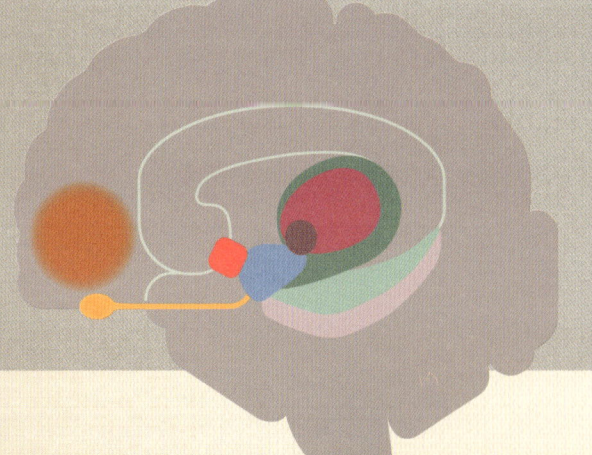

Hippocampus
Bildet und versendet Langzeiterinnerungen (speichert sie aber nicht). Zusammen mit der Amygdala hilft er bei den emotionalen Bestandteilen der Erinnerung und deren Abrufen.

Amygdala (Mandelkern)
Zusammen mit dem Hippocampus äußerst aktiv bei Erinnerungsprozessen und deren Abrufen. Insbesondere an Emotionen, deren Abrufung und Vorstellung beteiligt (beides minütlich).

Riechkolben
Sendet Riechbotschaften direkt an Amygdala, Hippocampus und andere Teile des limbischen Systems. Aus diesem Grund wecken Gerüche und Parfüme sofort starke Emotionen und Erinnerungen.

WO WERDEN EMOTIONEN EMPFUNDEN?

Jeder Mensch empfindet subjektiv, welche Partien des Körpers von heftigen Gefühlen betroffen werden. Hier der generalisierte Versuch einer Zuordnung.

Stark, heiß, schnell, positiv

Neutral

Schwach, kalt, langsam, negativ

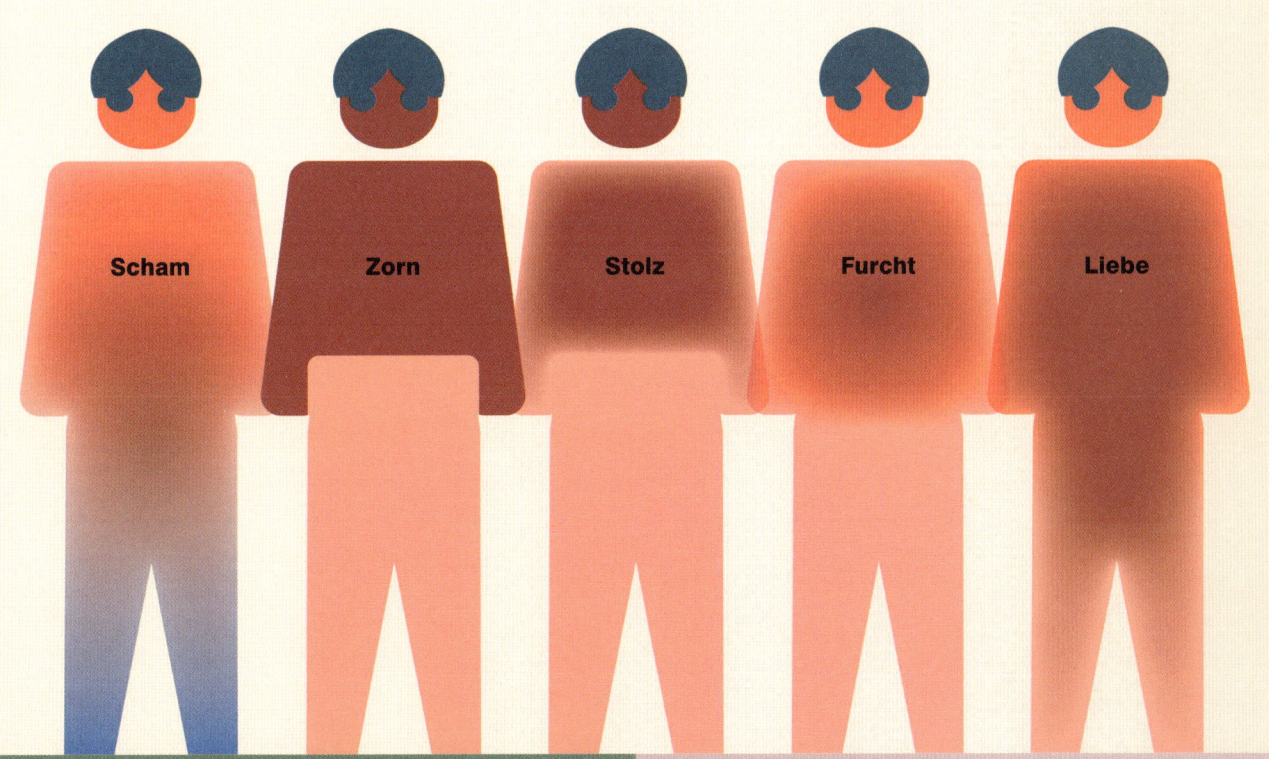

Scham Zorn Stolz Furcht Liebe

Fornix (Hirngewölbe)
Vermittler zwischen Hippocampus, Thalamus und Mammillarkörper. Trägt zu emotionalen Erinnerungsaspekten bei.

Gyrus parahippocampalis
Erinnern und Wiedererkennen von ganzen Szenen (eher der Gegenstände als der Personen darin) und emotionale Reaktionen darauf.

Mammillarkörper
An Erinnerungsepisoden (hier insbesondere Ort, Zeit, Menschen, Gefühle) beteiligt.

Hypothalamus
Ist häufig am körperlichen Ausdruck von Gefühlen, aber nicht so sehr an ihrer Erzeugung oder Entstehung beteiligt. Mit Gefühlszuständen wie Ekel, Missfallen und nicht kontrollierbarem Lachen und Weinen verbunden.

Thalamus
Schaltstelle und Verteilungszentrum an andere limbische Teile. Das System wird durch seine Funktion – d. h. Anteil an Gefühlen, Launen und Emotionen – definiert. (Die Teile haben auch viele andere Funktionen.)

Limbischer Bereich des Stirnlappens
An der vorderen, unteren Seite nach innen gerichtetes Gebiet der Hirnoberfläche. Zentrale und Assoziationsareal für viele Arten von Erinnerungen wie die räumliche Wahrnehmung und Orientierung. Übergang vom Hippocampus und den anschließenden Gebieten zur restlichen Hirnrinde.

DAS GEHIRN UND DIE ZEIT

Der Körper hat eine eigene biologische Uhr, den suprachiasmatischen Kern (engl. suprachiasmatic nucleus = SCN). Seine Nervenzellen haben einen eigenen etwa 24 Stunden dauernden (zirkadianen) Zyklus. Synchronisiert mit der Außenwelt wird diese Aktivität durch den Hell-Dunkel-Rhythmus. Dieser wird von den Augen erfasst, die dann die Uhr ‚stellen'. Der SCN steuert und koordiniert den Biorhythmus übergreifend – von Körpertemperatur und Hormon-haushalt bis zu Appetit, Verdauung, Abfallbeseitigung und Schlaf-Wach-Zyklus.

SCN   Zirbeldrüse

Uhr stellen: 1
Tageslicht ist das wichtigste Signal der Außenwelt. Die Helligkeit wird von Ganglion-zellen auf der Netzhaut des Auges erfasst, das dann fast direkt eine Nachricht an den SCN sendet. Andere Auslöser: s. Seite gegenüber.

22–23 UHR

22–23 UHR

Schlafen bis 6–7 Uhr

Geringe Urinproduktion und Blasentätigkeit

21–22 UHR

Blutdruck fällt am schnellsten

Höchste Körpertemperatur und Blutdruck

37,5 ºC

18–19 UHR

Höchste Herzfrequenz, Muskelkraft und Kondition

16–17 UHR

Schnellste Reaktionszeit

15–16 UHR

4–5 UHR

Niedrigste Körpertemperatur

36 °C

7 UHR

Aufwachen,
Blutdruck steigt am schnellsten

Blasenbewegungen und
Wasserlassen wahrscheinlich

7–8 UHR

X + Y

Geistig sehr wach

10–11 UHR

Größter Appetit

12–13 UHR

Gute körperliche Koordination,
hohe Schmerzgrenze

14–15 UHR

Uhr stellen: 2

Die Außentemperatur ist eine weitere
externe Veränderung, die von der Haut
erfasst wird. Das eingenommene Essen
und die Essenszeiten werden von mehreren
Teilen des Gehirns wie dem parabrachialen
Kern (PBN) überwacht. Durch Stress steigt
das Stresshormon Cortisol, durch
Sport die Körpertemperatur,
Herz- und Atemfrequenz.

Der Körper hat einen täglichen
Rhythmus, der der zirkadianen
Uhr folgt und viele Teile des
Hormonsystems (insbes.
die Zirbeldrüse) betrifft.

WENN WIR SCHLAFEN

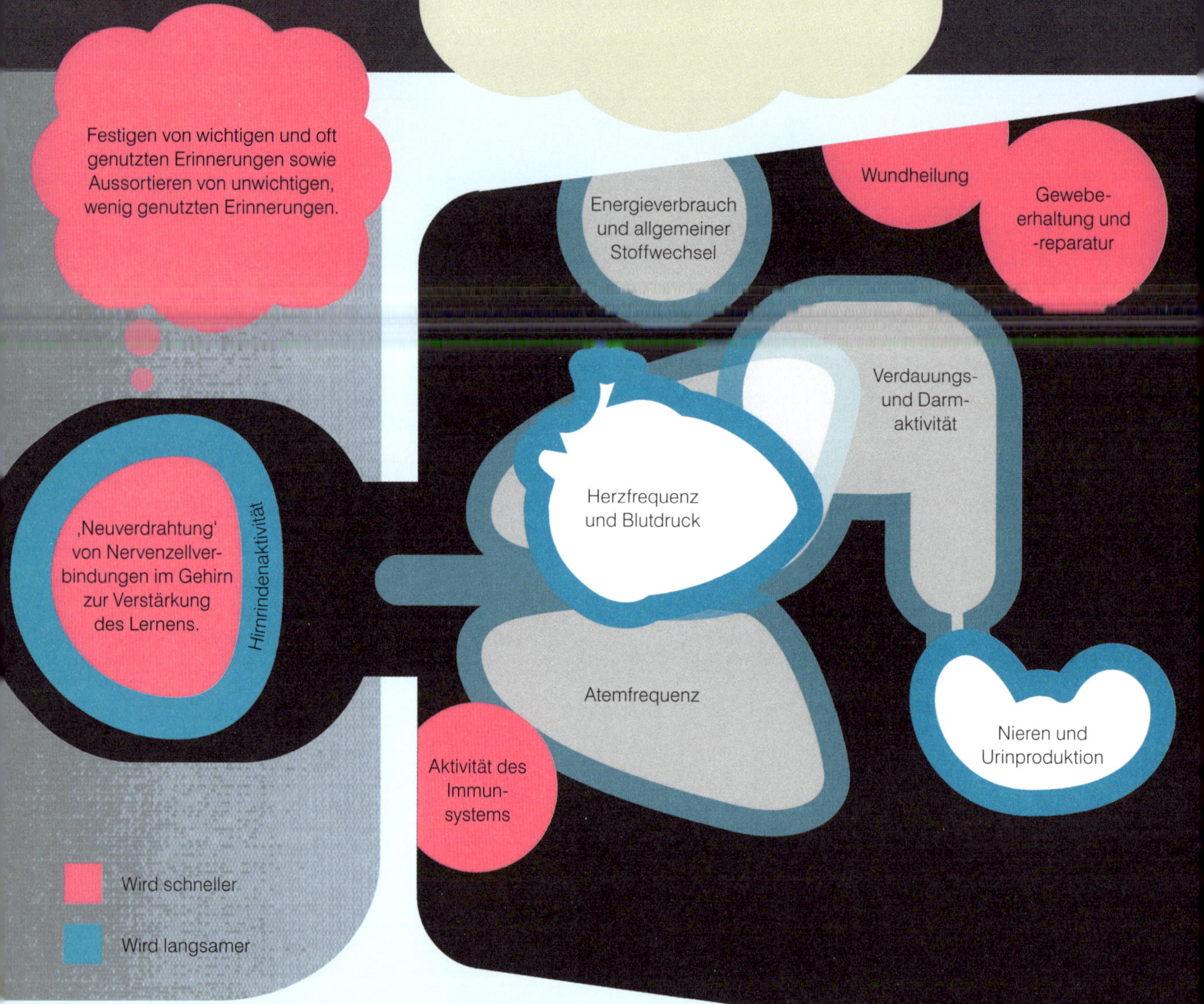

Festigen von wichtigen und oft genutzten Erinnerungen sowie Aussortieren von unwichtigen, wenig genutzten Erinnerungen.

Energieverbrauch und allgemeiner Stoffwechsel

Wundheilung

Gewebe-erhaltung und -reparatur

Verdauungs- und Darm-aktivität

'Neuverdrahtung' von Nervenzellver-bindungen im Gehirn zur Verstärkung des Lernens.

Hirnrindenaktivität

Herzfrequenz und Blutdruck

Atemfrequenz

Nieren und Urinproduktion

Aktivität des Immun-systems

■ Wird schneller

■ Wird langsamer

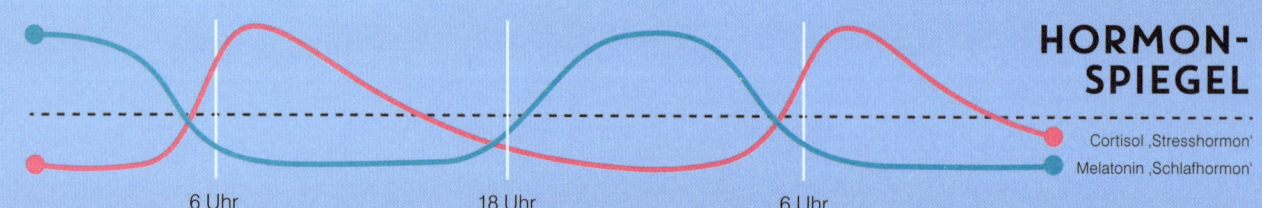

HORMON-SPIEGEL

6 Uhr   18 Uhr   6 Uhr

Cortisol 'Stresshormon'
Melatonin 'Schlafhormon'

Ein Drittel des Lebens verbringen wir – hauptsächlich aufgrund des von der Zirbeldrüse im Gehirn gesendeten Melatonins – schlafend. Es gibt verschiedene Phasen – von leichtem bis tiefen Schlaf und den rebellischen REM-Schlaf, währenddessen wir träumen. Das Gehirn ruht sich dabei keineswegs aus und ist besonders zum Verarbeiten von Erinnerungen äußerst aktiv. Lebenserhaltende Organe wie Herz, Lunge, Därme und Nieren lassen es langsam angehen. Immun- und Gewebeerhaltungssysteme verstärken ihr Spiel und machen schnell mit ihren Aufgaben weiter.

SCHLAF-STADIEN

1 Einschlafphase

Körper: Mögliche Muskelzuckungen, besonders in Augen, Gesicht und Gliedern

Gehirn-EEG: Theta-Wellen

5-10

2 Leichtschlafphase

Körper: Graduelles Ansteigen von Entspannung und Ruhe

Gehirn-EEG: Schlaf-Spindeln, K-Komplexe

45-50

3 Tiefschlafphase

Körper: Alle Aktivitäten und Bewegungen auf niedrigstem Niveau

Gehirn-EEG: Delta-Wellen (langsamwelliger Schlaf)

15–25

4 REM-Schlaf

Körper: Augen bewegen sich schnell unter geschlossenen Lidern, aktiver Körper und fahrige Bewegungen, z. B. Zuckungen

Gehirn-EEG: Alpha- und Theta-Wellen

15–20

% der Gesamtschlafzeit
(bei Erwachsenen; höhere Werte bei Jüngeren)

REM-SCHLAF BENÖTIGT

Der Schlafbedarf variiert enorm zwischen den verschiedenen Individuen. Genug REM-Schlaf ist für eine gute Gesundheit besonders wichtig.

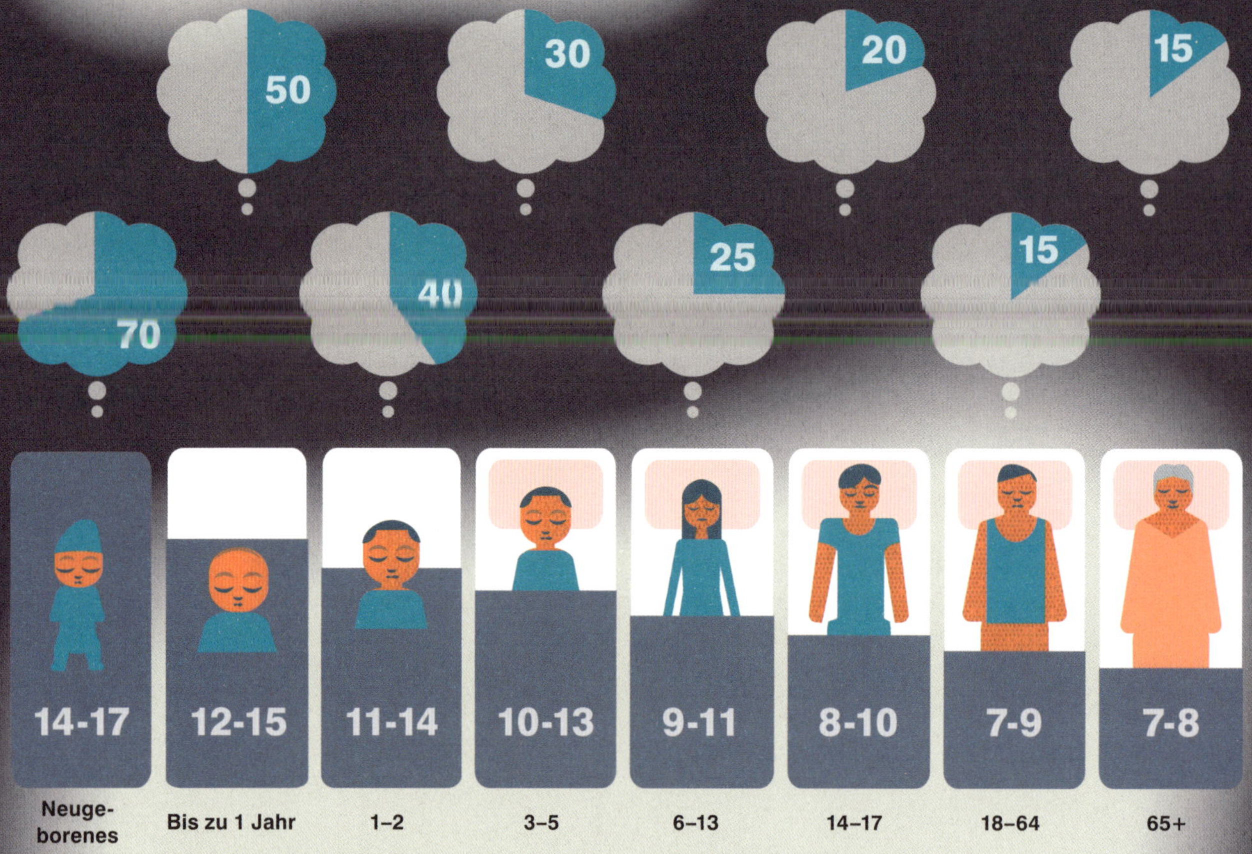

50   **30**   **20**   **15**

70   **40**   **25**   **15**

14-17	12-15	11-14	10-13	9-11	8-10	7-9	7-8
Neuge-borenes	Bis zu 1 Jahr	1–2	3–5	6–13	14–17	18–64	65+

ZEIT ZUM TRÄUMEN

Wenn Probanden bei Schlaftests für EEGs und andere Körperfunktionen verdrahtet werden und in der REM-Phase aufwachen, erzählen sie gewöhnlich, dass sie geträumt haben. Träume können ermutigend, eigenartig, verunsichernd oder einer echter Albtraum sein. EEGs und Scans zeigen, welche Teil des Gehirns daran beteiligt sind. Die seriöse Wissenschaft der Traumdeutung hat aber noch einen langen Weg vor sich.

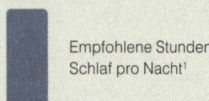 Empfohlene Stunden Schlaf pro Nacht[1]

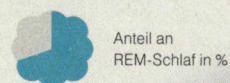 Anteil an REM-Schlaf in %

1 Richtlinien der US-Schlaf-Stiftung

WO WIRD IM SCHLAF GEARBEITET?

Verschlafene Teenager

Es ist offiziell: Jugendlichen fällt es wirklich schwer, morgens aus dem Bett zu kommen. Forschungen haben gezeigt, dass innere Uhr und Bio-rhythmus bei Teenagern tendenziell ein bis zwei Stunden nachgehen.

RUHIG

1 **Motorisches (Bewegungs-)Zentrum**

2 **Berührungszentrum**

3 **Primär visuelles (Seh-)Zentrum**

4 **Hörzentrum**

5 **Stirnlappen:** Dämpft bewusste Eindrücke.

AKTIV

6 **Riechzentrum:** Starke Gerüche können Träumer aufwecken.

7 **Zugehörige Sehfelder:** Traumbilder.

8 **Thalamus:** Filtert viele Sinneseindrücke zur Hirnrinde.

9 **Amygdala (Mandelkern):** Verbindung zwischen Erinnerungen und Emotionen.

10 **Hippocampus:** Kurzzeitiger Gedächtnisverlust während des Träumens.

11 **Medulla (verlängertes Mark):** Grundlegende Lebenserhaltung.

DER HERANWACHSENDE KÖRPER

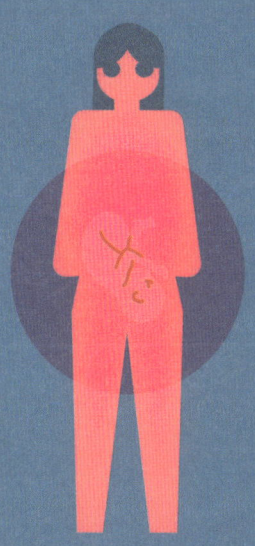

BEVOR EIN KIND ENTSTEHT

‚Alle Zellen stammen von einer anderen Zelle ab' – durch Zellteilung (Mitose). Ein neues Leben bildet da keine Ausnahme, es ist nur etwas komplizierter. Jede Körperzelle hat einen doppelten Erbgutsatz. Babys entstehen aus einer Ei- und einer Samenzelle. Hätten beide einen doppelten Erbgutsatz, würde das einen vierfachen Satz ergeben. Er muss halbiert werden. Nur so können Sperma und Eizelle einen ‚Zwillingssatz' für das neue Baby produzieren. Zur Erzeugung von Ei- und Samenzellen kommt daher eine spezielle Art der Zellteilung zum Einsatz: die Meiose.

KEIMZEL-LENBILDUNG BEIM MANN

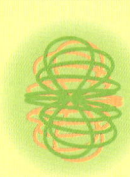 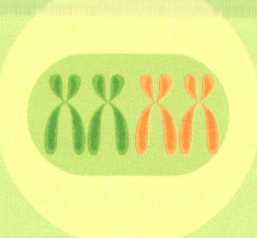 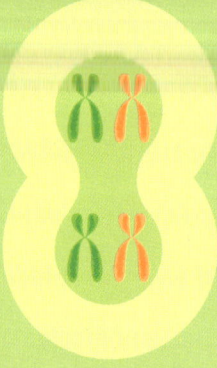

Interphase

Die DNA bildet Reproduk-tionen der Chromosomen-paare. Dabei entstehen zwei Sätze von 23 Chro-mosomenpaaren.

Prophase/Metaphase 1

Die Chromosomen werden sichtbar. Manche Chromo-somen tauschen möglicher-weise Abschnitte mit ihren Partnern (Überkreuzung) und schaffen so genetische Variationen. Die Kernmembran zerfällt. Die Chromosomen reihen sich am Zentrum (Äquator) der Zelle auf.

Anaphase/Telophase 1

Die Chromosomenpaare teilen sich, ein Paar wandert in jede neue Zelle. In jeder Tochterzelle bildet sich eine Kernmembran. Die Mutterzelle hat sich in zwei geteilt, jede mit einem Paar von jedem Chromosom.

KEIMZEL-LENBILDUNG BEI DER FRAU

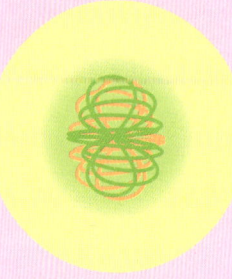 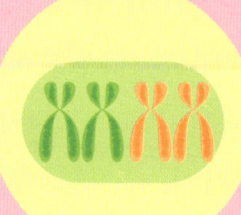 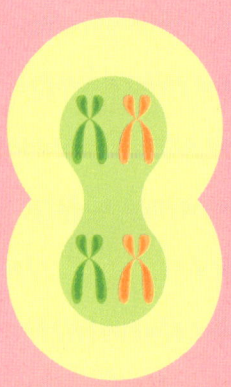

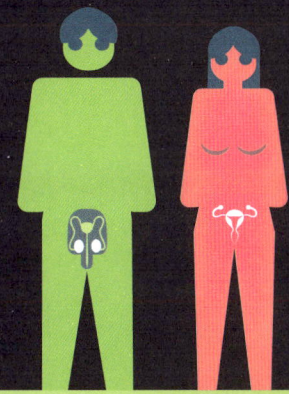

Die männliche Keimzelle – Spermium (Samenzelle) – enthält 23 Chromosomen, die Hälfte, die zur Bildung einer Zygote, der ersten Zelle eines neuen Menschen, benötigt wird.

Die weibliche Keimzelle heißt Ovum (Eizelle) und enthält 23 Chromosomen, die Hälfte, die zur Bildung einer Zygote, der ersten Zelle eines neuen Menschen, benötigt wird.

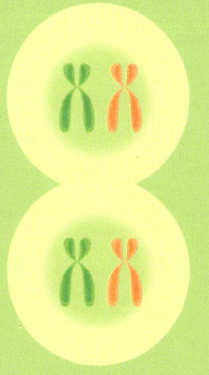

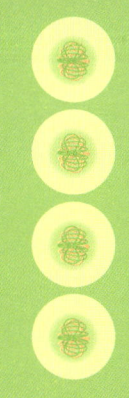

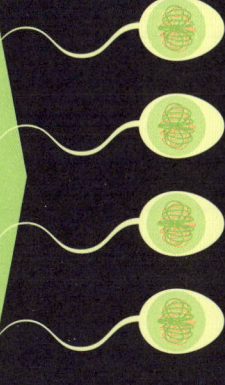

Prophase/Metaphase 2

Die Kernmembran zerfällt. Die Chromosomen reihen sich willkürlich am Äquator der Zelle auf.

Anaphase/Telophase 2

Das Chromosomenpaar teilt sich, eines wandert in jede neue Zelle. In jeder Tochterzelle bildet sich eine Kernmembran.

Die Mutterzelle hat sich in vier geteilt, jede mit einem Paar von jedem Chromosom.

Eine männliche Mutterzelle erzeugt vier Samenzellen. Eine weibliche Mutterzelle eine Eizelle und drei Polkörper (mit ‚Ersatz-chromosomen').

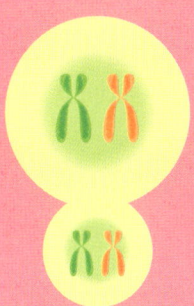

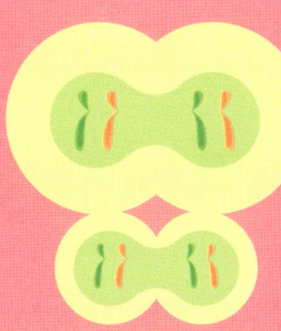

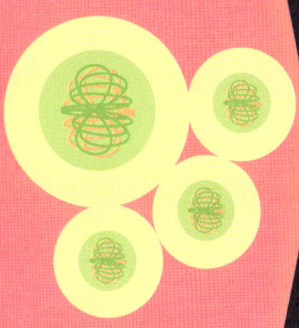

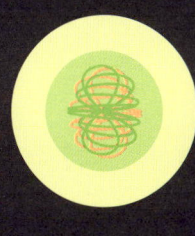

SO ENTSTEHT EINE EIZELLE

Wenn zwei Geschlechtszellen – Ei- und Samenzelle – verschmelzen, um ein Kind zu zeugen, steuert jede gleich viel Gene bei. Jede hat 23 Chromosomen, jedes Chromosom besteht aus einem DNA-Strang. Die Erzeugung von reifen Geschlechtszellen ist jedoch sehr unterschiedlich. Bei Frauen beginnt sie in der Pubertät, etwa alle 28 Tage während des Menstruationszyklus, und endet in den Wechseljahren. Die Spermaproduktion ist dagegen ein 24/7-Prozess, der mit dem Alter langsam abnimmt.

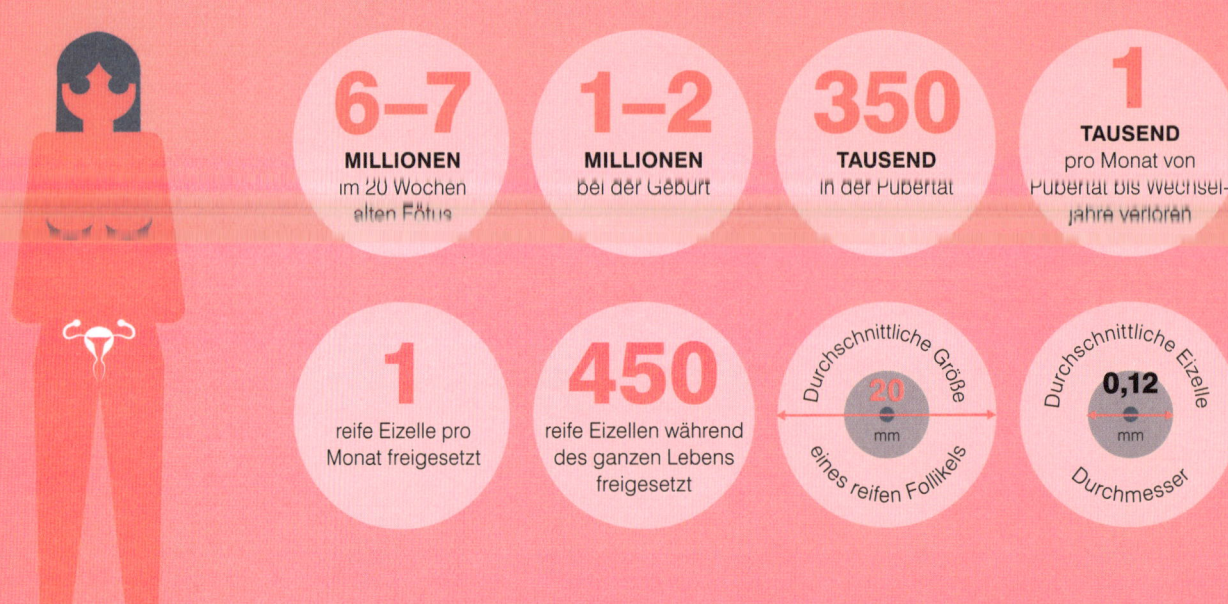

6–7 MILLIONEN im 20 Wochen alten Fötus

1–2 MILLIONEN bei der Geburt

350 TAUSEND in der Pubertät

1 TAUSEND pro Monat von Pubertät bis Wechseljahre verloren

1 reife Eizelle pro Monat freigesetzt

450 reife Eizellen während des ganzen Lebens freigesetzt

Durchschnittliche Größe eines reifen Follikels **20 mm**

Durchschnittliche Eizelle **0,12 mm** Durchmesser

FORTPFLANZUNGSZYKLUS

Der weibliche Fortpflanzungszyklus wird von mehreren Hormonen (FSH, LH, Östrogen und Progesteron) gesteuert.

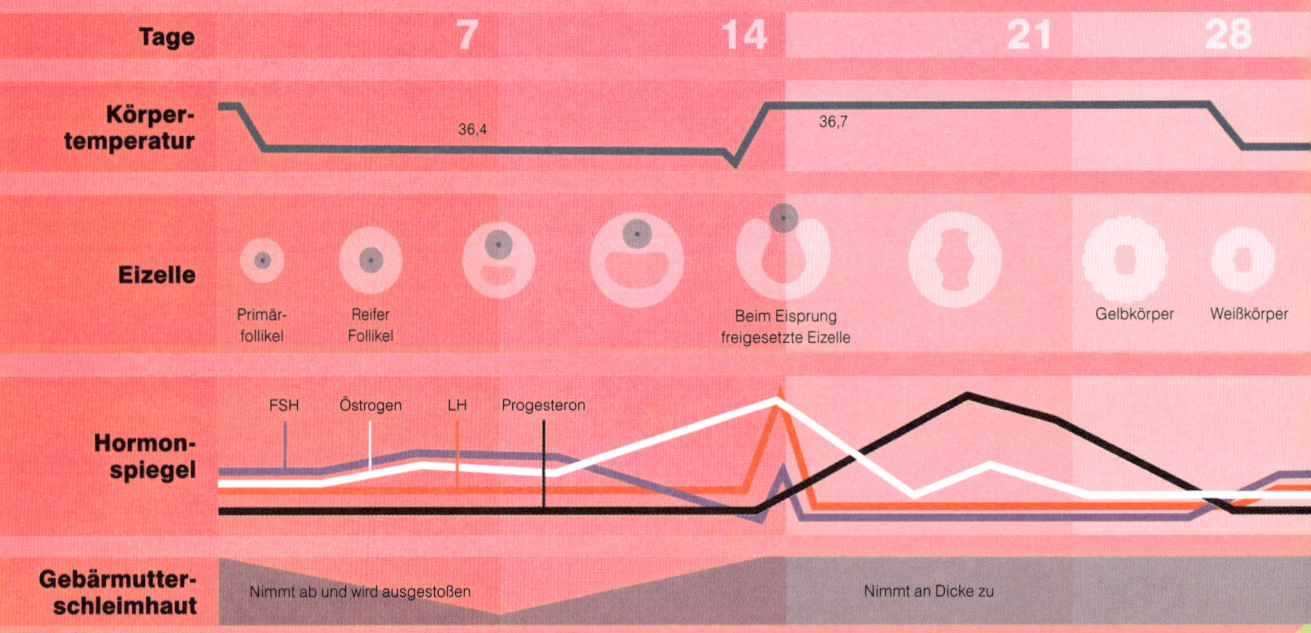

Tage	7	14	21	28

Körpertemperatur — 36,4 ... 36,7

Eizelle — Primärfollikel · Reifer Follikel · Beim Eisprung freigesetzte Eizelle · Gelbkörper · Weißkörper

Hormonspiegel — FSH · Östrogen · LH · Progesteron

Gebärmutterschleimhaut — Nimmt ab und wird ausgestoßen · Nimmt an Dicke zu

SO ENTSTEHT EINE SAMENZELLE

Die Entstehung einer männlichen Geschlechtszelle, Spermium, ist ein kontinuierlicher Prozess, bei dem sich Spermien in gigantischen Mengen bilden: Täglich wachsen und reifen Millionen Spermien in den Hoden heran. Die Produktion beginnt in der Pubertät und setzt sich jede Minute des Lebens fort, bis sie in fortgeschrittenem Alter allmählich aufhört. Männer sind jedoch noch bis 70 oder 80 Jahre natürlich Väter geworden.

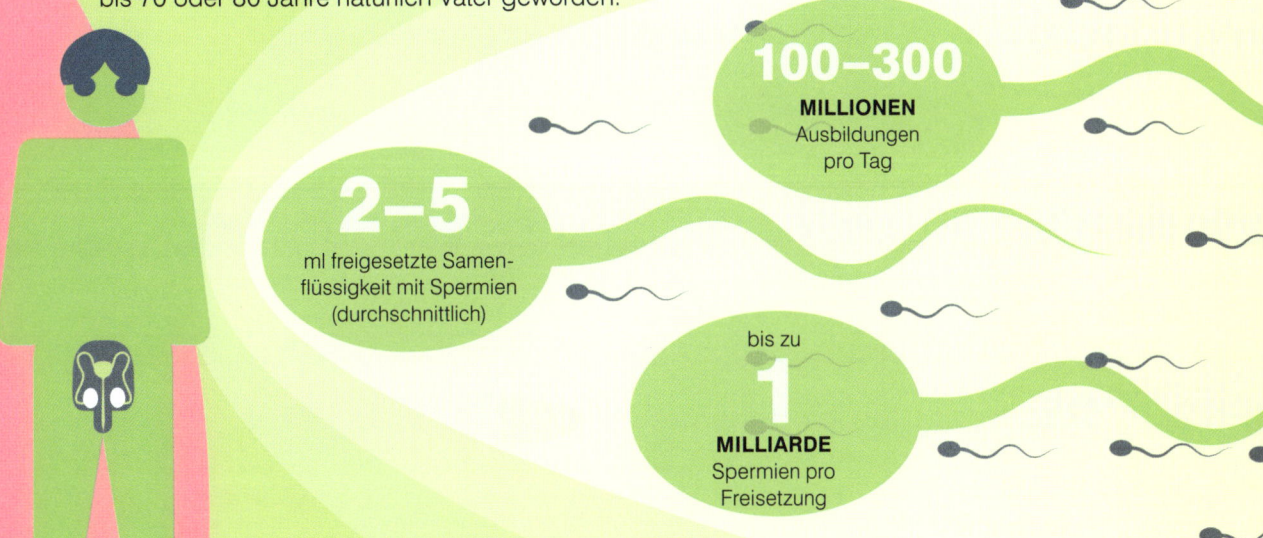

100–300
MILLIONEN
Ausbildungen
pro Tag

2–5
ml freigesetzte Samen-
flüssigkeit mit Spermien
(durchschnittlich)

bis zu
1
MILLIARDE
Spermien pro
Freisetzung

5
BILLIONEN
reife Spermien im Laufe
des Lebens produziert

SPERMAPRODUKTION

Tage im jeweiligen Entwicklungsstadium

	Tage
Spermatogoniale Stammzellen	8–10
Primärer Spermatozyt	12–15
Sekundärer Spermatozyt	15–17
Rundes Spermatid	18–22
Elongiertes Spermatid	25–30
Spermatozoon	30–35
Gesamtzeit, die zur Entwicklung und Reifung nötig ist	3+ Monate **3**

EIN NEUER KÖRPER ENTSTEHT

Die Verschmelzung von Ei- und Samenzelle zur Schaffung eines neuen Menschen nennt man Befruchtung (Fertilisation) oder auch Empfängnis oder Syngamie. Gewöhnlich erfolgt sie im Eileiter, der vom Eierstock zur Gebärmutter führt, in dem sich das Baby dann entwickelt. Die erfolgreiche Samenzelle ist nicht etwa eine aus einer Million, sondern eine aus einer Milliarde. Fast alle ihrer Kollegen erreichen die Eizelle nicht und sobald sie in die Eizelle eintritt, hindert diese alle anderen am Eintritt. Die Verschmelzung von Ei- und Samenzelle bei der Befruchtung leitet einen verblüffenden Wachstums- und Entwicklungsprozess ein, der neun Monate später in einem faltigen, schreienden, kleinen Menschen mündet.

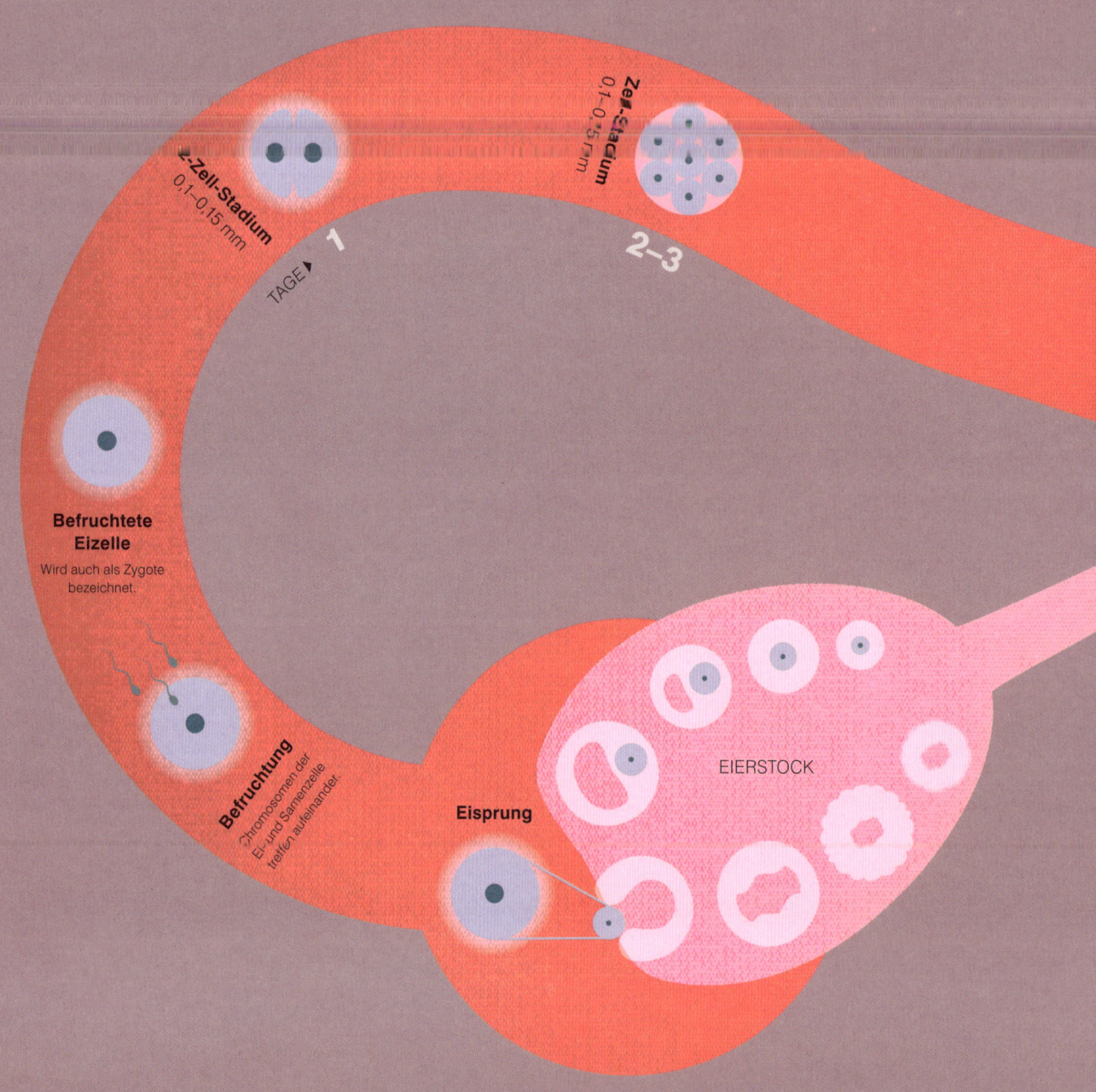

2-Zell-Stadium
0,1–0,15 mm

Zell-Stadium
0,1–0,15 mm

TAGE ▶ **1**

2–3

Befruchtete Eizelle
Wird auch als Zygote bezeichnet.

Befruchtung
Chromosomen der Ei- und Samenzelle treffen aufeinander.

Eisprung

EIERSTOCK

BEFRUCHTUNGSSTADIEN

1 Nur wenige hundert Spermien erreichen die Eizelle.

2 Viele Spermien versuchen einzudringen.

3 Die Kopfkappe (Akrosom) setzt Enzyme frei, um Glashaut (Zona) und äußere Eizellenmembran aufzulösen.

4 Ein Spermienkopf verschmilzt mit der äußeren Eizellenmembran.

5 Die Chromosomen des Spermienkerns wandern in die Eizelle.

6 Glashaut und äußere Membran verhärten sich, damit keine anderen Spermien eindringen.

7 Die Chromosomen der Ei- und Samenzelle vereinen sich und die befruchtete Eizelle bereitet die erste Zellteilung vor.

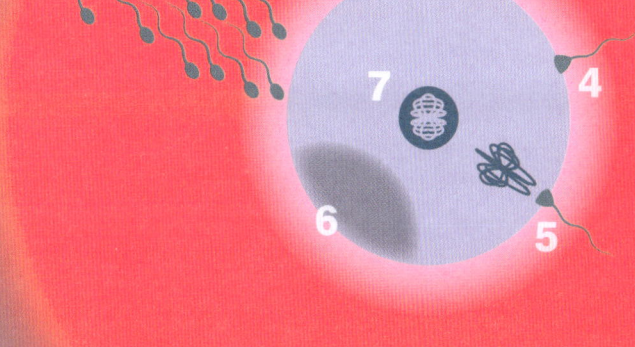

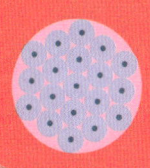

Morula (Maulbeerkeim) 0,1–0,15 mm

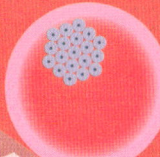

Blastozyste 0,2–0,3 mm

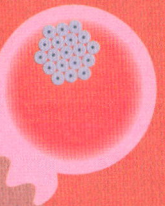

Einnistung der Blastozyste
Äußere Zellen der Blastozyste graben sich in die Gebärmutterschleimhaut

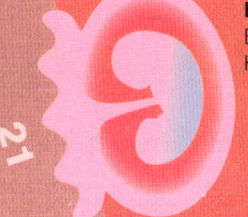

Früher Embryo
Erste Anzeichen von Gehirn, Herz und Blutgefäßen.

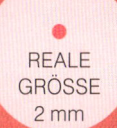

REALE
GRÖSSE
2 mm

3–4

4–5

8–9

21

SCHWANGERSCHAFT AUF DEM ZEITSTRAHL

Der Embryo wächst in einem sehr speziellen Ort heran, der Gebärmutter (Uterus). Doch nicht alles ist friedlich, ruhig und heiter. Das mütterliche Herz schlägt und ihr Blut schießt durch nahegelegene Arterien. Helles Licht dringt durch Haut und Gebärmutterwand. Plötzliche Geräusche erschrecken das Kind, sodass es boxt und tritt. Beim Heranwachsen wird es eng und der Embryo wird von den Bewegungen der Mutter gequetscht und gedrückt.

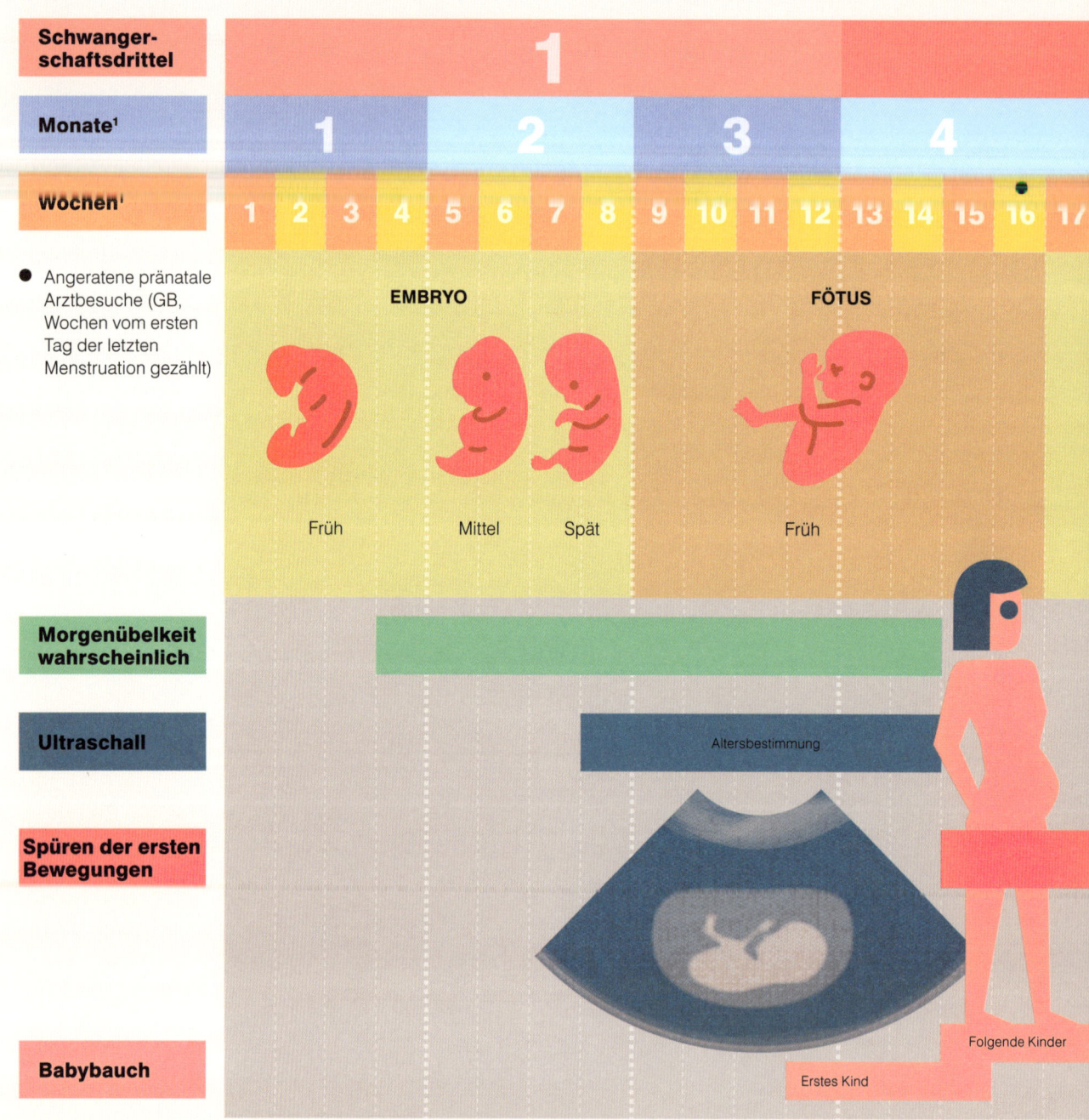

Schwangerschaftsdrittel: 1

Monate¹: 1 2 3 4

Wochen¹: 1 2 3 4 5 6 7 8 9 10 11 12 13 14 15 16 17

● Angeratene pränatale Arztbesuche (GB, Wochen vom ersten Tag der letzten Menstruation gezählt)

EMBRYO — Früh · Mittel · Spät

FÖTUS — Früh

Morgenübelkeit wahrscheinlich

Ultraschall — Altersbestimmung

Spüren der ersten Bewegungen

Babybauch — Erstes Kind · Folgende Kinder

1 Zeit von der Befruchtung der Eizelle durch die Samenzelle (Empfängnis). Manche Zeitstrahlen beginnen mit dem Tag der letzten Menstruation der Mutter zwei Wochen früher, was insgesamt 40 Wochen ergibt.

WIE GENAU SIND SCHWANGERSCHAFTSTESTS?

Tests weisen das ca. 6 Tage nach der Empfängnis produzierte Schwangerschaftshormon hCG im Urin der Mutter nach.

Genauigkeit in %	60		90	97
Tage nach der Empfängnis		10	14	18

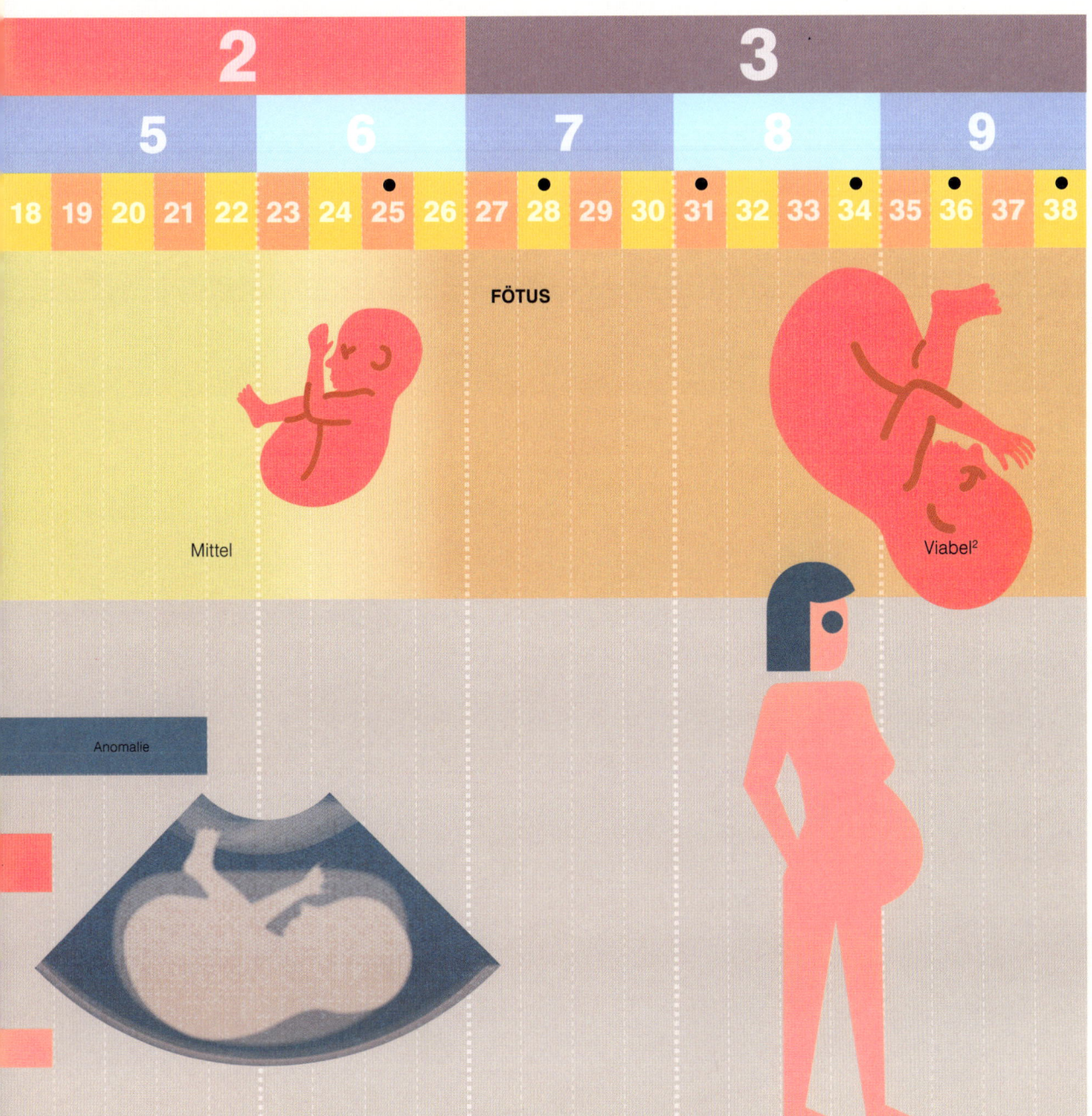

2

3

5 **6** **7** **8** **9**

| 18 | 19 | 20 | 21 | 22 | 23 | 24 | 25 | 26 | 27 | 28 | 29 | 30 | 31 | 32 | 33 | 34 | 35 | 36 | 37 | 38 |

FÖTUS

Mittel

Viabel[2]

Anomalie

2 Viabilität und Perinatalperiode werden von verschiedenen Fachleuten unterschiedlich definiert. Dies hängt beispielsweise mit einer besseren Betreuung der Neugeborenen und dem Anteil der Säuglinge zusammen, die ein bestimmtes Entwicklungsstadium überleben.

DAS UNGEBORENE KIND

Vervielfachen, bewegen, spezialisieren: Dies geschieht in den neun Monaten vor der Geburt jede Minute. Hunderte von Zellen im Embryo werden erst zu Tausenden, dann zu Millionen. Sie können sich bewegen oder wandern und Falten, Knollen und Schichten formen, die allmählich zu Organen werden. Und sie differenzieren, das heißt, sie werden von Allzweck-Stammzellen der frühen Stadien zu spezialisierten Zellarten wie Knochen-, Muskel-, Nerven- und Blutzellen.

4

• 120–140 Herzschläge pro Minute •

• Auge am Kopf erkennbar •

• Muskeln bilden sich, einige Bewegungen erfolgen •

• Armknospen entstehen •

• Schwanz vorhanden •

25 cm²

24

• 150 Herzschläge pro Minute •

• Kopf misst ein Viertel der Gesamtlänge •

• Augen können sich öffnen •

• Daumenlutschen möglich •

• Frühe Erinnerungen möglich •

WOCHEN[1]

8

• Gesichtszüge erkennbar •
• Kopf und Körper gleich groß •
• Finger und Zehen werden gebildet •
• Schwanz schrumpft •
• Name ändert sich von Embryo zu Fötus •

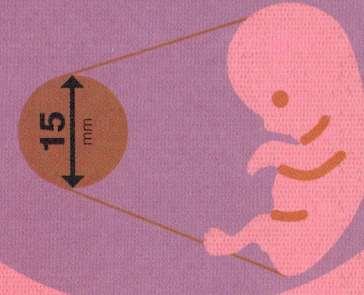

15 mm

16

• Gesicht als menschlich erkennbar •
• Alle Organe ausgebildet •
• Milchzahnknospen in den Kiefern vorhanden •
• Alle Knochenformen vorhanden, auch wenn meist als Knorpel •
• Fett wird unter der Haut angesammelt •

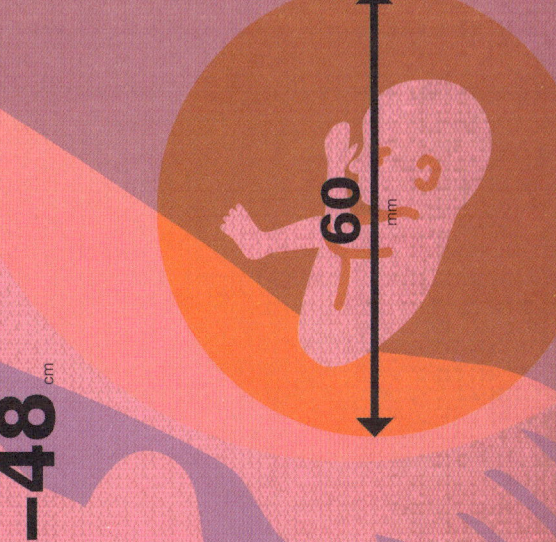

60 mm

45–48 cm

36

• Lanugohaar (erster Haarflaum) wird abgestoßen •
• Nägel können über Finger und Zehen hinauswachsen •
• Husten und Schluckauf üblich •
• Kind ist für die Geburt bereit •
• Gewicht 3+ kg •

1 Zeit von der Befruchtung der Eizelle durch die Samenzelle (Empfängnis).

Manche Zeitstrahlen nehmen den Tag der letzten Menstruation der Mutter zwei Wochen früher, was insgesamt 40 Wochen ergibt.

2 Aufgrund der gekrümmten Fötus-Haltung wird beim Embryo/Fötus gewöhnlich die Scheitel-Rumpf-Länge (vom obersten Teil des Kopfes bis zum unteren Teil des Gesäßes) genommen.

TAG DER GEBURT

Die Dauer einer Geburt variiert bekanntlich von weniger als einer Stunde bis 24 oder mehr Stunden; beim zweiten Kind wird diese gewöhnlich um 30–40 %, bei den nächsten eventuell um weitere 10–20 % kürzer. In entwickelten Ländern haben sich die Statistiken durch Geburtshilfemaßnahmen, wie eingeleitete Geburten und Kaiserschnitte, sowie durch die heutigen Arbeitszeiten stark verändert. So werden heutzutage weniger Kinder an Sonntagen geboren als an anderen Wochentagen, und der Tag mit den wenigsten Geburten ist häufig der 25. Dezember.

WACHSTUM DER ORGANE

Gehirn und Augen sind beim Säugling im Vergleich zum Erwachsenen riesig. Auch wenn sie noch vom Thymus in der Brust übertroffen werden, haben sie schon mehr als die Hälfte des Erwachsenengewichts.

Organe – % des Erwachsenengewichts

5 Ganzer Körper

25–30 Gehirn

3,5 Knochen

60 Thymus

30 Auge

8 Verdauungssystem

5 Herz

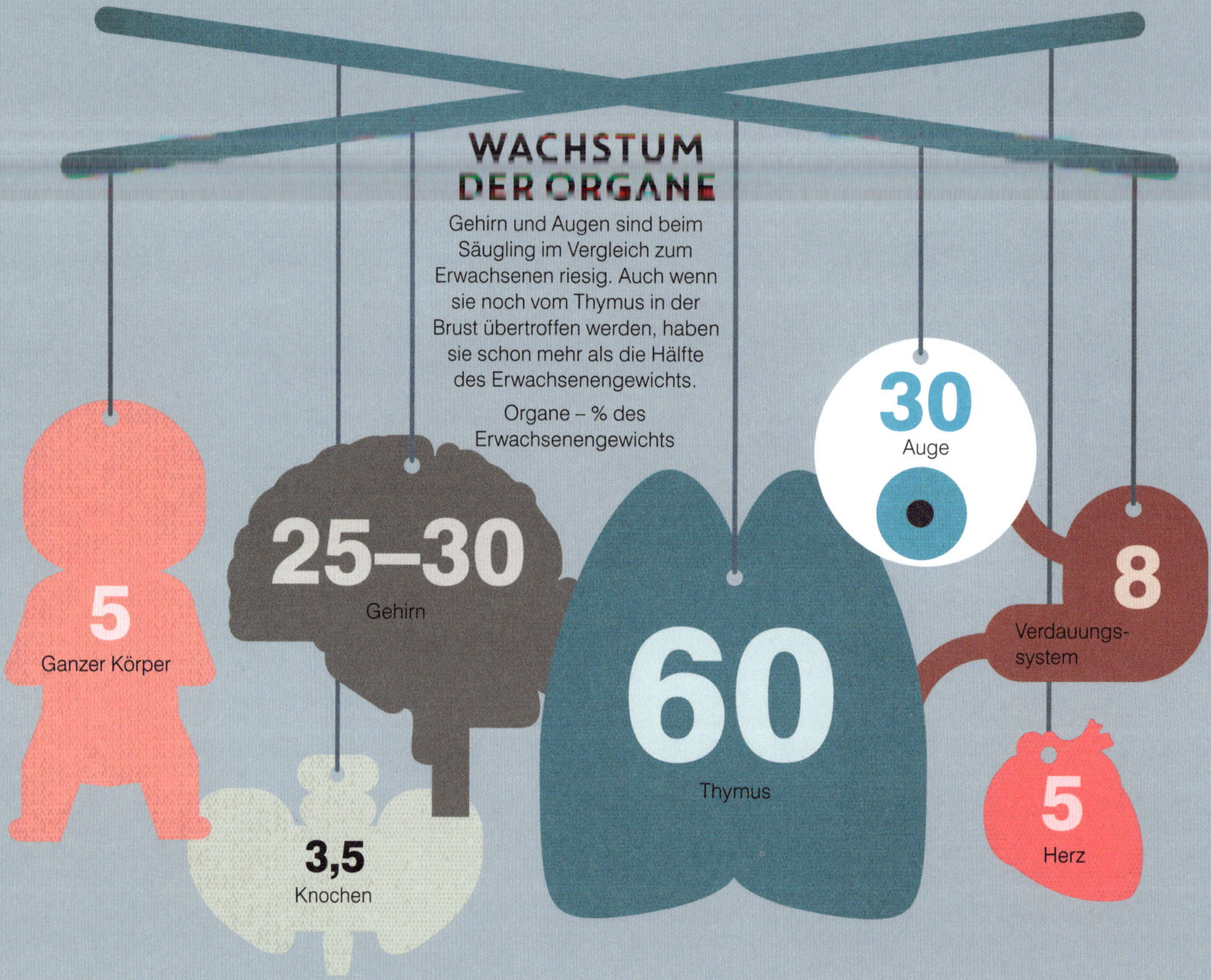

GEBURTSZEITEN BEI ERSTMÜTTERN

Allgemeiner Durchschnitt 12–14 Stunden. Zweite und folgende Geburten sind meist 6–8 Stunden kürzer. Stadien:

Stadien **1**

Zeit in Stunden: **6–8**

Phase 1: Frühe Phase Wehen, die an Stärke und Häufigkeit kontinuierlich zunehmen.

Phase 2: Aktive Pha

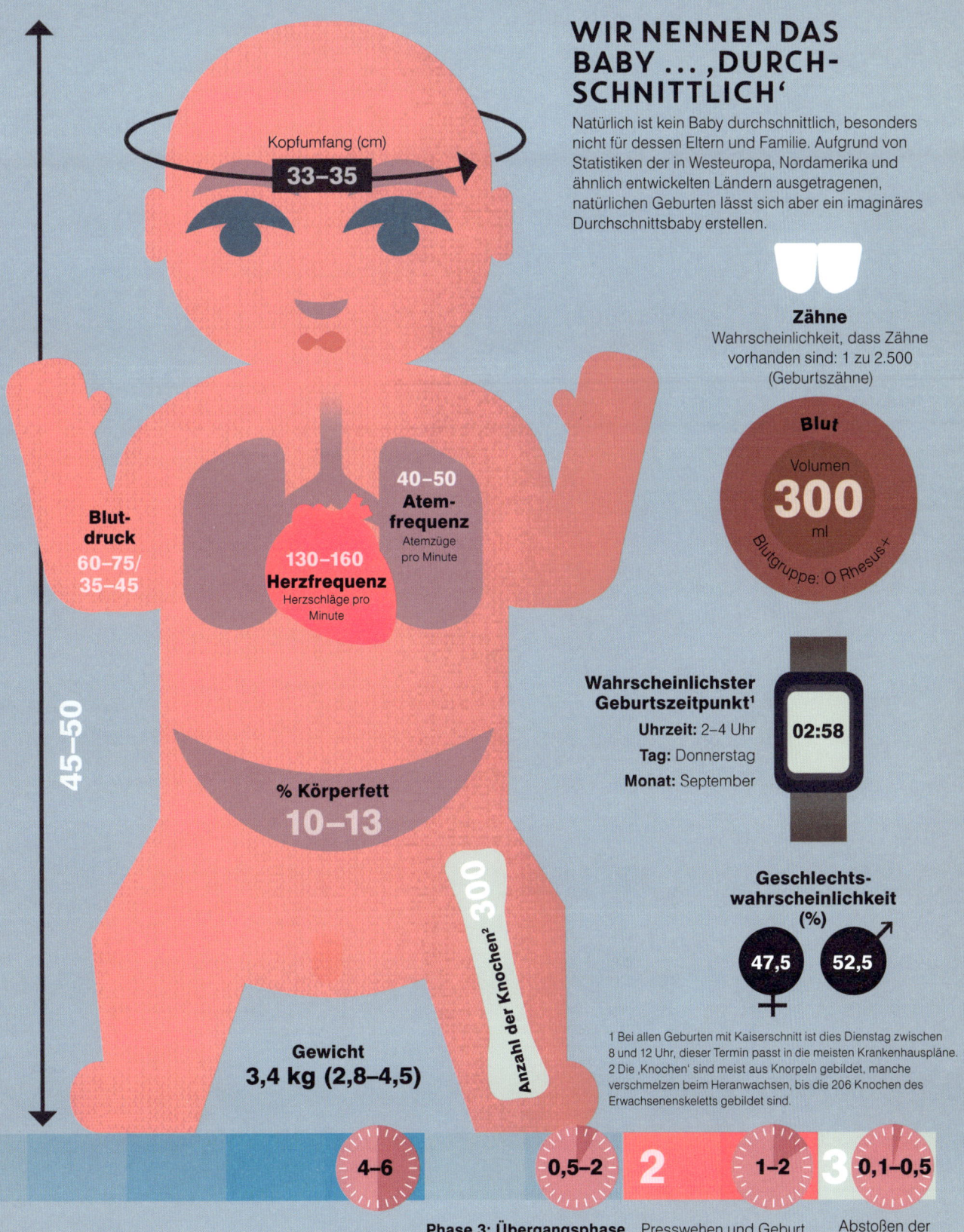

WIR NENNEN DAS BABY ... ‚DURCHSCHNITTLICH'

Natürlich ist kein Baby durchschnittlich, besonders nicht für dessen Eltern und Familie. Aufgrund von Statistiken der in Westeuropa, Nordamerika und ähnlich entwickelten Ländern ausgetragenen, natürlichen Geburten lässt sich aber ein imaginäres Durchschnittsbaby erstellen.

Kopfumfang (cm)
33–35

40–50
Atemfrequenz
Atemzüge pro Minute

Blutdruck
60–75/ 35–45

130–160
Herzfrequenz
Herzschläge pro Minute

45–50

% Körperfett
10–13

Anzahl der Knochen² 300

Gewicht 3,4 kg (2,8–4,5)

Zähne
Wahrscheinlichkeit, dass Zähne vorhanden sind: 1 zu 2.500 (Geburtszähne)

Blut
Volumen
300
ml
Blutgruppe: O Rhesus+

Wahrscheinlichster Geburtszeitpunkt¹
Uhrzeit: 2–4 Uhr
Tag: Donnerstag
Monat: September

02:58

Geschlechtswahrscheinlichkeit (%)

47,5 ♀
52,5 ♂

1 Bei allen Geburten mit Kaiserschnitt ist dies Dienstag zwischen 8 und 12 Uhr, dieser Termin passt in die meisten Krankenhauspläne.
2 Die ‚Knochen' sind meist aus Knorpeln gebildet, manche verschmelzen beim Heranwachsen, bis die 206 Knochen des Erwachsenenskeletts gebildet sind.

4–6

0,5–2

2

1–2

3

0,1–0,5

Phase 3: Übergangsphase Presswehen und Geburt.   Abstoßen der Nachgeburt.

VOM SÄUGLING ZUM KIND

Jeder Säugling, jedes Kind wächst und entwickelt sich in seinem eigenen Rhythmus. Wenn es eine seiner Fähigkeiten früher entwickelt, ist dies kein Indiz dafür, dass es andere auch früh erreicht, oder gar für das erreichte Niveau. Spätzünder können später davonziehen und umgekehrt. Andere entwickeln sich sprunghaft. ‚Meilenstein'-Zeitpunkte können helfen, die Sorgen etwas zu nehmen. Zum Trost: Die große Mehrheit schafft es irgendwann.

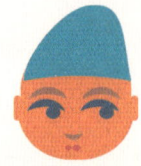

15

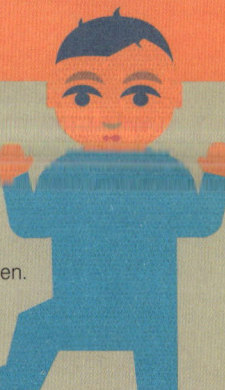

- Vokabular wächst um 4–8 Wörter an.
- Spielt Ball.
- Malt einfache Zufallslinien.
- Kann mit Hilfe rückwärts laufen.

12

- Imitiert die Bewegungen von anderen.
- Zeigt mit Gesten, was es will.
- Sagt ein paar weitere Wörter.
- Läuft ein paar Schritte.

18

- ‚Liest' allein Bücher.
- Fängt an, Wörter zu Sätzen zu kombinieren.
- Kritzelt ausdrucksstark.
- Baut aus Spielklötzen einfache Türme.

21

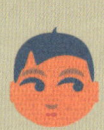

HUND

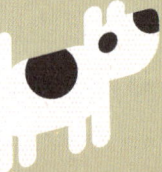

- Läuft unter Aufsicht Treppen hinauf.
- Benennt Katzen, Hunde usw. von Bildern.
- Tritt Bälle.
- Macht aus 2–3 Wörtern kurze Sätze.

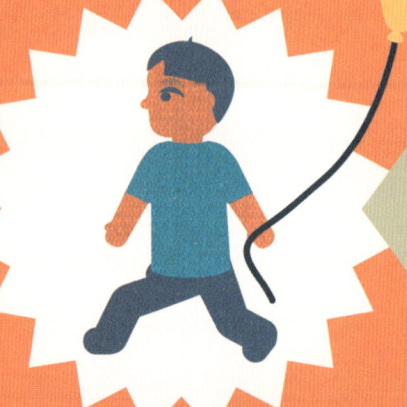

5

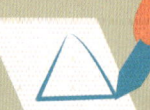

- Hopst, hüpft, schaukelt und klettert vielleicht.
- Spricht in ganzen Sätzen mit verschiedenen Verbformen, z. B. Zukunft und Vergangenheit, Singular und Plural.
- Malt leichte Formen – wie Kreise, Dreiecke – nach.

2

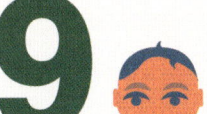

- Bildet Laute wie Glucksen und Gurren.
- Hält den Kopf kurze Zeit oben.
- Die Augen folgen Gegenständen, die sich bewegen.
- Lächelt als Antwort.

 Monate

4

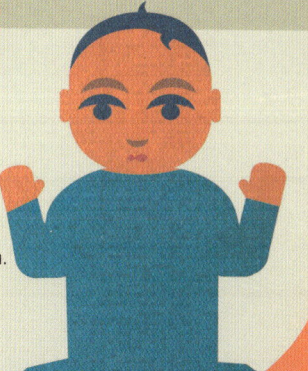

- Gurrt als Antwort auf Gesprochenes.
- Hält den Kopf für längere Zeit oben.
- Trägt sein Gewicht auf den Beinen.
- Greift einen Gegenstand.

9

Mama

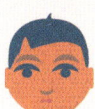

- Formt aus Silben wortähnliche Laute.
- Steht, wenn es sich festhält.
- Schlägt gegen Gegenstände, lässt sie fallen und wirft sie runter.
- Formt ‚Mama'-ähnliche Laute.

6

- Dreht den Kopf hin zu Geräuschen.
- Rollt sich nach beiden Seiten.
- Greift nach Gegenständen und steckt sie in den Mund.
- Sitzt ohne Stütze.

2

Ich ich ich

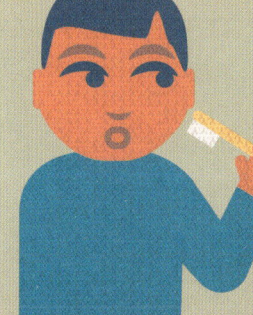

- Benennt Körperteile an Puppen und Stofftieren.
- Beginnt, über sich selbst zu sprechen.
- Ordnet Dinge nach Kategorien.
- Beginnt eventuell zu springen.

Jahre

2,5

- Putzt sich die Zähne (mit Hilfe).
- Zeichnet Linien in vorher überlegten Winkeln.
- Zieht einfache Kleidungsstücke an.
- Balanciert kurz auf einem Fuß.

4

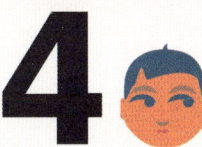 *1 2 3 4*

- Versteht die Grundlagen des Zählens.
- Fängt meistens den Ball.
- Bricht oder schneidet und isst sein eigenes Essen.
- Beginnt beim Zeichnen mit dem Abmalen von Buchstaben.

3

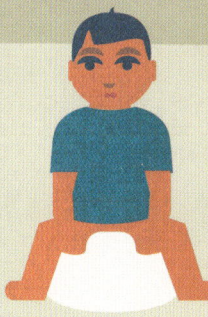

- Balanciert mehrere Sekunden lang auf einem Fuß.
- Kombiniert 4–6 Wörter zu Sätzen.
- Benennt Aktionen wie Hüpfen, Springen, Rollen.
- Geht tagsüber aufs Töpfchen.

UND SIE WACHSEN

Eine aufregende Reise – vom Säuglingsalter über die frühe Kindheit, hin zum heranwachsenden Kind, Teenager und jungen Erwachsenen. Ab der Geburt wird der Körper drei- bis viermal größer und 20 Mal oder mehr schwerer. Die relative Größe der Körperteile bei der Geburt hat wenig mit den Proportionen eines Erwachsenen zu tun und auch ihr Wachstum variiert stark.

WACHSTUMSDIAGRAMM

Ein Kind auf dem 50. Perzentil bedeutet, dass die Hälfte von 100 Kindern desselben Alters größer oder schwerer ist und die Hälfte kleiner oder leichter. Beim 90. Perzentil ist das ähnlich: 10 sind größer oder schwerer, 90 kleiner oder leichter.

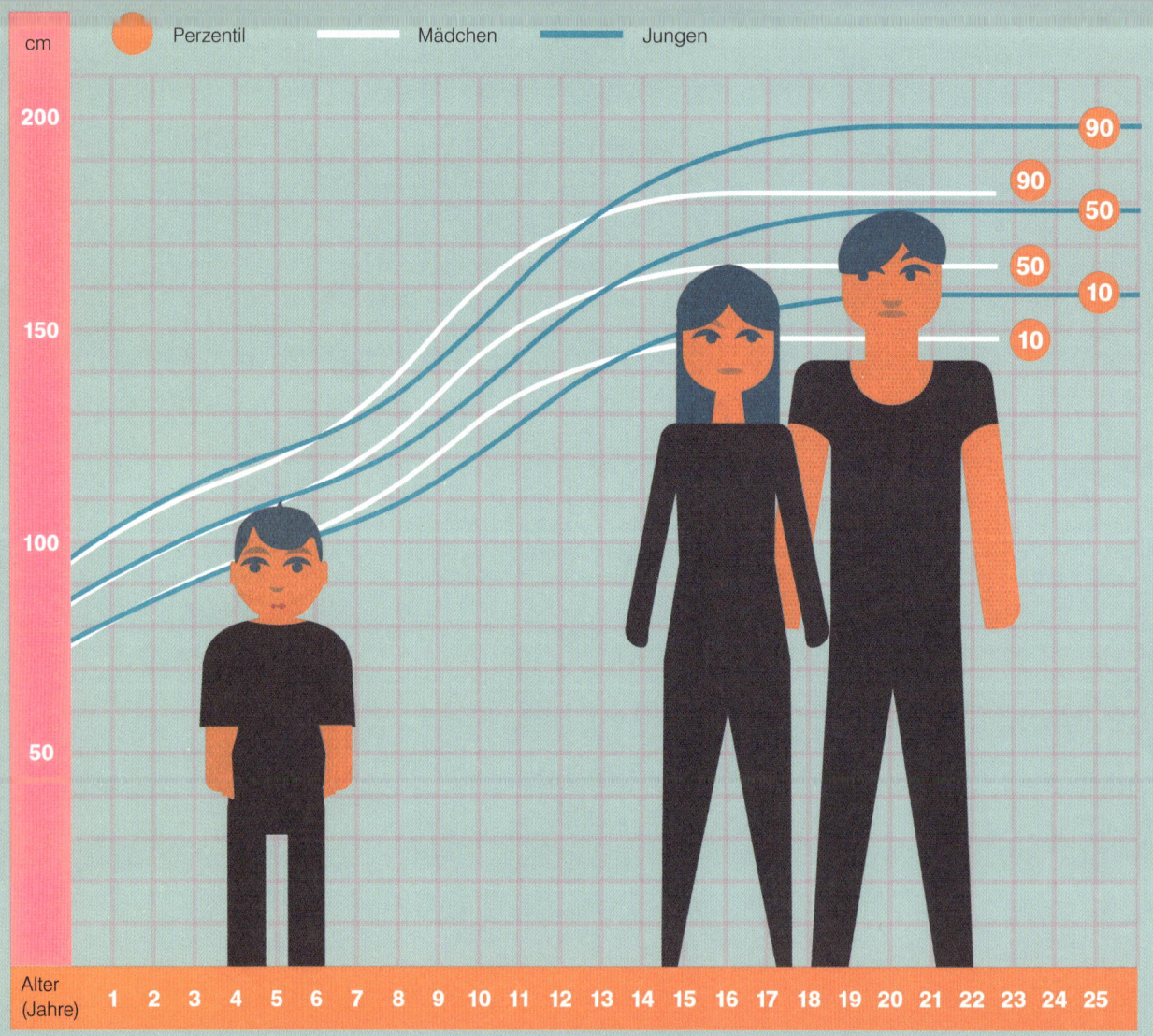

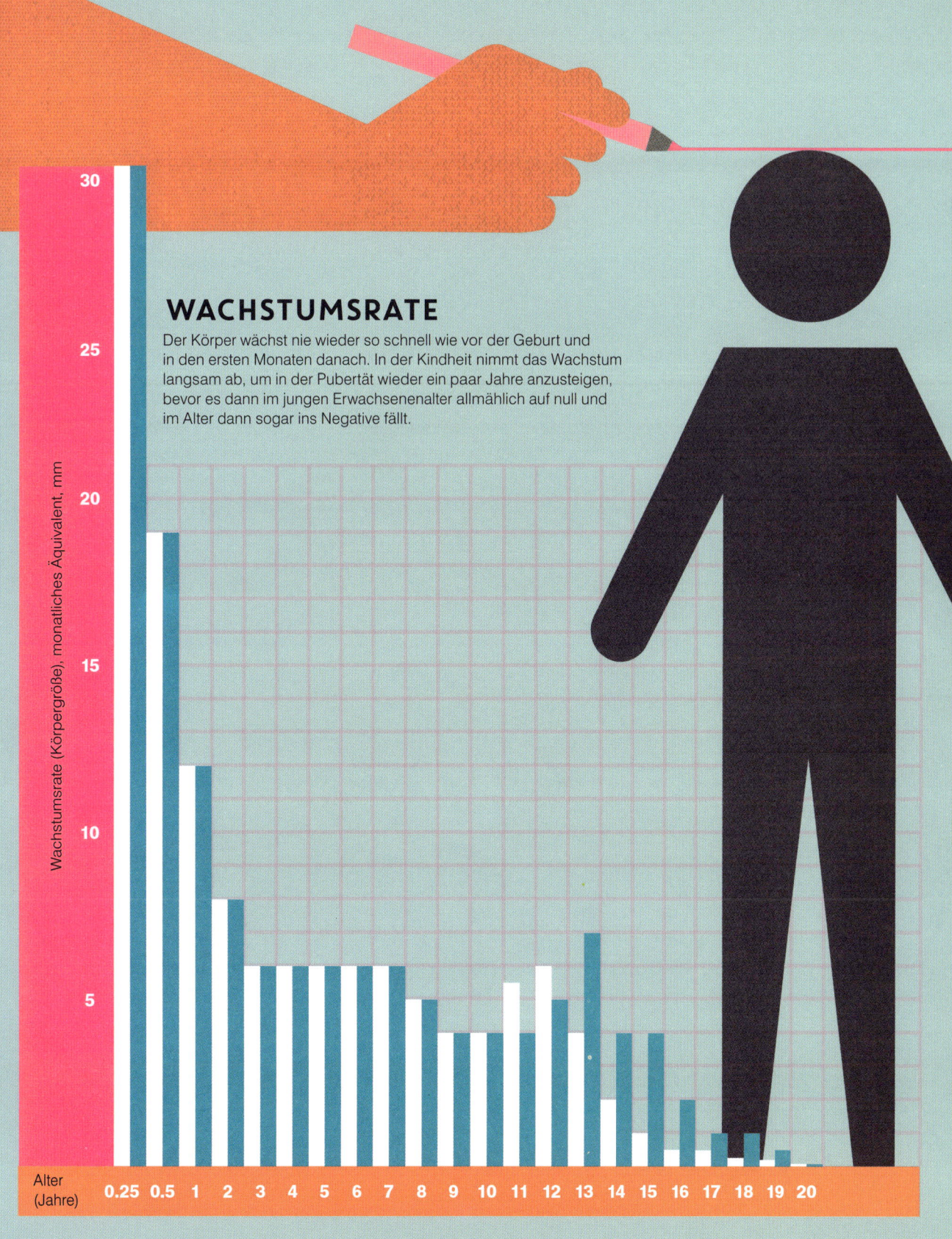

WACHSTUMSRATE

Der Körper wächst nie wieder so schnell wie vor der Geburt und in den ersten Monaten danach. In der Kindheit nimmt das Wachstum langsam ab, um in der Pubertät wieder ein paar Jahre anzusteigen, bevor es dann im jungen Erwachsenenalter allmählich auf null und im Alter dann sogar ins Negative fällt.

Wachstumsrate (Körpergröße), monatliches Äquivalent, mm

30
25
20
15
10
5

Alter (Jahre)

0.25 0.5 1 2 3 4 5 6 7 8 9 10 11 12 13 14 15 16 17 18 19 20

WIE LANGE LEBT EIN MENSCH?

Lebenserwartung ist ein komplexes Thema. Oft ist es eine Momentaufnahme der geschätzten Langlebigkeit der allgemeinen Bevölkerung zu einer bestimmten Zeit. Manchmal wird sie aber nach Kategorien wie Geschlecht und Alter eingeteilt: Frauen leben länger als Männer, die geschätzte Lebensdauer ändert sich von jung bis alt. Zudem gibt es Voraussagen für an einem bestimmten Tag geborene Säuglinge. Generell wird die Lebenserwartung immer länger. Entscheidend ist dabei jedoch, wo die Menschen leben, ihre Krankheitsgeschichte und – äußerst wichtig – ihr Wohlstand.

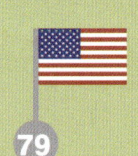

79
NORDAMERIKA

🇺🇸 79

DURCHSCHNITTLICHE LEBENSERWARTUNG WELTWEIT (IN JAHREN)

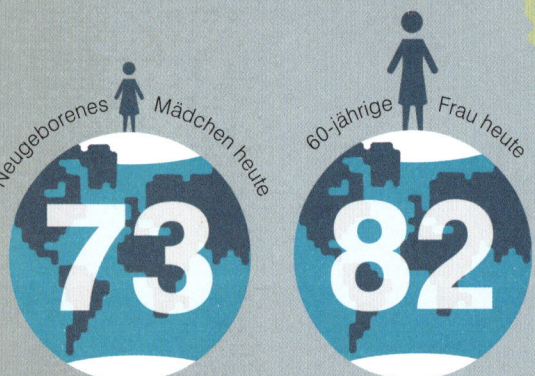

Neugeborenes Mädchen heute

73

60-jährige Frau heute

82

Das offensichtliche Ansteigen hängt mit den besseren Überlebenschancen des Kindes zusammen. In weniger entwickelten Gebieten spielt die Sterblichkeit allerdings eine große Rolle.

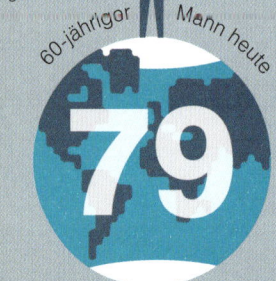

Neugeborener Junge heute

68

60-jähriger Mann heute

79

X **Lebenserwartung nach Nationen**
Bei der Geburt für heute Geborene (in Jahren), Schätzungen aufgrund von Daten der letzten Jahre bis 2012.

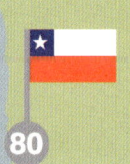

75
MITTEL- & SÜDAMERIKA

🇨🇱 80

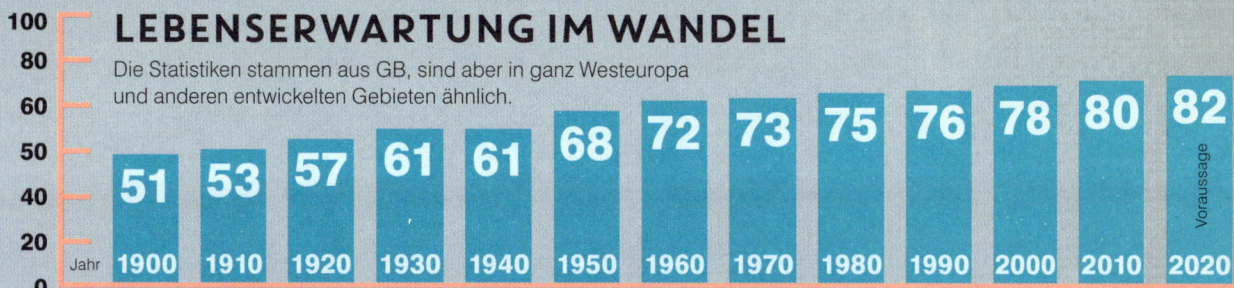

LEBENSERWARTUNG IM WANDEL

Die Statistiken stammen aus GB, sind aber in ganz Westeuropa und anderen entwickelten Gebieten ähnlich.

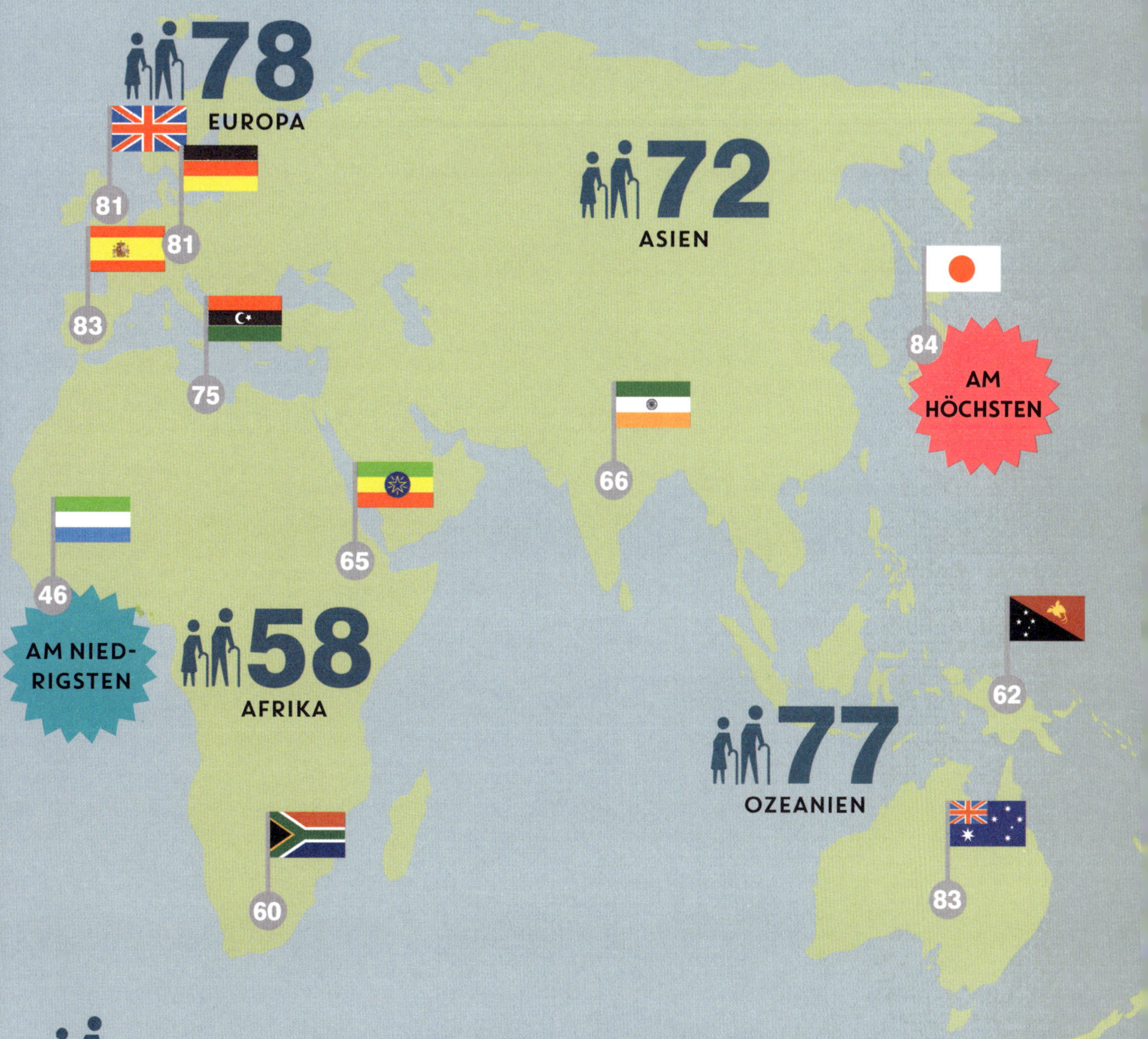

Jahr	1900	1910	1920	1930	1940	1950	1960	1970	1980	1990	2000	2010	2020
	51	53	57	61	61	68	72	73	75	76	78	80	82 (Voraussage)

78 EUROPA

81

81

83

75

72 ASIEN

84 — AM HÖCHSTEN

66

65

46 — AM NIEDRIGSTEN

58 AFRIKA

62

77 OZEANIEN

60

83

Lebenserwartung bei der Geburt, nach Regionen (Jahre)
Für heute Geborene, Schätzungen aufgrund von Daten der letzten Jahre bis 2012.

WIE VIELE NEUE KÖRPER?

Weltweit werden pro Minute 255 neue Kinder, mehr als vier pro Sekunde, geboren. Dies ist allerdings nicht die globale Wachstumsrate, wird diese doch durch 105 Tote pro Minute ausgeglichen. So nimmt die Welt um 150 menschliche Körper pro Minute, oder 210.000 pro Tag, zu – das entspricht der Einwohnerzahl einer Großstadt. Das hört sich zwar sehr viel an, ist aber weniger als noch vor ein paar Jahrzehnten.

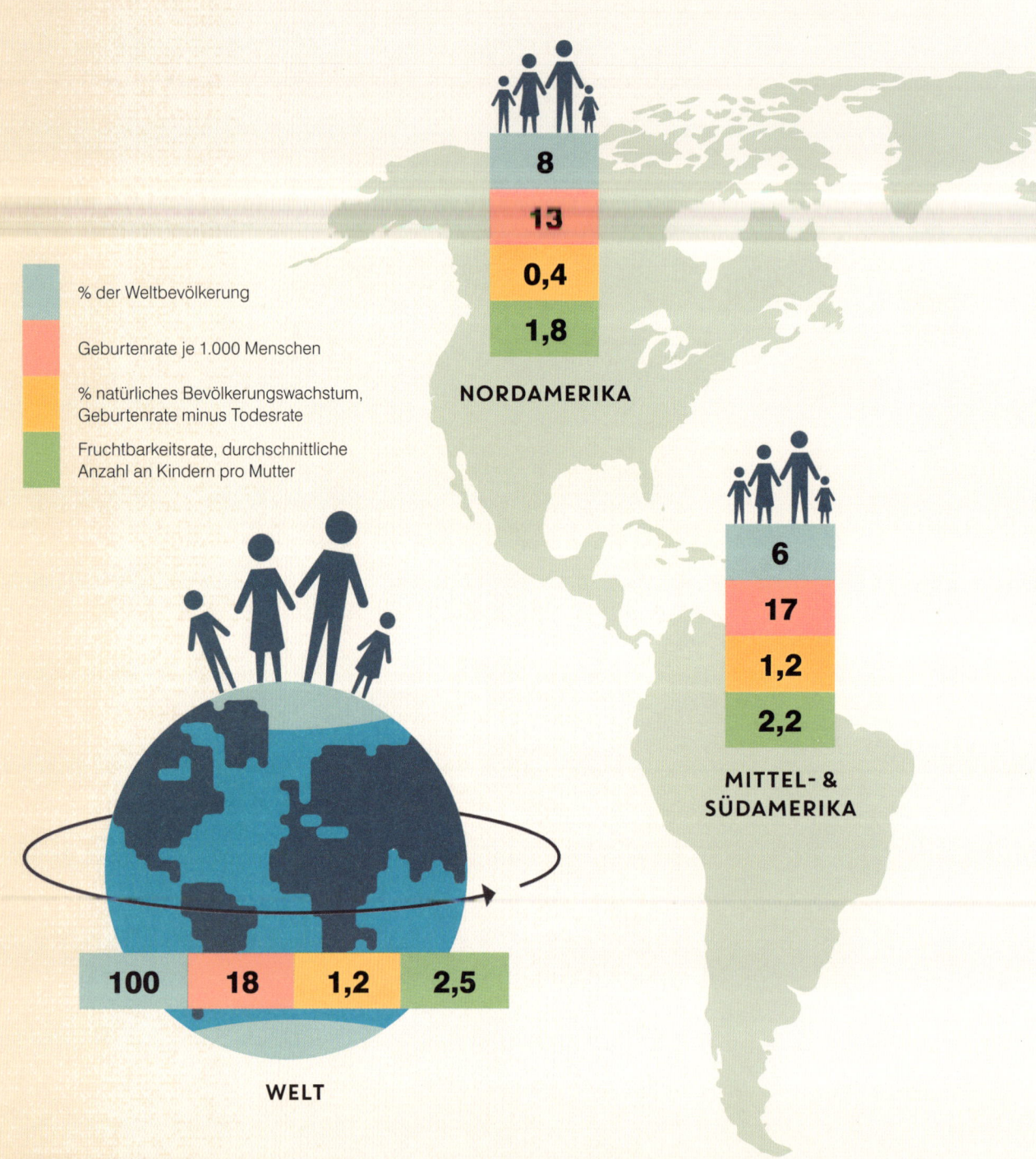

% der Weltbevölkerung

Geburtenrate je 1.000 Menschen

% natürliches Bevölkerungswachstum, Geburtenrate minus Todesrate

Fruchtbarkeitsrate, durchschnittliche Anzahl an Kindern pro Mutter

NORDAMERIKA

8
13
0,4
1,8

MITTEL- & SÜDAMERIKA

6
17
1,2
2,2

WELT

100
18
1,2
2,5

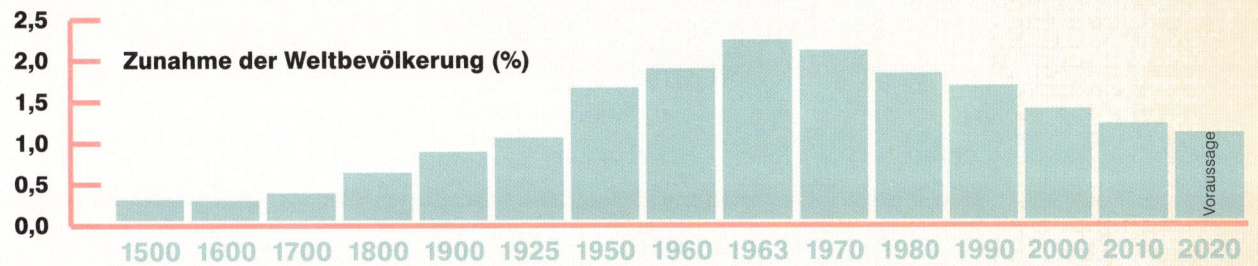

Zunahme der Weltbevölkerung (%)

1500	1600	1700	1800	1900	1925	1950	1960	1963	1970	1980	1990	2000	2010	2020

Voraussage

BEVÖLKERUNGS-WACHSTUM WELTWEIT IN %

In den frühen 60er-Jahren hatte die Erde die höchste Geburtenrate erreicht. In den letzten Jahren ist die Anzahl an Neugeborenen kontinuierlich auf etwa 130–135 Millionen pro Jahr gefallen. Die Wachstumsrate sinkt seitdem, da diese Babys – bei steigender Gesamtzahl – einen geringeren Anteil an der Gesamtzahl ausmachen.

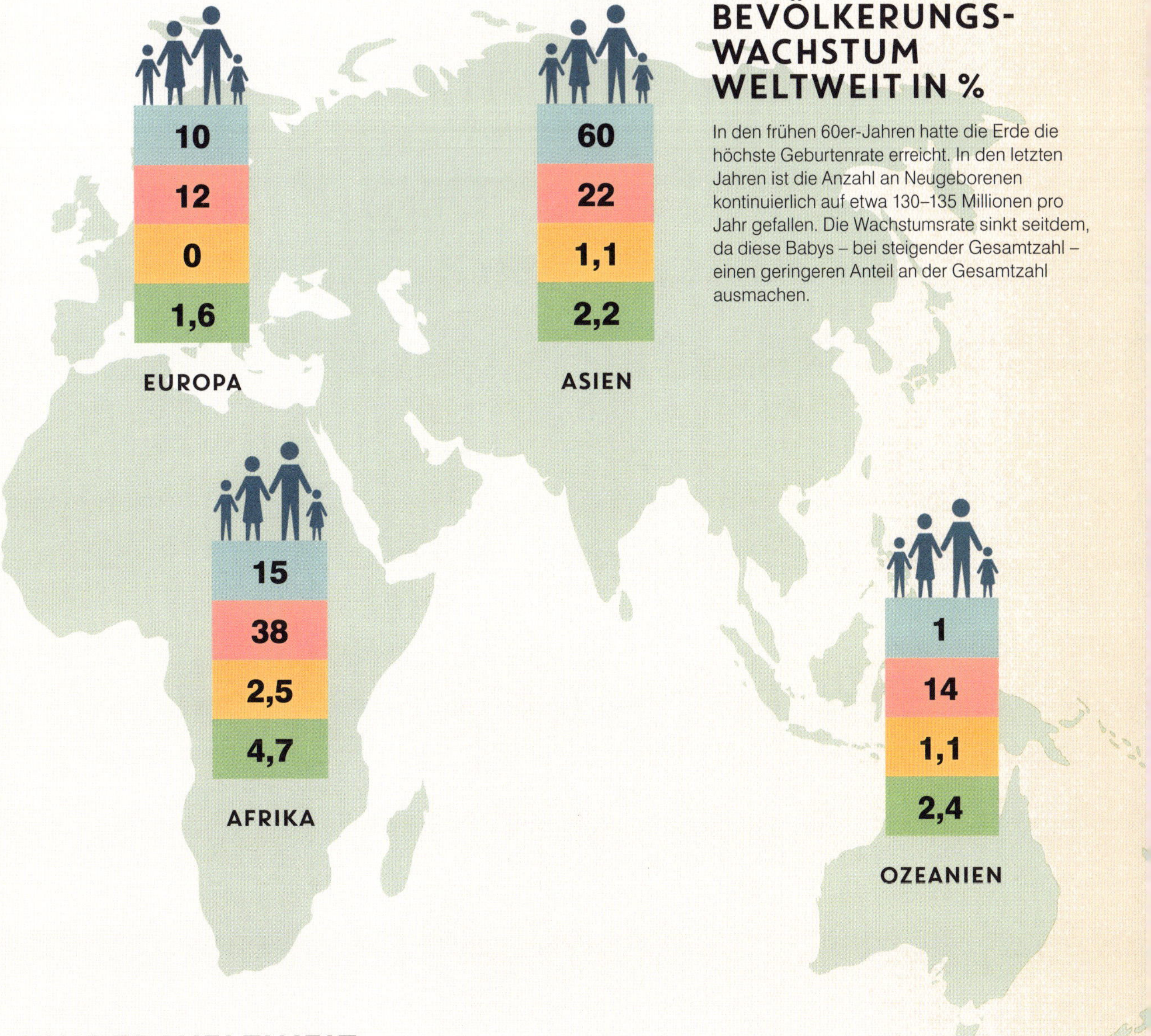

EUROPA

10
12
0
1,6

ASIEN

60
22
1,1
2,2

AFRIKA

15
38
2,5
4,7

OZEANIEN

1
14
1,1
2,4

KINDER WELTWEIT

Die Geburtenrate hängt von vielen Faktoren ab, von lokalen Bräuchen und religiösen Traditionen, wirtschaftlichen Bedingungen und den gesetzlichen Richtlinien (z. B. ein Kind pro Paar).

WIE VIELE MENSCHLICHE KÖRPER?

Jeder sechzehnte Mensch, der jemals auf der Erde gelebt hat, tut dies heute noch. Das Bevölkerungswachstum nimmt nach Geburtenrate ständig zu, auch wenn die Wachstumsrate aufgrund einer kleineren Proportion des Gesamtanstiegs sinkt. Gibt es eine Obergrenze? Viele sagen, dass bereits heute die Zahl nicht tragfähig sei, und auch wenn der menschliche Erfindungsgeist noch eine Zeit lang kurzfristige Lösungen für Landwirtschaft und Technik findet, wird es damit irgendwann vorbei sein.

WELTBEVÖLKERUNG

Die Anzahl der Menschen in der Welt zu einer bestimmten Zeit hat, abgesehen von ein paar Einschnitten, ständig zugenommen, und steigt immer schneller.

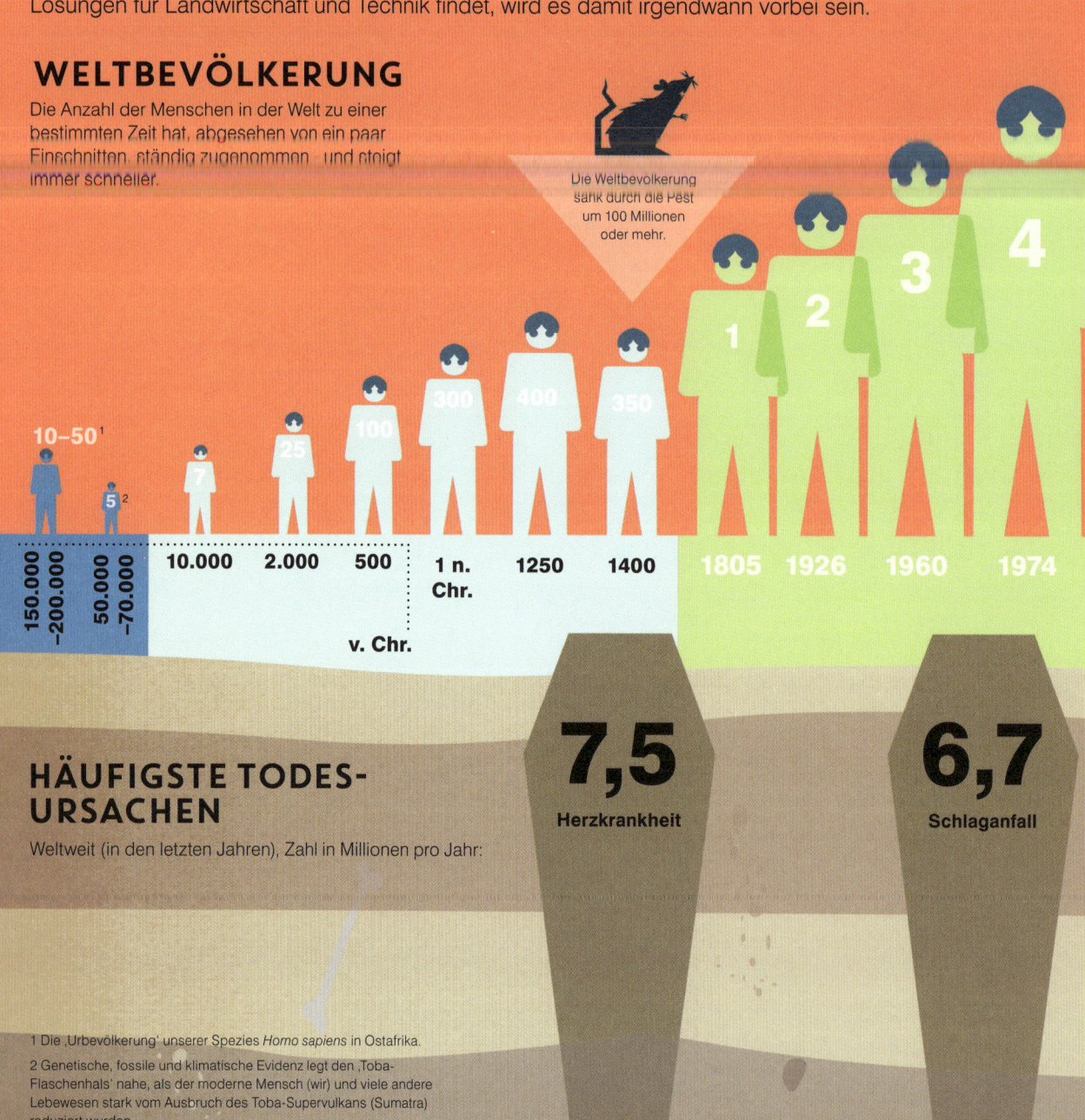

Die Weltbevölkerung sank durch die Pest um 100 Millionen oder mehr.

10–50[1]

5[2]

7

25

100

300

400

350

1

2

3

4

| 150.000–200.000 | 50.000–70.000 | 10.000 | 2.000 | 500 | 1 n. Chr. | 1250 | 1400 | 1805 | 1926 | 1960 | 1974 |

v. Chr.

HÄUFIGSTE TODES-URSACHEN

Weltweit (in den letzten Jahren), Zahl in Millionen pro Jahr:

7,5
Herzkrankheit

6,7
Schlaganfall

1 Die ‚Urbevölkerung' unserer Spezies *Homo sapiens* in Ostafrika.

2 Genetische, fossile und klimatische Evidenz legt den ‚Toba-Flaschenhals' nahe, als der moderne Mensch (wir) und viele andere Lebewesen stark vom Ausbruch des Toba-Supervulkans (Sumatra) reduziert wurden.

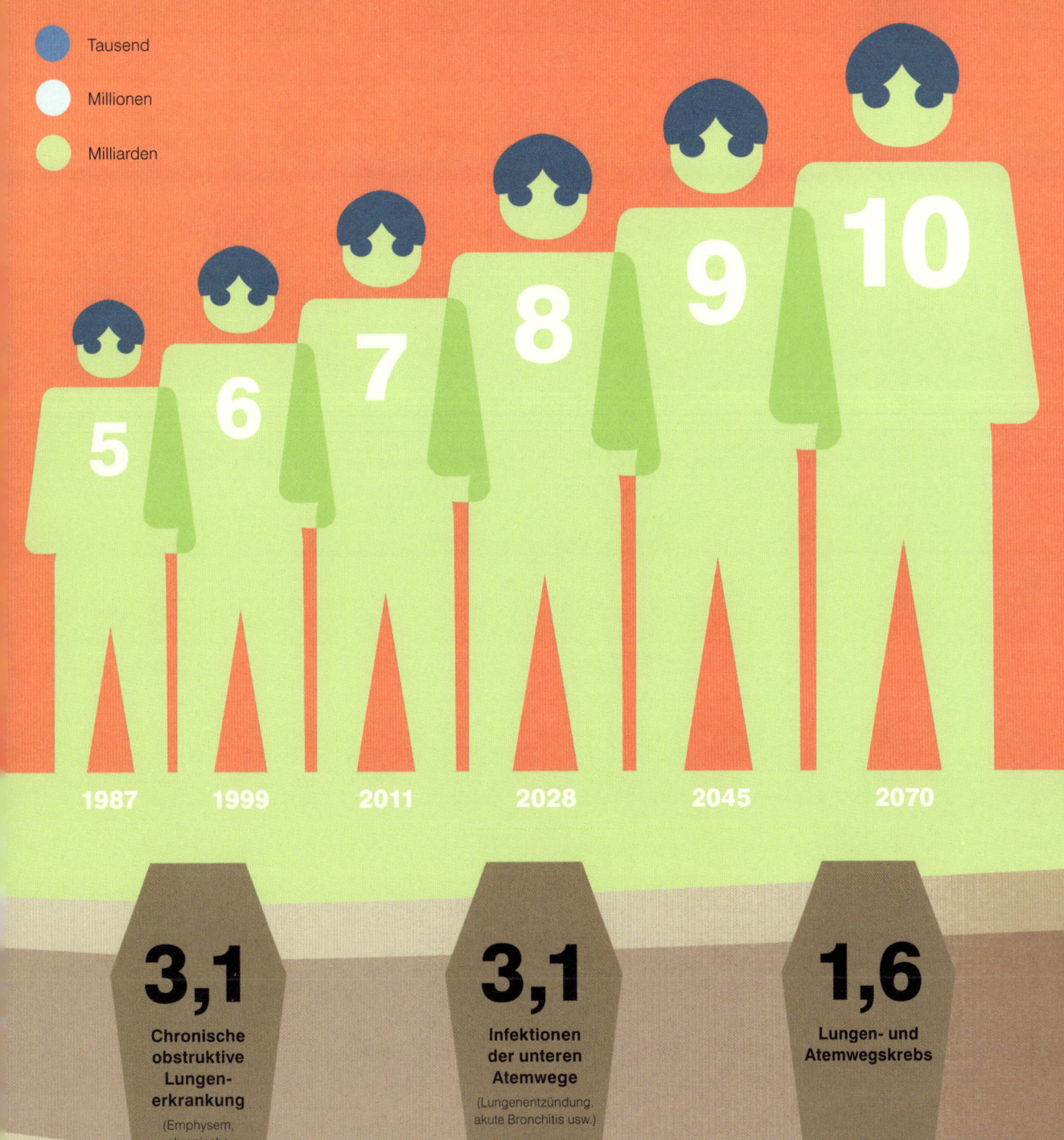

DER MEDIZINISCHE KÖRPER

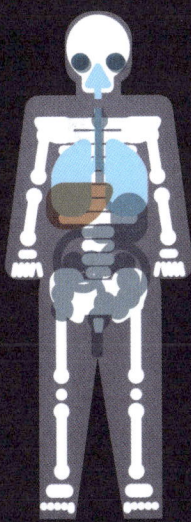

GRÜNDE FÜR EINE SCHLECHTE GESUNDHEIT

Laut der Weltgesundheitsorganisation ist ‚Gesundheit ein Zustand des vollständigen körperlichen, geistigen und sozialen Wohlbefindens und nicht nur das Fehlen von Krankheit und Gebrechen'. Für eine schlechte Gesundheit gibt es viele – sich oft überschneidende – Ursachen. Sie lassen sich in folgende Gruppen aufteilen.

LEBENSSTIL & UMWELT

Fehlende Bewegung führt insbesondere zu Herzkrankheiten, Schlaganfall, Diabetes, Krebs und Depression.

Das Rauchen von Tabak trägt massiv zu schlechter Gesundheit bei.

Umwelteinflüsse umfassen: Einatmen von und Kontakt mit Giftstoffen, Infektionen aufgrund fehlender Hygiene, übermäßiger Lärm, gestörter Tagesrhythmus (Schichtarbeit), schwierige soziale Bedingungen.

Mentale Probleme beinhalten Stress, Unruhe, Depression.

TUMORE & KREBS

Zellen vermehren sich unkontrolliert und bilden eine Wucherung (Tumor).

Gutartige Tumore sind in sich geschlossen, bösartige (krebsartige) Tumore breiten sich aus (sie metastasieren).

Verschiedene Ursachen und Auslöser: von krebserregenden Chemikalien (z. B. Tabakrauch) bis Strahlung (starkes Sonnenlicht, Röntgenstrahlen), Keime, schlechte Ernährung.

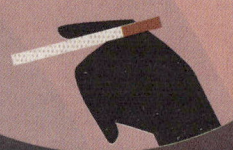

IMMUNSYSTEM & ALLERGIEN

Das Immunsystem beginnt irrtümlicherweise, die eigenen Zellen und Gewebe zu attackieren (Autoimmunerkrankung). Ist eine Komponente oder ein Teil von vielen anderen Umständen.

Beispiele hierfür reichen von hohem Fieber und Lebensmittelallergien bis zu Diabetes mellitus Typ 1.

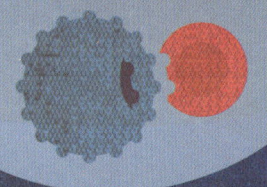

INFEKTIONEN & INFESTATIONEN

Ausgelöst durch Keime und Parasiten.

Die wichtigsten Gruppen von Keimen sind Bakterien, Viren und Protozoen (Urtierchen).

Infektionskrankheiten sind unter anderem Furunkel und Lyme-Krankheit (Bakterien), Erkältung und Ebola (Viren), Malaria und Schlafkrankheit (Protozoen).

Die Besiedlung durch Parasiten erfolgt innerlich durch Rund-, Band- und Saugwürmer und äußerlich durch Flöhe, Läuse und Zecken.

VERLETZUNG & TRAUMA

Durch Unfall oder Gewaltanwendung hervorgerufen.

Kann überall vorkommen: zu Hause, auf Reisen, bei der Arbeit, in der Freizeit.

Es können bleibende Probleme auftreten.

DEGENERATION

Gradueller Verschleiß und mangelhafter Ersatz auf allen Körperebenen (Zellen, Teile und Systeme).

Beispiele sind:
Osteoarthrose (Gelenke), Alzheimer (Nervenzellen), Makuladegeneration (Augengewebe).

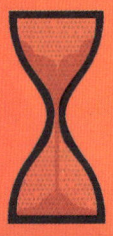

ERNÄHRUNG

Ungesunde oder übermäßige Nahrungsaufnahme
kann zu Übergewicht und zahlreichen Krankheiten führen, andere direkt auslösen.

Mangelernährung
führt zu vielen Gesundheitsproblemen wie Vitaminmangel.

Fehlende Hygiene und unsachgemäße Nahrungszubereitung
kann Lebensmittelvergiftungen verursachen.

Übermäßiger Genuss,
wie zu viel Alkohol, steht mit vielen Gesundheitsproblemen in Zusammenhang.

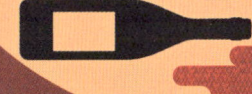

STOFFWECHSEL & PHYSIOLOGIE

Probleme mit einer Vielzahl an chemischen Körperprozessen.

Gründe reichen von Ernährungsproblemen bis hin zu Erbanlagen und Umwelteinflüssen.

Beinhaltet Porphyrie, Azidose (Übersäuerung), Hämochromatose (Eisenspeicherkrankheit).

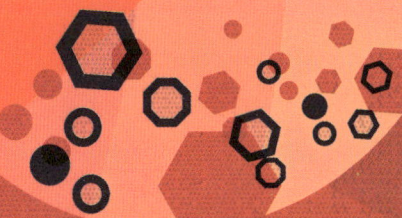

GENE & VERERBUNG

Fehlerhafte Gene können vererbt werden oder entstehen durch Mutationen im Körper.

Manche werden auf relativ einfache Weise vererbt, wie Sichelzellkrankheit und Mukoviszidose.

Viele Krankheiten haben eine weniger klare genetische Komponente oder Tendenz, wie z. B. Brustkrebs und Schizophrenie.

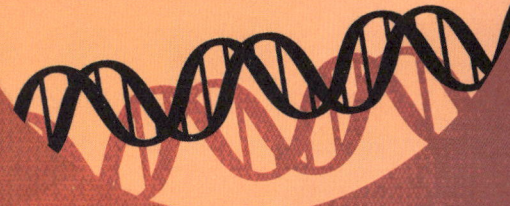

WAS IST DAS PROBLEM?

Eine Diagnose bestimmt Art und Ursache einer Krankheit. Alle Ärzte stellen Diagnosen, doch für manche wird dies zum Spezialgebiet, sie werden Fachdiagnostiker. Die meisten Mediziner sind der Meinung, dass Diagnose zwar eine Wissenschaft ist, die die rationale Betrachtung von Ursache und Wirkung, logische Selektion und Ausschluss beinhaltet, aber auch viel mit Intuition und Bauchgefühl zu tun hat.

BAUCHSCHMERZEN

Der menschliche Bauchraum (Abdomen) ist voller Körperteile und Organe. Der Ort des Schmerzes gibt Aufschluss über die Ursache und hilft bei der Diagnose. Ebenfalls von Bedeutung ist die Beschreibung: dumpf oder stark, andauernd oder krampfartig, brennend oder stechend, ernährungs- oder bewegungsbedingt. Zur Lokalisierung wird der Rumpf in Quadranten und Regionen eingeteilt.

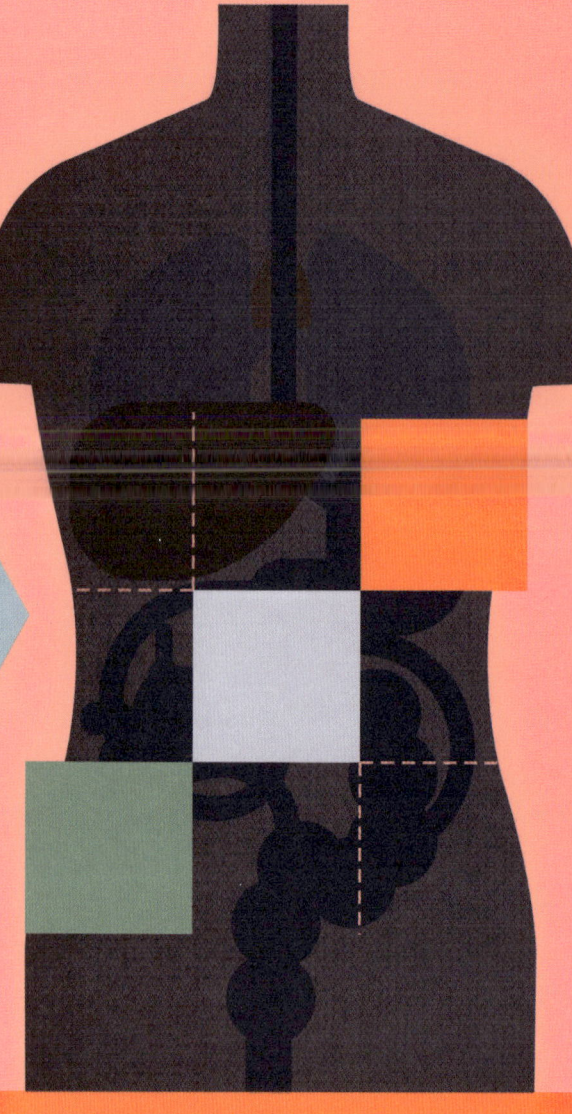

BESUCH BEIM ARZT

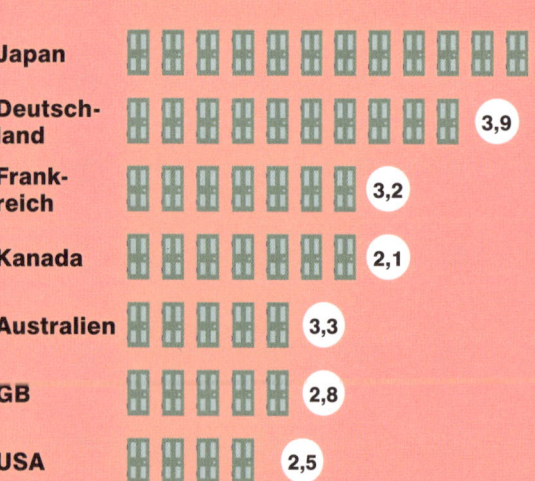

Japan		2,3
Deutschland		3,9
Frankreich		3,2
Kanada		2,1
Australien		3,3
GB		2,8
USA		2,5

 Anzahl an Ärzten[1]
pro 1.000 Einwohner

 Durchschnittliche Besuche
beim Hausarzt pro Jahr[2]

Linkes Hypochondrium
Milzabszess, -vergrößerung, -riss, mögliche Beteiligung der linken Lunge oder des Herzes

Nabelgegend
Dünndarm, Meckel-Divertikel, Lymphknoten, Lymphom, frühe Blinddarmentzündung

Rechte Hüftgegend
Blinddarm, Blinddarmentzündung, Dickdarm, Morbus Crohn, Eierstockzyste, -entzündung/-infektion, Leistenbruch

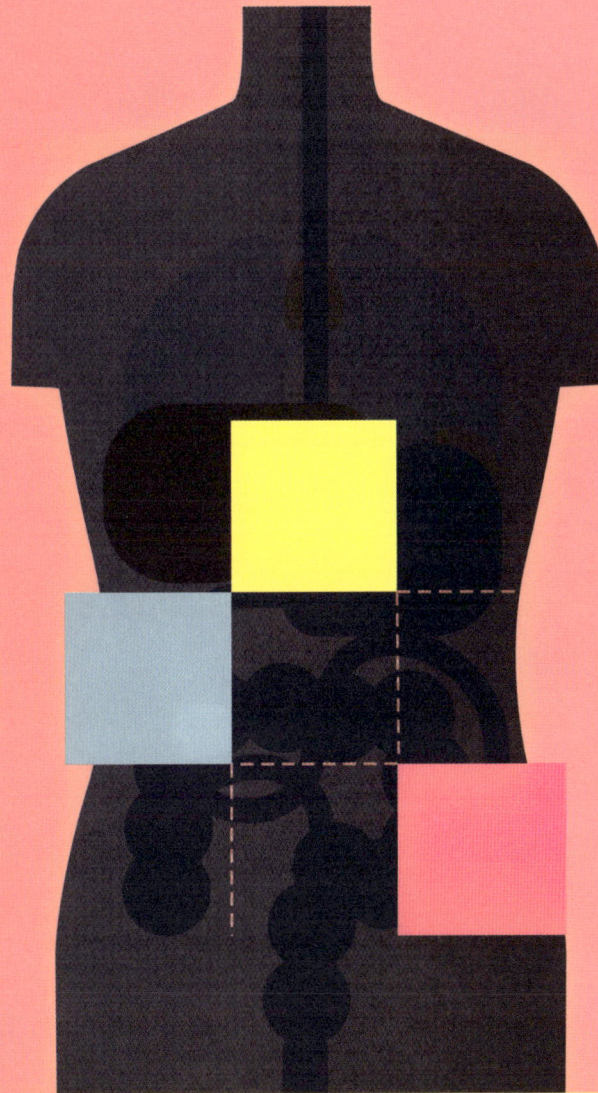

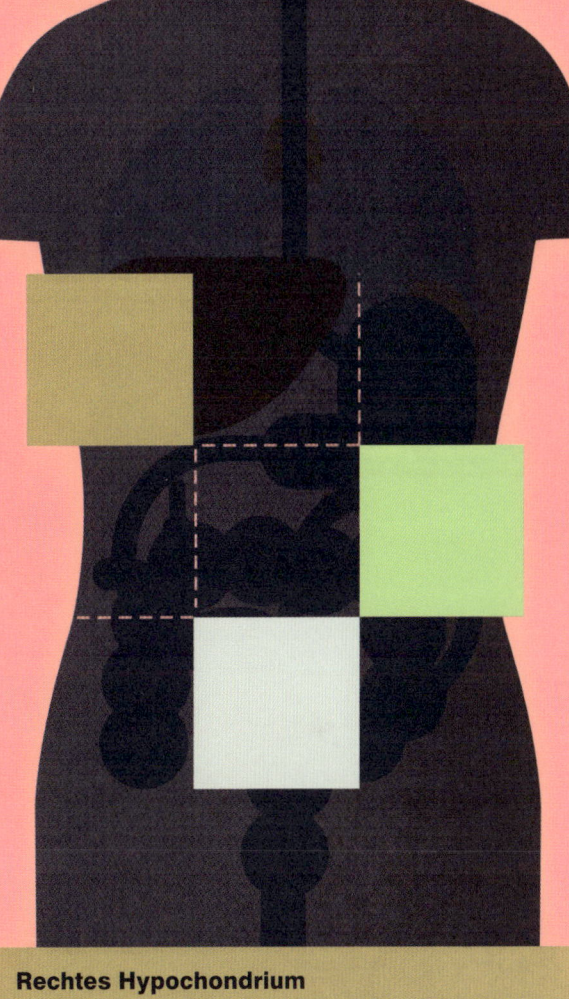

Oberbauch
Speiseröhre, Striktur (hochgradige Verengung), Magen-
entzündung (Gastritis), -geschwür, Blähungen, Lebens-
mittelvergiftung, Entzündung der Bauchspeicheldrüse
(Pankreatitis)

Rechte Lendengegend
Entzündung oder Infektion der rechten Niere (Nieren-
beckenentzündung), Harnleiterkolik (Nierenstein, der im
Harnleiter festsitzt)

Linke Hüftgegend
Colitis ulcerosa des Dickdarms, Divertikulitis, Verstopfung,
Eierstockzyste, -entzündung/-infektion, Leistenbruch

Rechtes Hypochondrium
Leberentzündung (Hepatitis), Abszess, Entzündung der
Gallenblase (Cholezystitis), Gallensteine, mögliche
Beteiligung der rechten Lunge oder des Herzes

Linke Lendengegend
Entzündung oder Infektion der linken Niere (Nierenbecken-
entzündung), Harnleiterkolik (Nierenstein, der im Harnleiter
festsitzt)

Unterbauch
Blasenentzündung, -steine, Harnverhaltung

1 Alle offiziell anerkannten Ärzte
2 Offiziell anerkannte Hausärzte. Die Arztbesuche sind tendenziell länger in Ländern mit mehr älteren Menschen.

MEDIZINISCHE FORSCHUNG

Die Entdeckung der Röntgenstrahlen (1895) eröffnete eine neue fantastische Welt der nichtinvasiven medizinischen Bildgebung. Das Messen von elektrischen Herzimpulsen (EKG) wurde kurze Zeit später (1901) entwickelt. Heute werden Dutzende Röntgenstrahl- und andere Scan-verfahren zur Diagnose vieler Probleme – von verschluckten Büroklammern bis zu Arterien-verengungen oder Tumoren – verwendet. Die Methoden des EKG wurden auf Gehirn, Augen und andere Organe ausgeweitet.

STRAHLENBELASTUNG

Schon kurz nach ihrer Entdeckung wusste man von den Schäden der Röntgenstrahlen. In den meisten Regionen ist die Menge an Strahlen, die der Patient erhält (und denen das Personal regelmäßig ausgesetzt ist), daher festgelegt.

μSv = Mikrosievert, Maßeinheit der Strahlendosis

0,1–1 Flughafenscanner
3.000 Durchschnittliche Umweltbelastung im Jahr
20.000–30.000 Ganzkörper-CT

CT-Scan

Röntgen-strahlen

Nuklearscan

Koronarangio-gramm

EEG Elektroenzephalogramm
Gehirn **0,1**

EOG Elektrookulogramm
Augapfel, Augenmuskeln **0,1–1**

ERG Elektroretinogramm
Auge, Netzhaut (Retina) **0,5**

EGG Elektrogastrogramm
Magen **0,005–0,01**

EKG Elektrokardiogramm
Herz **1–2**

Gehirn **2.000**

Zähne **5**

Schilddrüse bis **4.800**

Blutgefäße, Ende Becken **5.000–7.000**

Herz **16.000**

Mammogramm **400**

Brust **100**

Arm **10**

| Röntgen-strahlen 1895 | Kontrast-Röntgen-strahlen 1896 | Elektro-kardiogramm 1901 | Ultraschall 1949 | C(A)T (axialer) Computer-tomograf 1972 | PET Positronen-Emissions-Tomografie 1973 | MRT 1977 |

Bauchraum Becken **15.000**

Muskeln, obere Gewebeschichten **10.000–15.000**

Bauchraum, Baby **2.500–3.500**

EMG Elektromyogramm Skelettmuskeln **0,05–30**

EDA Elektrodermale Aktivität[4] **Haut k. A.**

ELEKTRONISCHE AUFZEICHNUNGEN[1]

Sensorplättchen oder Kontakte auf der Körperoberfläche erfassen die winzigen elektrischen Impulse von Gehirn, Nerven, Herz und anderen Körperteilen.

Typische Spannung mV[2,3]

ULTRASCHALL

Zu hohe Schallwellen sind für unsere Ohren nicht wahrnehmbar. Man nennt sie Ultraschall. Sie können zum Abbilden verschiedener Körperteile verwendet werden.

1 kHz = Kilohertz = 1.000 Schallwellen pro Sekunde

10 Obergrenze des menschlichen Gehörs (älter)
20 Obergrenze des menschlichen Gehörs (jünger)
60 Obergrenze des Gehörs bei Hunden
200 Obergrenze des Gehörs bei Fledermäusen
2.500–15.000 Medizinischer Ultraschall

Übliche Wellenlänge kHz[1]

MRT

Die Magnetresonanztomografie verwendet extrem starke Magnete, um Atome im Körper auszurichten.

Tesla ist eine Einheit für die Magnetstärke – oder etwas technischer für die Magnetflussdichte –, ein Weber pro Quadratmeter (ein Kilogramm pro Quadratsekunde pro Ampere).

0,00005 Natürliches Magnetfeld der Erde
0,005 Kühlschrankmagnet
1 Recycling-Magnet am Schrottplatz
1,5–3 Typischer MRT-Scanner (Menschen)
7–15 Leistungsstarker MRT-Scanner (Tiere)
50+ Forschungsmagneten in der Wissenschaft

1 ****–gramm ist die entstandene Abbildung, Anzeige oder Aufnahme. ****–graf ist das Gerät, das sie erstellt, ****–grafie ist das Verfahren.

2 mV = Millivolt = 0,001 oder 1/1000stel Volt.

3 Viele der Geräte messen eher Spannungsänderungen als erzeugte Volt.

4 Beinhaltet GSR (deutsch: elektrodermale Aktivität) Misst, wie gut die Haut Elektrizität leitet, und nicht so sehr, wie viel Elektrizität erzeugt wird. Verwendet wird dies beim Polygrafen ("Lügendetektor").

CHIRURGISCHE MEDIZIN

Chirurgie – das physische Manipulieren und Verändern des Körpers – begrenzt sich nicht nur darauf, ,unter das Messer zu kommen'. Injektionen, chemische Substanzen, Laser und viele andere Verfahren können beteiligt sein. Die Anzahl der chirurgischen Eingriffe ist weltweit sehr unterschiedlich und oft ein Spiegel für die gesundheitlichen Probleme und die Altersstruktur eines Landes, für Gesundheitsstandards und medizinische Versorgung. So werden Liposuktionen (Fettabsaugungen) häufiger in reichen Ländern durchgeführt, Kataraktverfahren (grauer Star) sind in älteren Gesellschaften üblicher.

WIE VIEL CHIRURGIE?

Anteil der Bevölkerung mit einem oder mehr chirurgischen Eingriffen pro Jahr

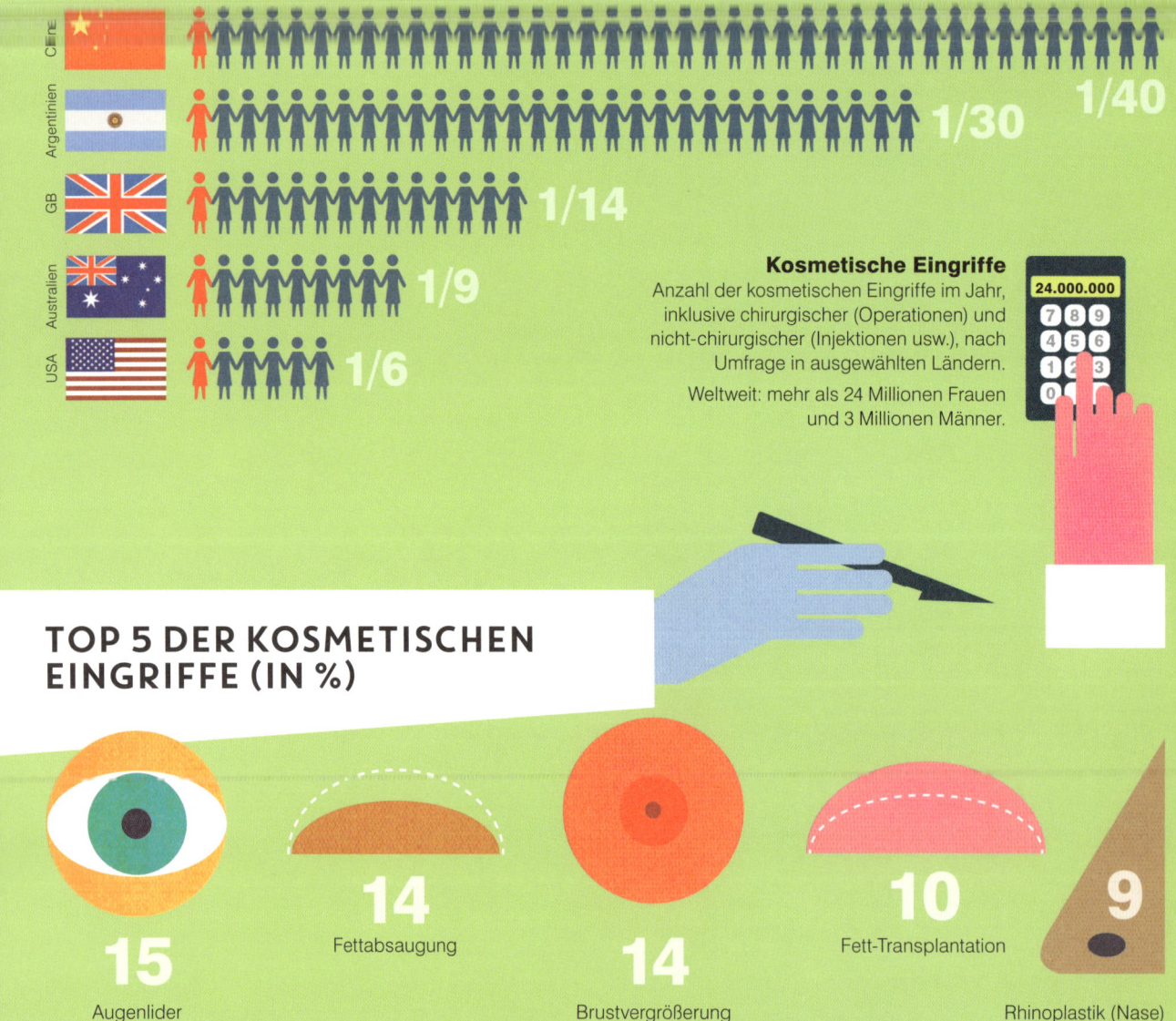

China — 1/40

Argentinien — 1/30

GB — 1/14

Australien — 1/9

USA — 1/6

Kosmetische Eingriffe

Anzahl der kosmetischen Eingriffe im Jahr, inklusive chirurgischer (Operationen) und nicht-chirurgischer (Injektionen usw.), nach Umfrage in ausgewählten Ländern.

Weltweit: mehr als 24 Millionen Frauen und 3 Millionen Männer.

24.000.000

TOP 5 DER KOSMETISCHEN EINGRIFFE (IN %)

15 Augenlider

14 Fettabsaugung

14 Brustvergrößerung

10 Fett-Transplantation

9 Rhinoplastik (Nase)

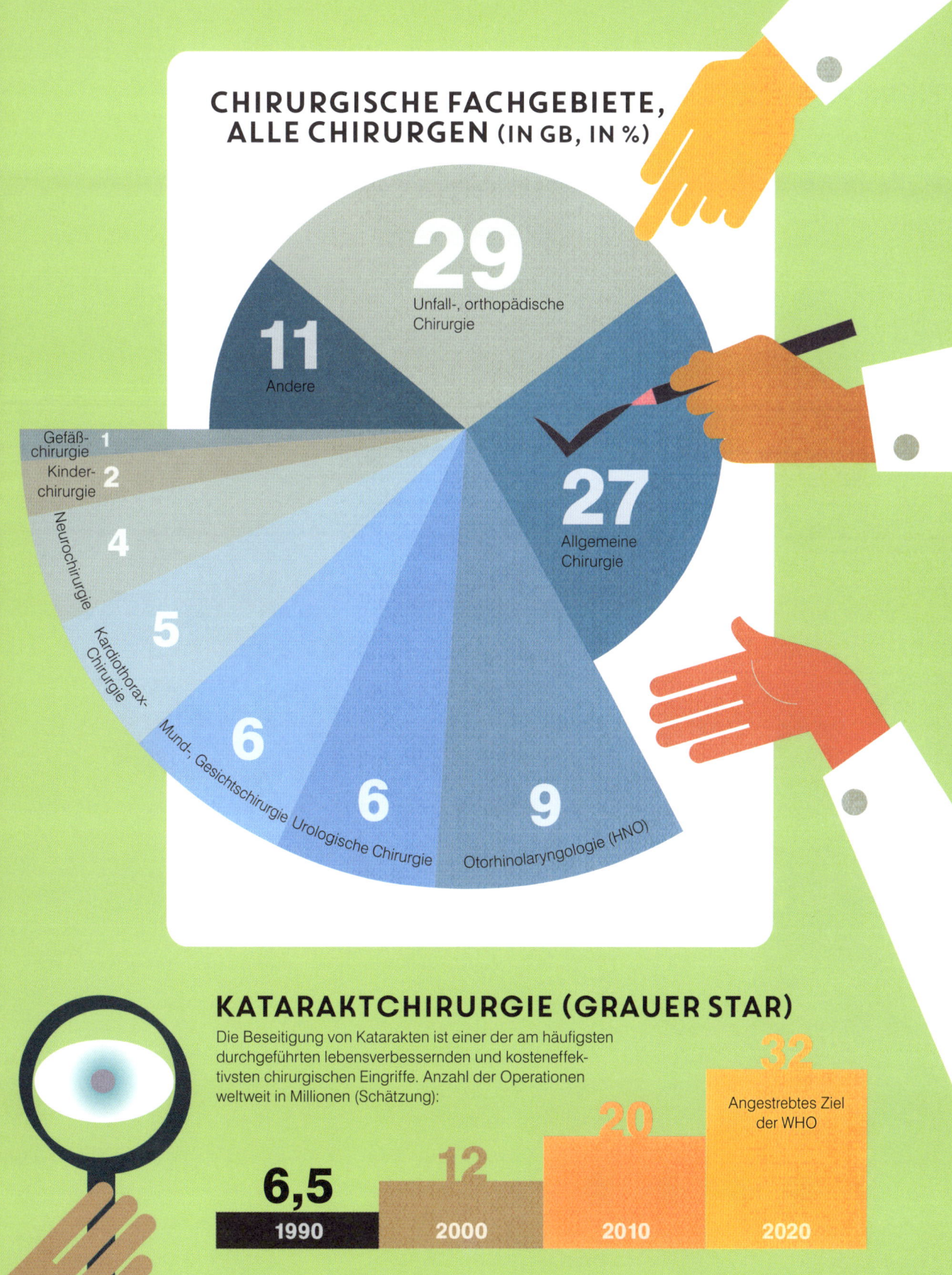

CHIRURGISCHE FACHGEBIETE, ALLE CHIRURGEN (IN GB, IN %)

29 Unfall-, orthopädische Chirurgie

11 Andere

27 Allgemeine Chirurgie

Gefäß-chirurgie **1**

Kinder-chirurgie **2**

Neurochirurgie **4**

Kardiothorax-Chirurgie **5**

Mund, Gesichtschirurgie **6**

Urologische Chirurgie **6**

Otorhinolaryngologie (HNO) **9**

KATARAKTCHIRURGIE (GRAUER STAR)

Die Beseitigung von Katarakten ist einer der am häufigsten durchgeführten lebensverbessernden und kosteneffektivsten chirurgischen Eingriffe. Anzahl der Operationen weltweit in Millionen (Schätzung):

6,5 1990

12 2000

20 2010

32 2020 — Angestrebtes Ziel der WHO

MEDIZINISCHE DROGEN

Drogen sind alles, was – neben Essen und Trinken – den Körper verändert. Sie reichen von lebensrettenden Antibiotika und Blutgerinnungshemmern zu lebensbedrohendem Missbrauch. Jedes Jahr werden mehr zugelassen und es wird immer mehr dafür ausgegeben. Ein besseres Verständnis von Krankheit und Genetik wird – zusammen mit neuen, schnelleren, preisgünstigeren Wegen zur Herstellung von maßgeschneiderten Inhaltsstoffen – zu einer neuen Ära der individuellen Medizin führen.

VERSCHRIEBENE MEDIKAMENTE UND GRUPPEN

Sieben häufig verschriebene Medikamente weltweit, nach generischem (chemischem) Namen, Gruppe und therapeutischer Wirkung:

Hydrocodon
Schmerzlinderung
(Betäubungsmittel), Hustenstiller
(oft mit Paracetamol, Ibuprofen)

**Antihypertensiv-Gruppe,
ACE-Hemmer, Kalziumblocker**
Senkung des Blutdrucks,
Herzerkrankung

Statingruppe
Senkung des (schlechten)
LDL-Cholesterins

Metformin
Oral verabreichtes
Diabetes-Medikament

Levothyroxin
Mangel an Schilddrüsen-
hormonen

Omeprazol-Gruppe
Säure-Reflux, Geschwüre und
Blutungen im Verdauungstrakt

Azithromycin
(auch Amoxicillin, ähnlich)
Antibiotika gegen bakterielle
Erkrankungen

MEDIKAMENTE, DIE DIE WELT VERÄNDERT HABEN

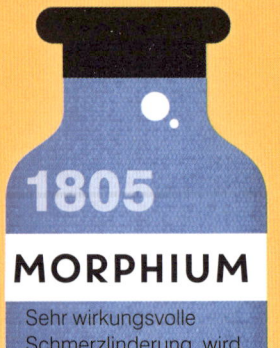

1805

MORPHIUM

Sehr wirkungsvolle
Schmerzlinderung, wird,
um Abhängigkeit zu ver-
meiden, unter Beobach-
tung verabreicht.

Ca. 1830

ASPIRIN

Schmerzlinderung,
Gerinnungs-, Entzündungs-
hemmer, auch andere
Wirkungen entdeckt.

1909

ARSPHENAMIN
(Handelsname Salvarsan)

Eingesetzt gegen Syphilis, erstes Beispiel für
eine chemotherapeutische ‚Wunderwaffe'.

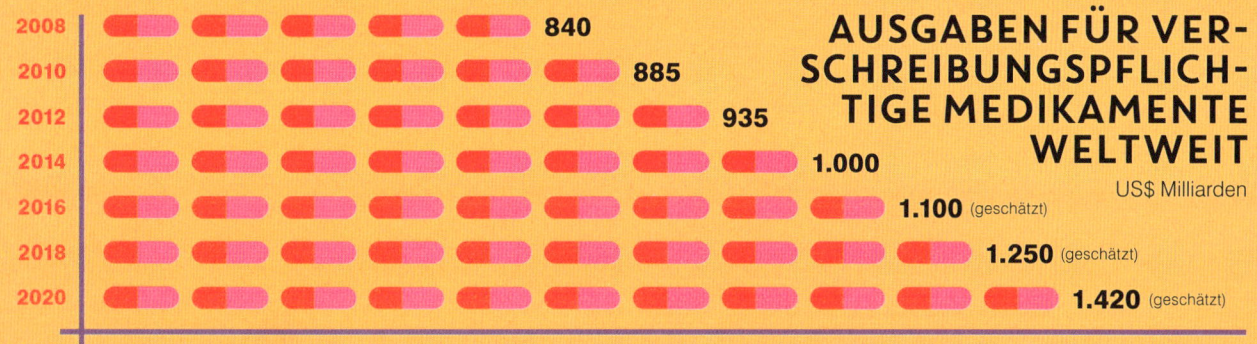

2008		840
2010		885
2012		935
2014		1.000
2016		1.100 (geschätzt)
2018		1.250 (geschätzt)
2020		1.420 (geschätzt)

AUSGABEN FÜR VERSCHREIBUNGSPFLICHTIGE MEDIKAMENTE WELTWEIT

US$ Milliarden

MARKENNAMEN DER VERSCHREIBUNGSPFLICHTIGEN MEDIKAMENTE

Sieben weltweite Verkaufsschlager mit Markennamen und dem generischen oder chemischen Namen in Klammern, Durchschnitt für die letzten Jahre (seit 2012).

Lipitor (Atorvastatin)
Senkung des LDL-Cholesterins

Nexium (Esomeprazol)
Säure-Reflux, damit zusammenhängende Gesundheitszustände

Plavix (Clopidogrel)
‚Blutverdünnung' gegen Schlaganfälle, Herzattacken usw.

Seroquel (Quetiapin)
Psychotische Störungen wie Schizophrenie, bipolare Störung, schwere Depression, damit zusammenhängende Zustände

Singulair (Montelukast)
Asthma, Allergien, damit zusammenhängende Gesundheitszustände

Abilify (Aripiprazol)
Psychotische Störungen wie Schizophrenie, bipolare Störung, schwere Depression, damit zusammenhängende Zustände

Advair (Salmaterol und Fluticason)
Asthma, COPD, damit zusammenhängende Gesundheitszustände

1921

INSULIN

Erste Hormontherapie, Behandlung für Diabetes, äußerst erfolgreich.

1927

PENICILLIN

Erstes wichtiges Antibiotikum, gegen Ende des Zweiten Weltkrieges in Massen produziert.

1951

Antipsychotische Mittel wie Chlorpromazin, Haloperidol trugen zur Kontrolle von Schizophrenie und anderen mentalen Problemen bei.

1962

FUROSEMID

Gegen Herzerkrankungen, hohen Blutdruck (von Digoxin übernommen).

KAMPF GEGEN DEN KREBS

Es gibt über 200 Krebsarten, die viele Körperteile befallen. Das grundlegende Prinzip ist, dass Zellen mutieren. Sie folgen nicht mehr dem für ihren Typ vorprogrammierten Lebenszyklus, sondern vervielfältigen sich unkontrolliert. Eine Wucherung (Tumor) wird gebildet, diese wird bösartig (krebsartig), verbreitet sich auf andere Körperteile und wächst dort weiter (Metastase). Die Lebenserwartung ist in den letzten Jahrzehnten bei vielen Krebsarten gestiegen – bei manchen sogar enorm.

WELTWEIT

In den letzten Jahren wurde bei **14 Millionen** Menschen pro Jahr Krebs diagnostiziert, das sind 27 pro Minute. **8 Millionen** Menschen pro Jahr sterben an Krebs, **16 pro Minute.**

10 DIE 10 HÄUFIGSTEN KREBSARTEN WELTWEIT

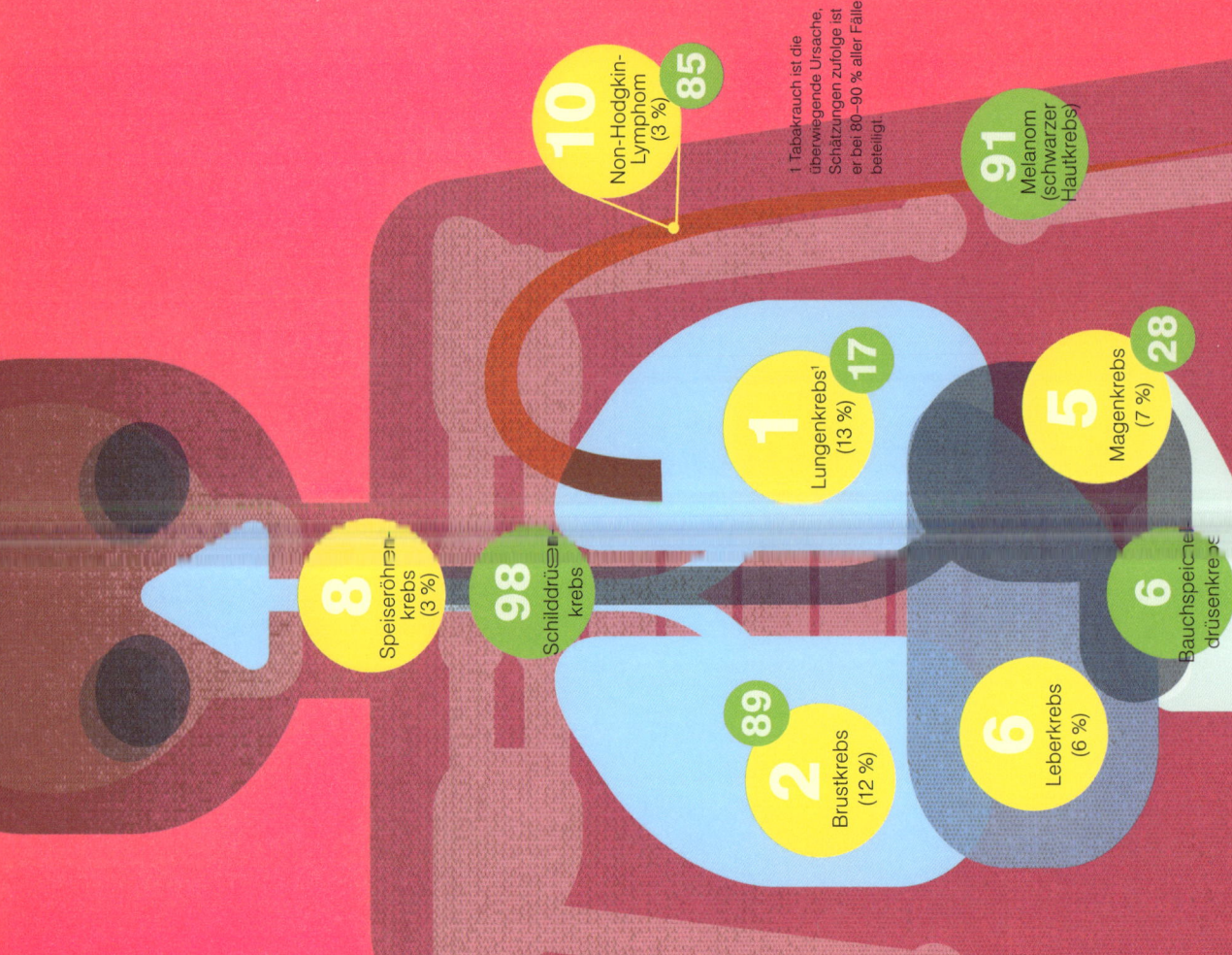

10 Non-Hodgkin-Lymphom (3 %) 85

91 Melanom (schwarzer Hautkrebs)

1 Tabakrauch ist die überwiegende Ursache, Schätzungen zufolge ist er bei 80–90 % aller Fälle beteiligt.

1 Lungenkrebs[1] (13 %) 17

5 Magenkrebs (7 %) 28

8 Speiseröhrenkrebs (3 %)

98 Schilddrüsenkrebs

6 Bauchspeicheldrüsenkrebs

2 Brustkrebs (12 %) 89

6 Leberkrebs (6 %)

% ÜBERLEBEN

Auswahl an Krebsarten nach Überlebensrate

Fünfjährige Überlebensrate für ausgewählte Krebsarten, die den Prozentsatz an noch lebenden Patienten in den USA zeigen.

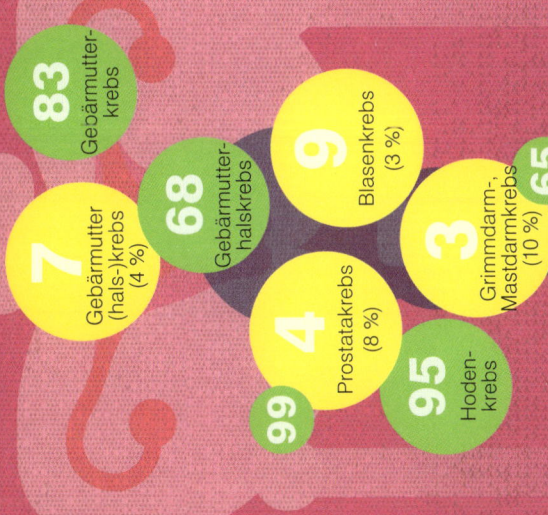

83 Gebärmutter-krebs

7 Gebärmutter (hals-)krebs (4 %)

68 Gebärmutter-halskrebs

9 Blasenkrebs (3 %)

3 Grimmdarm-, Mastdarmkrebs (10 %) **65**

99 **4** Prostatakrebs (8 %)

95 Hoden-krebs

ÜBERLEBENSCHANCEN BEI KREBS

Für alle Krebsarten außer Nichtmelanom-Hautkrebs, GB

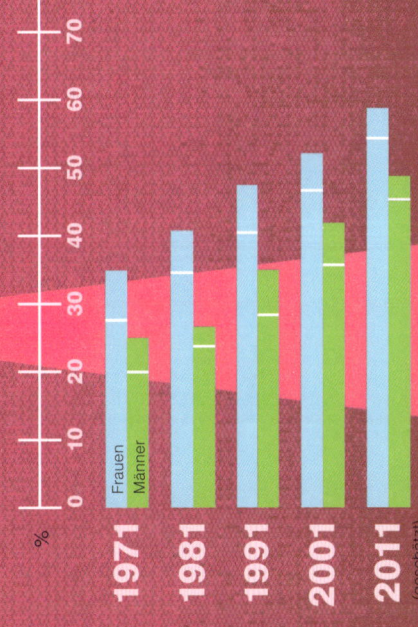

%

Frauen
Männer

0 10 20 30 40 50 60 70 80 90 100

1971
1981
1991
2001
2011 (geschätzt)

Jahr = Diagnosejahr
Fünf Jahre überlebt
Zehn Jahre überlebt

KREBSFÄLLE NACH LÄNDERN

Altersstandardisierte Diagnosewerte, das heißt, sie wurden – für einen faireren Vergleich – an die allgemeine Altersstruktur und nicht an die des Landes angeglichen. Wert für 100.000 Personen pro Jahr:

338 Dänemark
325 Frankreich
321 Belgien
318 USA
307 Irland

284 Deutschland
273 GB
256 Finnland
234 Bulgarien
217 Japan

215

DER ERSATZ-TEILKÖRPER

Prothesen sind künstliche Körperteile, die hoffentlich so aussehen und idealerweise so funktionieren wie die wirklichen. Manche kann man – wie falsche Beine oder Zähne – anlegen. Andere werden – wie Herzschrittmacher – via chirurgischem Eingriff in den Körper eingesetzt (Implantation). Transplantate sind lebende Körperteile, die gewöhnlich ein anderer Mensch gespendet hat. Medizinischer Fortschritt und Nachfrage haben die Versorgung überflügelt, daher gibt es fast immer Wartelisten.

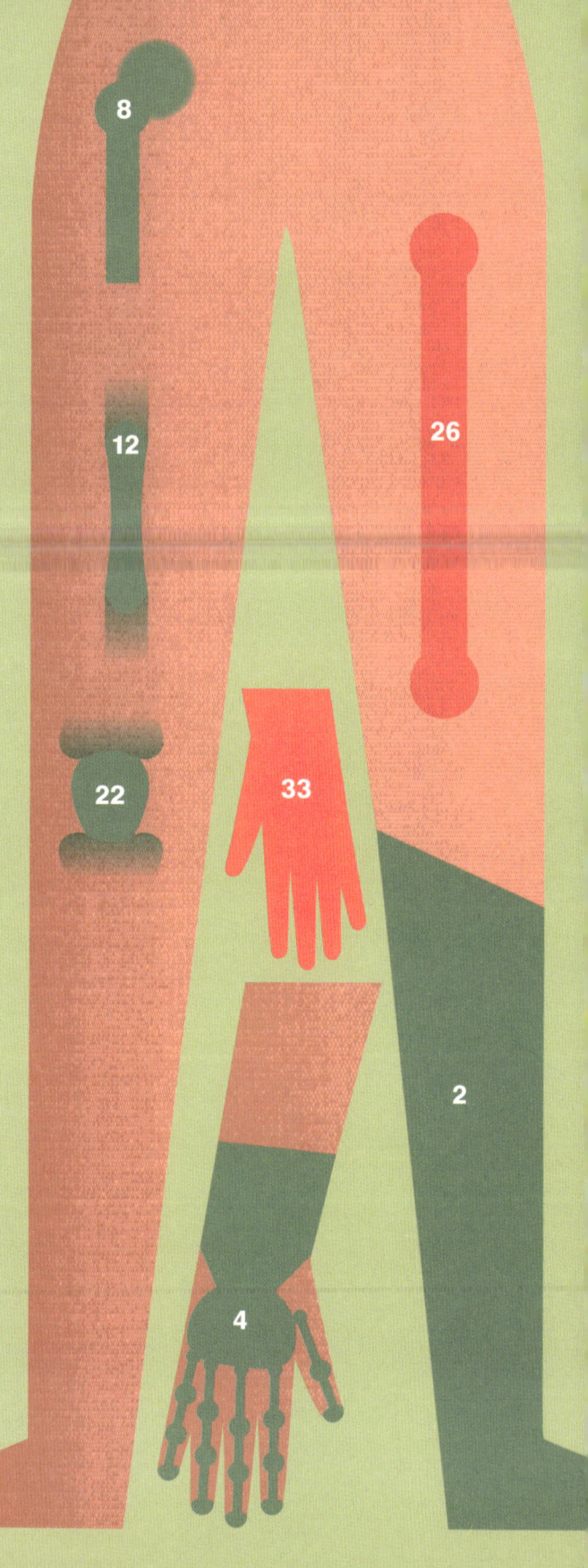

1. **Ca. 1.000 v. Chr.** Künstliche Zehe (ägyptische Mumie)
2. **300 v. Chr.** Falsches Bein (ältestes Überbleibsel)
3. **Ca. 700 v. Chr.** Falsche Zähne (vorrömische Zeit)
4. **1500er** Hände (mechanische Gelenke der Gliedmaßen, bewegliche Gelenke)
5. **1790** Gebiss (fixierter ganzer Satz)
6. **1901** Blut (Blutgruppentransfusionen)
7. **1905** Hornhaut der Augen
8. **1940** Künstliche Hüfte (in den 60er-Jahren stark verbessert)
9. **1943** Dialysemaschine für Nieren (stationär)
10. **1950er** Künstliche Schulter (modulares Modell)
11. **1952** Mechanische Herzklappe (Kugelkäfigprothese/Lappenmodell)
12. **1953** Künstliches Blutgefäß (synthetisches Material)
13. **1954** Niere
14. **1955** Herzklappe
15. **1958** Implantation Herzschrittmacher
16. **1960er** Bionische Gliedmaßen (durch Signale vom Stumpf gesteuert)
17. **1962** Künstliches Brustimplantat (Silikon)
18. **1963** Lunge
19. **1966** Bauchspeicheldrüse
20. **1967** Leber
21. **1967** Herz

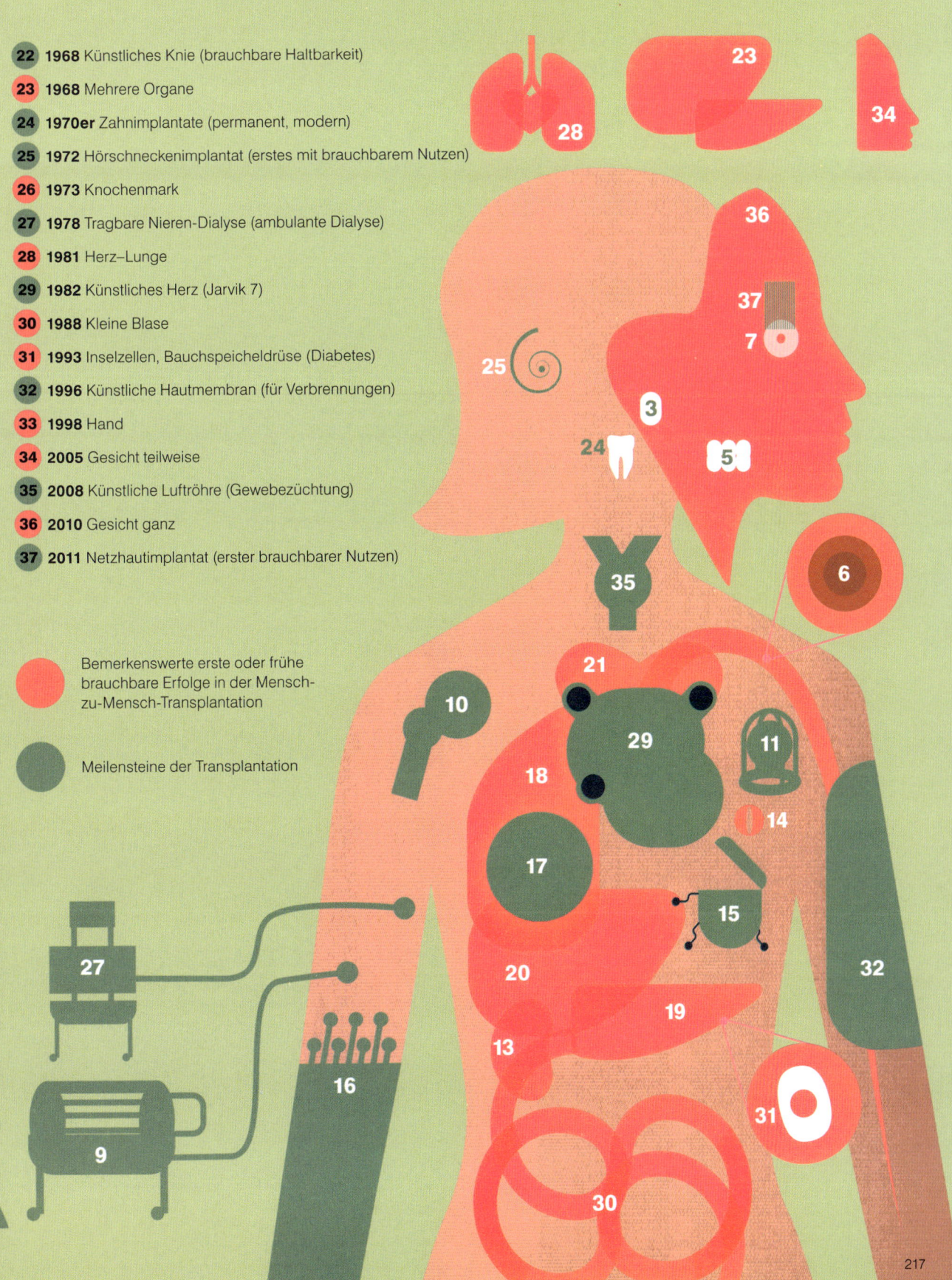

22　**1968** Künstliches Knie (brauchbare Haltbarkeit)

23　**1968** Mehrere Organe

24　**1970er** Zahnimplantate (permanent, modern)

25　**1972** Hörschneckenimplantat (erstes mit brauchbarem Nutzen)

26　**1973** Knochenmark

27　**1978** Tragbare Nieren-Dialyse (ambulante Dialyse)

28　**1981** Herz–Lunge

29　**1982** Künstliches Herz (Jarvik 7)

30　**1988** Kleine Blase

31　**1993** Inselzellen, Bauchspeicheldrüse (Diabetes)

32　**1996** Künstliche Hautmembran (für Verbrennungen)

33　**1998** Hand

34　**2005** Gesicht teilweise

35　**2008** Künstliche Luftröhre (Gewebezüchtung)

36　**2010** Gesicht ganz

37　**2011** Netzhautimplantat (erster brauchbarer Nutzen)

Bemerkenswerte erste oder frühe brauchbare Erfolge in der Mensch-zu-Mensch-Transplantation

Meilensteine der Transplantation

BABYS UND MEDIZIN

Wenn ein Paar ein Jahr lang versucht, schwanger zu werden, klappt dies bei acht von zehn Paaren (bei Frauen bis zu 45 Jahren). Die anderen beiden Paare suchen sich dann vielleicht Rat, und nach weiteren ein bis zwei Jahren machen es hoffentlich medizinische Hilfe und künstliche Befruchtung (assistierte Reproduktion, ART) möglich. Natürlich kann auch das Gegenteil angestrebt werden – Geburtenkontrolle durch den Gebrauch von Verhütungsmitteln.

ASSISTIERTE REPRODUKTION (KÜNSTLICHE BEFRUCHTUNG)

Erfolgsquoten sind nur schwer bestimmbar. Bei manchen Behandlungen werden Ei- und Samenzellen in Spenderbanken für den späteren Gebrauch ‚geparkt', zudem spielen viele Faktoren (Alter, hormonelle Gesundheit und Kompetenz der Ärzte) eine Rolle. Durchschnittlich 30 bis 50 % der Frauen, die es mit künstlicher Befruchtung versuchen, haben nach drei Jahren ihr Kind.

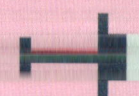
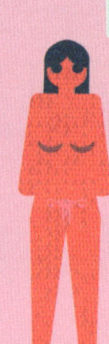

Fruchtbarkeitsmedikamente

Stimulieren oder regulieren Hormonzyklen und Eisprung, stoßen reife Eizellen aus dem Eierstock ab.

Ähnliche Behandlungen mit Testosteron für den Mann.

Intratubarer Gametentransfer (GIFT)

Frühe Stadien ähnlich wie bei der IVF.

Gesunde reife Eizellen und Sperma werden in den Eileiter eingesetzt.

Artifizielle/Donogene/Intrauterine Insemination, AI/DI/IUI

Die für eine höhere Fruchtbarkeit behandelte Samenzelle des Partners oder eines Spenders wird beim Eisprung in Gebärmutterhals oder Gebärmutter eingesetzt.

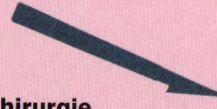

Intratubarer Zygotentransfer (ZIFT)

Frühe Stadien ähnlich wie bei der IVF. Befruchtete Eizelle junger Embryo (Zygote) wird in den Eileiter eingesetzt.

Chirurgie

Z. B. bei verengten oder blockierten Eileitern, Myomen und anderen Problemen der Gebärmutter (Frau), Problemen mit Hoden oder Hodenleitern (Mann).

Leihmutterschaft

Das Kind wird durch verschiedene Methoden (AI, IVF, mit der Eizelle der Partnerin oder einer gespendeten, mit Sperma des Partners oder gespendetem) gezeugt. Eine andere Frau, die Leihmutter, trägt die Schwangerschaft aus.

EMPFÄNGNISVERHÜTUNG

Weltweite Schätzungen der Wirksamkeit von verschiedenen Verhütungsmitteln bei typischer alltäglicher und nicht theoretisch perfekter Anwendung. Die Grafik zeigt die Anzahl an Schwangerschaften pro 100 Frauen innerhalb eines Jahres.

1 Weibliches Hormonimplantat

(weniger als)

70–80
Keine Empfängnisverhütung

2–10
Männliches Kondom

1–5 Antibabypillen (verschiedene)

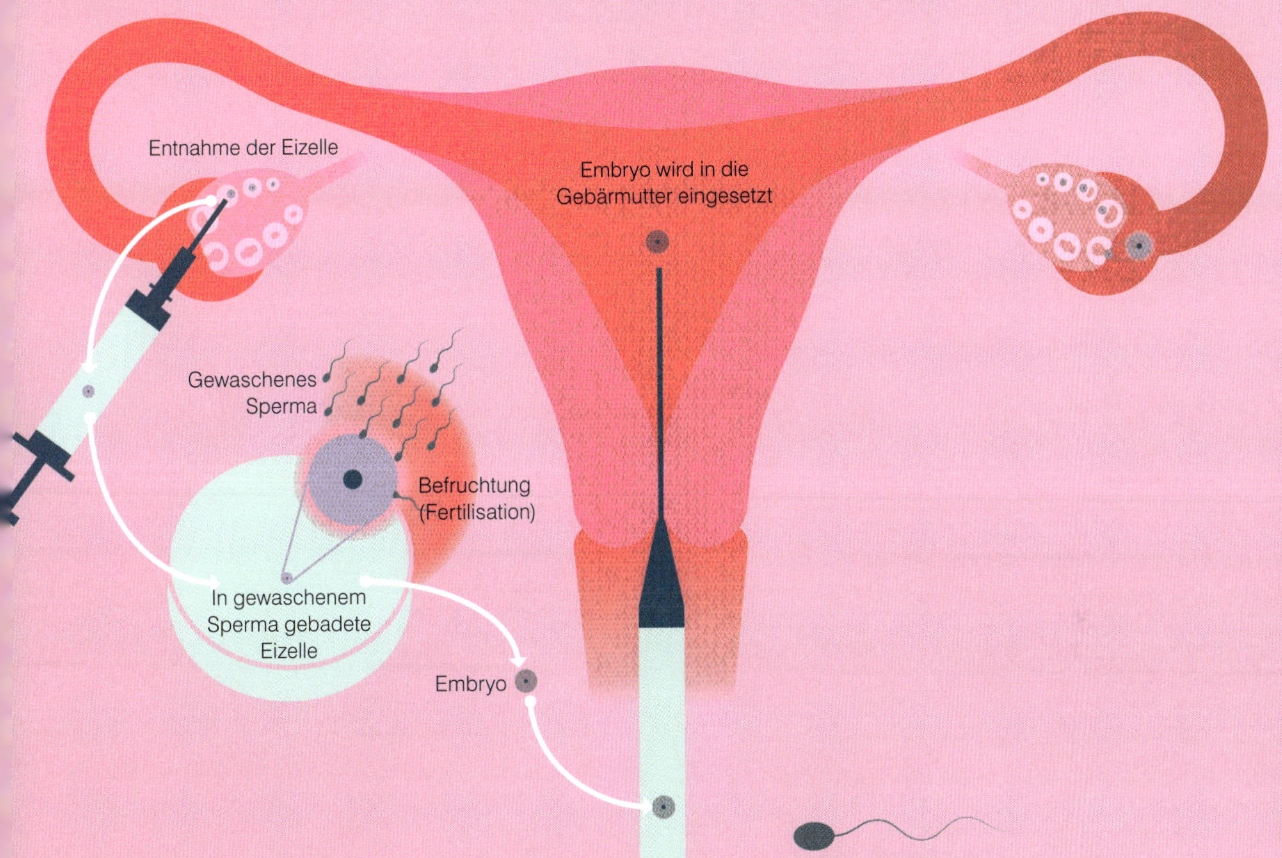

Entnahme der Eizelle

Embryo wird in die
Gebärmutter eingesetzt

Gewaschenes
Sperma

Befruchtung
(Fertilisation)

In gewaschenem
Sperma gebadete
Eizelle

Embryo

In-vitro-Fertilisation (IVF)

Reife (meist durch assistierten Eisprung gewonnene)
Eizelle wird mit dem Sperma außerhalb des weiblichen
Körpers zusammengebracht, die Befruchtung wird
teils dem Zufall überlassen. Sehr frühe Embryonen
werden in die Gebärmutter eingesetzt.

Intrazytoplasmatische Spermien-injektion (ICSI)

Wie bei der IVF wird eine Samenzelle ausgewählt
und in die Eizelle gespritzt. Nützlich bei Problemen
mit der Spermienproduktion oder der Gesundheit.

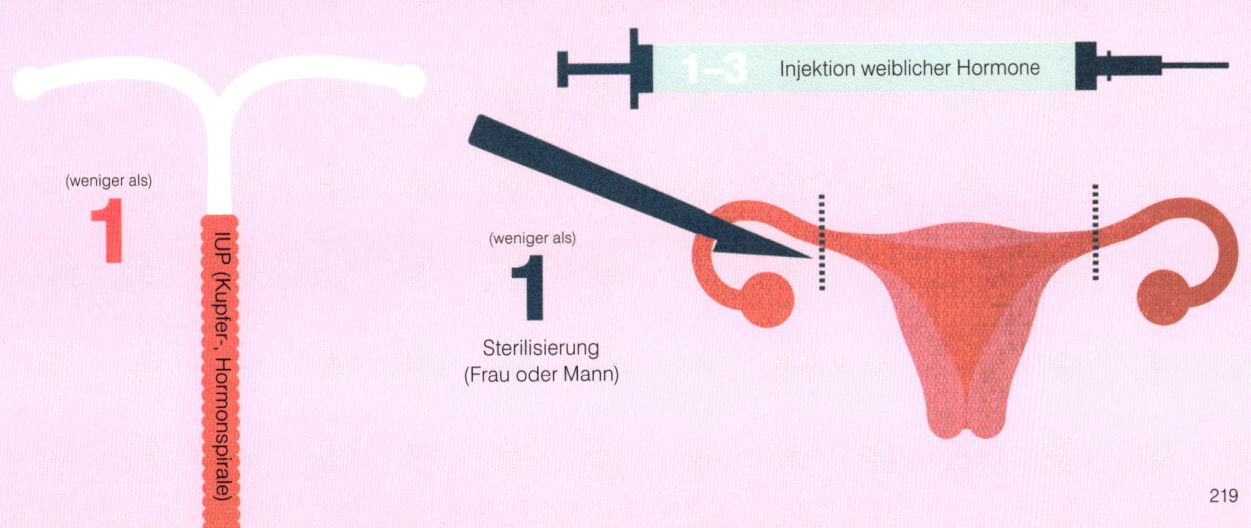

1–3 Injektion weiblicher Hormone

(weniger als)

1

IUP (Kupfer-, Hormonspirale)

(weniger als)

1

Sterilisierung
(Frau oder Mann)

WIE GESUND UND GLÜCKLICH?

In den letzten Jahrzehnten wurden große Anstrengungen unternommen, Gesundheit, Zufriedenheit und Wohlbefinden zu messen. Verantwortlich sind hierfür Regierungen, Beschäftigte aus dem Gesundheits- und Sozialwesen und der Medizin, neben vielen anderen, die sich mit der Definition solch schwer fassbarer Konzepte beschäftigen. Welche Faktoren müssen enthalten sein? Welche sind die wichtigsten? Wie werden die Fragen formuliert? Einig ist man sich darüber, dass Indikatoren und Messungen erstellt, über die Zeit hinweg verfolgt und zwischen Regionen und Ländern verglichen werden müssen.

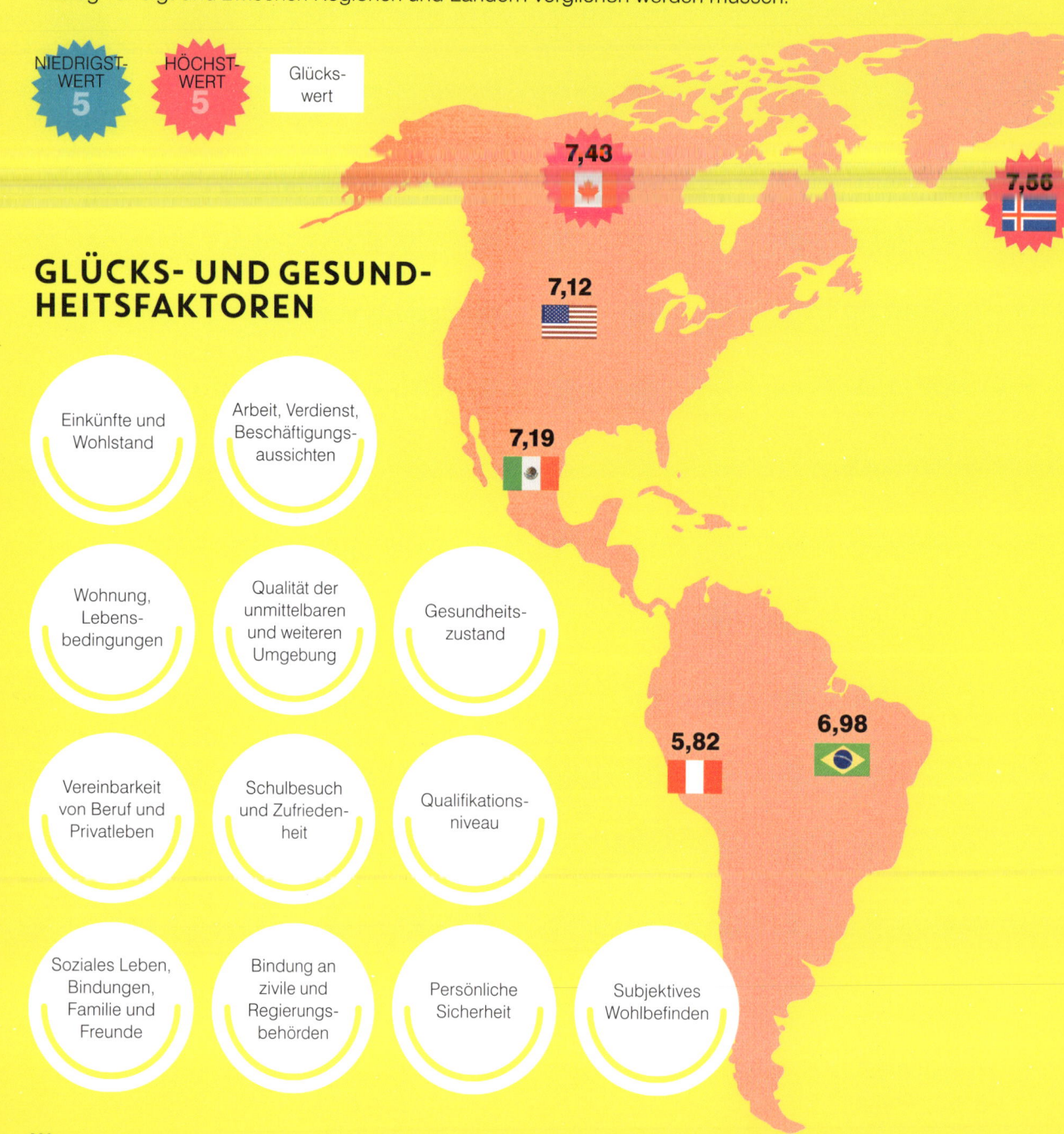

NIEDRIGST-WERT
5

HÖCHST-WERT
5

Glücks-wert

7,43

7,56

7,12

7,19

5,82

6,98

GLÜCKS- UND GESUND-HEITSFAKTOREN

Einkünfte und Wohlstand

Arbeit, Verdienst, Beschäftigungs-aussichten

Wohnung, Lebens-bedingungen

Qualität der unmittelbaren und weiteren Umgebung

Gesundheits-zustand

Vereinbarkeit von Beruf und Privatleben

Schulbesuch und Zufrieden-heit

Qualifikations-niveau

Soziales Leben, Bindungen, Familie und Freunde

Bindung an zivile und Regierungs-behörden

Persönliche Sicherheit

Subjektives Wohlbefinden

GLÜCKICHSTE JAHRZEHNTE

Laut Umfragen findet sich das Glück an den unterschiedlichen Orten in unterschiedlichem Alter.

Australien	11–20	70–79

USA	60–70	21–30	70–80

Frankreich	60–70	21–30

GB	50–60	60–70	21–30

Russland	21–30	61–70

7,59

7,52

7,52

6,87

6,75

6,57

5,01

5,99

6,33

3,01

5,14

3,99

6,90

4,51

3,34

4,25

3,46

2,91

5,48

7,29

2,84

Die glücklichste Nation

Der (UN-basierte) Weltglücksbericht 2015 nutzte Indikatoren wie:

Gesundheit
z. B. Lebenserwartung

Finanzielle Verhältnisse
z. B. Verschuldungsquote pro Person

Soziale Unterstützung
z. B. Freunde in einer Krise

Korruption
z. B. Bestechungsgelder

Großzügigkeit
z. B. Wahrscheinlichkeit einer netten Geste

Möglichkeit, seine eigenen Lebensentscheidungen zu treffen
z. B. freie (und nicht von Bräuchen bestimmte) Partner-
wahl, selbstbestimmter Zeitpunkt für Kinder, Ruhestand

GLOSSAR

ABSI (Körperform-Index) Eine Weiterentwicklung des BMI, der zur Berücksichtigung der Fettverteilung auch den Umfang einbezieht; Formel zur Berechnung des ABSI: Taillenumfang in Metern / (BMI2/3 * √ Größe in Metern).

Alveole (Lungenbläschen) Kleine Luftbläschen in den Lungen, die für den Gasaustausch eine große Oberfläche zur Verfügung stellen.

Aminosäuren Die Grundbausteine der Proteine.

Amygdala (Mandelkern) Teil des Gehirns, der mit der Verarbeitung von Erinnerungen, Gedächtniskonsolidierung und Emotionen betraut ist.

Appendikulärskelett Teil des Skeletts, der aus Armen und Beinen besteht.

Arterie Blutgefäß, welches das Blut vom Herzen wegführt.

Arteriole Ein kleiner Arterienast, der sich weiter in Kapillaren verzweigt.

Äußere Körperhülle Körpersystem, das Haut, Haar, Nägel und Schweißdrüsen umfasst und für Schutz, Temperaturregulierung und Abfallbeseitigung zuständig ist.

Autoimmunität Immunantwort des Organismus auf seine eigenen gesunden Zellen und Gewebe.

Axiales Skelett Teil des Skeletts, der aus Schädel, Gesicht, Wirbelsäule und Brustkorb besteht.

Axon Fadenförmiger Teil einer Nervenzelle, der den Nervenimpuls an den Dendrit der nächsten Nervenzelle weitergibt.

Basalganglien Gebilde im Gehirn, die an willkürlichen Bewegungen beteiligt sind.

Basenpaar Ein Paar aus komplementären Basen, die sich in Strängen zusammenfinden, um die Sprossen der DNA-Leiter zu bilden.

Biorhythmus Wiederkehrende Zyklen der menschlichen Körperfunktionen wie Schlaf-Wach-Rhythmus und Temperaturschwankungen.

BMI (Körpermasse-Index) Eine Formel, mit der Körpergewicht, -größe und mögliche Auswirkungen auf die Gesundheit in Beziehung gesetzt werden. Die Formel lautet: Gewicht in Kilogramm geteilt durch Körpergröße in Metern hoch zwei (m÷l2).

Bösartig Veränderte Zellen, die unkontrolliert zu wachsen tendieren und sich schnell verbreiten; können den Tod verursachen.

Broca-Areal Teil des Gehirns, der an der Sprache, besonders an der Sprechproduktion beteiligt ist.

Cerebellum (Kleinhirn) Unterer hinterer Teil des Gehirns, der sich um die Muskelkoordination kümmert.

Cerebrum (Großhirn) Größter Teil des Gehirns, der aus zwei Hirnhälften (Hemisphären) besteht und für Denken, Bewegung, Sinneswahrnehmung und Kommunikation verantwortlich ist.

Chromosomen Langer DNA-Strang, der einen Satz von Erbinformationen des Körpers trägt. Menschen haben 23 Chromosomenpaare.

Cortex (Hirnrinde) Die ‚graue Substanz' – Teil des Gehirns für Bewusstsein und die meisten bewussten Denkvorgänge. Äußere Schicht des Großhirns.

Dendrit Fortsatz der Nervenzelle, an dem die von anderen Zellen über Synapsen empfangenen Impulse an die Zelle weitertransportiert werden.

DNA (Desoxyribonukleinsäure) Genetisches Material des Körpers, das die Vererbung steuert.

EEG (Elektroenzephalogramm) Messung der elektrischen Aktivität im Gehirn.

Eigenwahrnehmung Das Wissen um oder Wahrnehmen von Positionen, Haltungen und Bewegungen der Körperteile.

EKG (Elektrokardiogramm) Messung der elektrischen Impulse des Herzens.

Embryo Erstes Stadium der menschlichen Entwicklung, vom Zeitpunkt der Empfängnis, bis es nach 8 Wochen zum Fötus wird.

Endokrines System (Hormonsystem) System aus Drüsen, die – die Aktivität der Zellen oder Organe steuernden – Hormone erzeugen und freisetzen. Reguliert Wachstum, Stoffwechsel, Geschlechtsentwicklung und viele andere Vorgänge.

Enzyme Substanzen, die als biologische Katalysatoren dienen, um eine bestimmte Reaktion hervorzurufen, dabei aber selbst unverändert bleiben.

Extensoren (Strecker) Gruppe von Muskeln, die eine Streckung des Gelenks verursachen.

Extrazellulär Außerhalb der Zelle gelegen.

Fiederungswinkel der Muskeln. Hat Auswirkungen auf die ausgeübte Kraft sowie darauf, wie Muskeln und Skelett zusammenarbeiten.

Flexoren (Beuger) Gruppe von Muskeln, die eine Beugung des Gelenks hervorrufen.

Follikel Gruppen von Zellen in den Eierstöcken. Setzen Hormone frei, die den Menstruationszyklus beeinflussen. Ein Follikel produziert in jedem Menstruationszyklus gewöhnlich eine Eizelle (Ovum).

Fornix (Hirngewölbe) Teil des Gehirns, der zu den emotionalen Aspekten des Gedächtnisses beiträgt.

Fötus Zweite Entwicklungsstufe des Menschen (nach 8 Wochen ab der Empfängnis bis zur Geburt).

Ganglienzellen Neuronen, die die Informationen von der Netzhaut über den Sehnerv zum Gehirn senden.

Gehirn-Rückenmarks-Flüssigkeit (Liquor) Flüssigkeit, in der das Gehirn schwimmt und das diesem physischen Schutz bietet, Abfallstoffe beseitigt, den Blutdruck reguliert und mit Nährstoffen versorgt.

Gelbkörper Hormone absondernde Zellmasse, die sich nach dem Eisprung in den Eierstöcken entwickelt.

Gen Kurze DNA-Sequenz, die Erbinformationen für eine einzelne vererbte Eigenschaft enthält. Die menschliche DNA umfasst Tausende von Genen, die steuern, wie sich der Körper und seine Teile entwickeln, arbeiten und sich selbst reparieren.

Geruchssinn Sinn, der mit dem Riechen zusammenhängt. Sein Kontrollzentrum ist der Riechkolben.

Gleichgewichtssystem Allgemeine Bezeichnung für die Teile des Innenohrs, die für die Balance zuständig sind.

Gliazellen Spezialisierte ‚Klebezellen', die die Nervenzellen stützen und dafür sorgen, dass diese an Ort und Stelle bleiben.

Hämoglobin Rote chemische Substanz der Blutkörperchen, die den Sauerstoff durch den ganzen Körper transportiert.

Hippocampus Teil des Gehirns, der für Gedächtniskonsolidierung und räumliches Gedächtnis verantwortlich ist.

Hirnbalken Die ‚Brücke' zwischen linker und rechter Hirnhälfte.

Hirnstamm Verbindung zwischen Gehirn und Rückenmark, enthält Zentren für grundlegende Körpervorgänge wie Atmung und Herzschlag.

Hormone Vom endokrinen System zur Kontrolle des Körpers erzeugte chemische Substanzen.

Hypophyse Hauptdrüse des Hormonsystems direkt unterhalb des Gehirns.

Hypothalamus Teil des Gehirns, der am körperlichen Ausdruck von Emotionen beteiligt ist.

Interstitiell Um die Zellen herum gelegen.

Intrazellulär Innerhalb der Zellen gelegen.

Kapillaren Die kleinsten Blutgefäße des Körpers.

Keimzellen Geschlechtszellen, die die Hälfte der Chromosomen einer normalen Zelle haben. Die männliche Keimzelle ist die Samenzelle (Sperma), die weibliche die Eizelle (Ovum).

Keratin Faserprotein in Haaren und Nägeln.

Kollagen Strukturprotein im Bindegewebe, das dieses kräftigt und polstert.

Limbisches System Körpersystem, das zu Gefühlen, Stimmungen und Emotionen beiträgt.

Lymphsystem System zum Abführen von Körperflüssigkeiten und zur Körperabwehr.

Medulla oblongata (verlängertes Mark) Teil des unteren Gehirns, der an vielen automatischen (vegetativen oder unwillkürlichen) Prozessen, Handlungen und Reflexen wie Herz- und Atemfrequenz, Blutdruck und Verdauung beteiligt ist.

Meiose Art der Zellteilung, die Ei- und Samenzellen erzeugt. Die Anzahl der Chromosomen in der entstandenen Zelle ist halbiert.

Meningen (Hirnhäute) Drei Schutzschichten um das Gehirn.

Metastasieren/Metastase Verbreitung des Krebses von einem Körperteil auf einen anderen.

Mitochondrien Gebilde im Zytoplasma der Zellen, wo die Energie erzeugt wird.

Mitose Prozess der ungeschlechtlichen Zellteilung, bei der zwei identische Zellen entstehen.

Mittelhirn Teil des Gehirns, der mit den automatischen körpererhaltenden Funktionen beauftragt ist.

MRT (Magnetresonanztomographie) Eine Diagnosetechnik, die Bilder des Gewebes und der Knochen erstellt und dazu starke Magnetfelder sowie Radiowellen verwendet.

Myelinscheide Fetthaltige Schutzschicht um die Nervenaxone. Steigert die Geschwindigkeit, in der ein Nervenimpuls das Axon entlangläuft.

Neurone Nervenzellen, die Basiszellen des Nervensystems.

Neurotransmitter Von der Nervenzelle freigesetzte chemische Substanz, die die Nervenimpulse über die Synapse hinweg überträgt.

Nukleosom Basiseinheit der DNA-Pakete, ein Glied der DNA-Kette.

Organellen Spezialisierte Gebilde der Zelle wie Zellkern und Mitochondrien.

Parasympathisches vegetatives Nervensystem (PVNS) Teil des Nervensystems, dessen Funktion im Aufrechterhalten der Körperenergie besteht, zum Beispiel durch Senken von Herz- und Atemfrequenz.

Peripheres Nervensystem Alle Nerven im Körper, außer denjenigen in Gehirn und Rückenmark.

Peristaltik Unwillkürliche Muskelwellen im Verdauungstrakt, die die Nahrungsweitergabe erleichtern.

Pons (Hirnbrücke) Verbindung zwischen unteren und oberen Teilen des Gehirns. Grundprozesse wie Schlucken und Wasserlassen, Schlafen und Träumen werden hier gesteuert.

Prothese Künstlicher Körperteil.

Pubertät Entwicklungsstadium, in denen die Geschlechtsorgane und der Körper heranreifen.

RNA Ribonukleinsäure – fungiert als Botschafter zwischen DNA und den proteinbildenden Systemen der Zelle.

Scheitellappen Teil des Gehirns, der die sensorischen Informationen koordiniert.

Schilddrüse Am Hals gelegen, reguliert den Stoffwechsel und die Geschwindigkeit der Körperprozesse.

Somatosensorischer Cortex Tastzentrum des Gehirns.

Stirnlappen Teil des Gehirns, der an emotionalen und wichtigen kognitiven Funktionen wie Problemlösung, Kurzzeit-Gedächtnis und der Kombination von Erinnerungselementen zur bewussten Wahrnehmung beteiligt ist.

Stoffwechsel Begriff, der die (oft untereinander verbundenen und voneinander abhängigen) chemischen Reaktionen, Veränderungen und Prozesse beschreibt, die in jeder Körperzelle ablaufen.

Sympathisches vegetatives Nervensystem (SVNS) Bereitet den Körper auf intensive körperliche Aktivität vor (Kampf-oder-Flucht-Reaktion), z. B. mit Erhöhen der Herz- und Atemfrequenz, damit der Körper effektiver reagieren kann.

Synapse Verbindungsstelle zwischen Nervenzellen, ein schmaler Spalt.

Thalamus Zwillingseierförmige Masse im Gehirn, die als ‚Torhüter' von Cortex und bewusstem Gehirn fungiert.

Thymus Eine spezialisierte Lymphdrüse an Hals und Rumpf, die spezielle weiße Blutkörperchen produziert, um Krankheiten zu bekämpfen.

Vegetatives Nervensystem (VNS) Teil des Nervensystems, der interne Funktionen wie Verdauung, Herzschlag und Atmung automatisch steuert. Es besteht aus dem sympathischen und dem parasympathischen Nervensystem.

Vene Blutgefäß, das das Blut zum Herzen führt.

Venole Ein kleiner Venenast, der das Blut von den Kapillaren aufsammelt.

Villi Fadenförmige Haare in, auf und um die Zelle, die deren Oberfläche ohne Steigerung des Volumens vergrößern.

Wernicke-Areal Teil des Gehirns, der an der Sprache, insbesondere am Verstehen von gesprochener und geschriebener Sprache beteiligt ist.

Zellatmung Chemischer Vorgang zur Energieerzeugung in der Zelle, dabei entsteht Kohlendioxid.

Zirbeldrüse Drüse im Gehirn, die das – den Schlaf-Wach-Rhythmus regulierende – Hormon Melatonin herstellt.

Zirkadian Wörtlich ‚circa ein Tag', bezieht sich auf den 24-h-Aktivitätszyklus, dem der tägliche Rhythmus des Körpers folgt.

Zona (Glashaut) Dicke Membran um die Eizelle, die davor schützt, dass mehrere Samenzellen gleichzeitig eindringen.

Zygote Die erste Zelle eines neuen Individuums nach der Befruchtung.

Die Originalausgabe erschien 2016 unter dem Titel: *Body. A Graphic Guide to Us*

© 2017 Librero IBP (für die deutschsprachige Ausgabe)
Postbus 72, 5330 AB Kerkdriel, Niederlande

Text © 2016 Steve Parker
Illustrationen: Andrew Baker
Englische Originalfassung veröffentlicht von Aurum Press Ltd
Layout und Artdirection: JenniferRoseDesign.co.uk

Produktion der deutschsprachigen Ausgabe:
Tanja Timmerman vertaling & redactie
Übersetzung: Katrin Schmidt
Satz: Elixyz Desk Top Publishing

Printed in China

ISBN: 978-90-8998-794-5

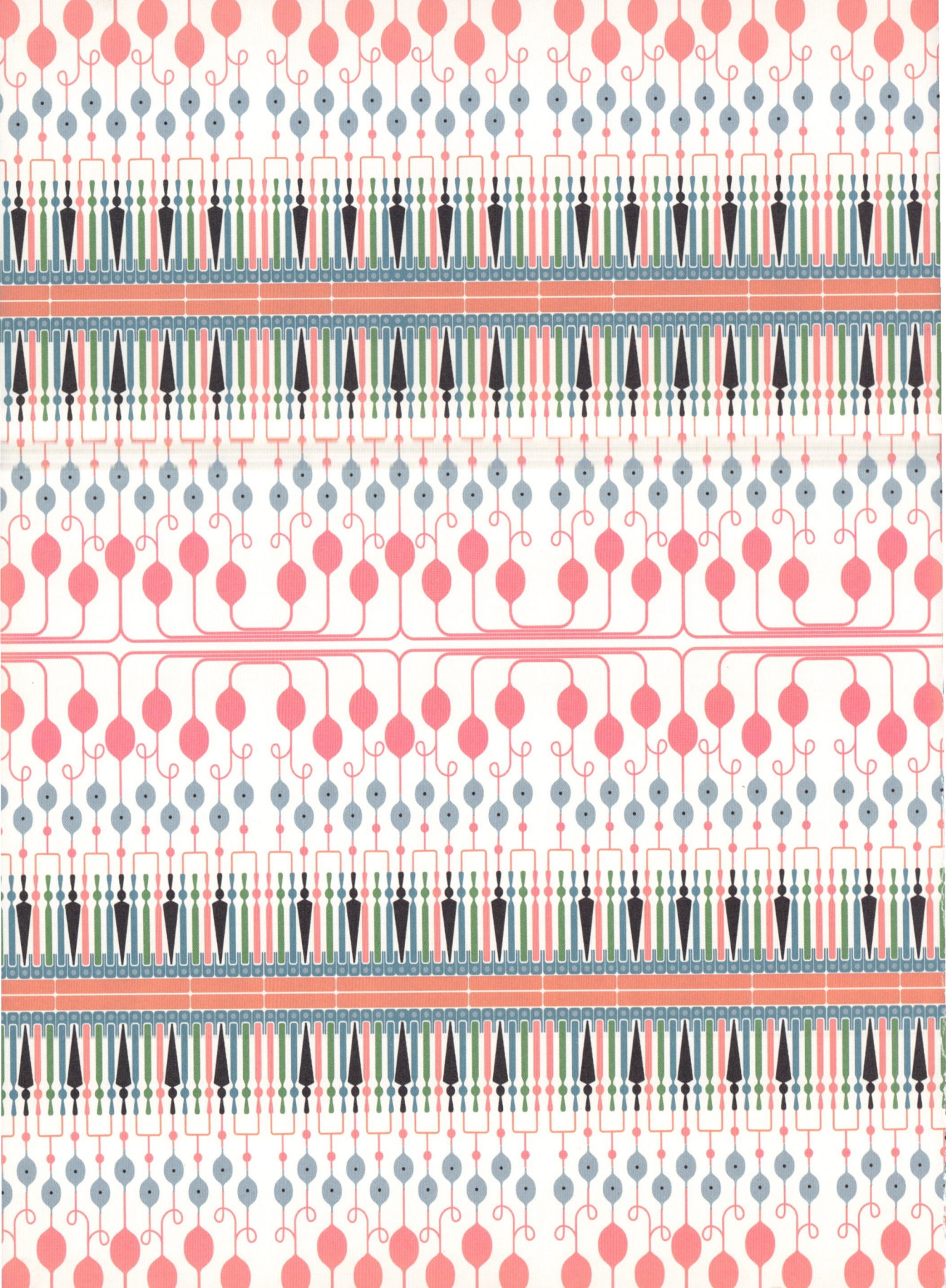